本書の使い方

　本書は，イントロダクション（0章）と心電図に関する10個の魅力的なテーマに関する"熱血講義"（1～10章）から構成されています．各講義の概要に関しては，"巻頭言"と称して著者自身が冒頭で解説しているので参考にして下さい（pp.iii～viii 参照）．基本的にオムニバス形式になっており，前から順にでなくとも，興味の湧いたところから読み始めて大丈夫です．どれも厳選・吟味した，多少骨のある話題ですので，最後まで読み理解できた暁には，きっと"感動"がアナタを待ち受けているでしょう．キーワードは色文字に，重要な内容には下線を施しています．

　また，章末には「確認テスト」（解答・解説つき）を用意しました．講義内での重要事項に関する穴埋め・選択問題と実際の心電図を用いた症例問題（難易度を★～★★★で表しています）があるので，一読後にチャレンジしてみて下さい．それと一緒に，"小笹流 私はこう読む"と題して，京都大学の小笹寧子先生による"映画解説"ばりの解説・感想があります．自分とは専門を異にする循環器専門医の所感にワクワクしますし，必ずや読者の皆さまにも役立つかと思います．

　本書の内容に関する感想やご意見，訂正などは nekketsu_ecg@igaku-shoin.co.jp まで．

熱血講義！
心電図
匠が教える実践的判読法

［執筆］ 杉山裕章
［執筆協力］ 小笹寧子

医学書院

謹告 著者ならびに出版社として，本書に記載されている情報が最新かつ正確であるように最善の努力をしておりますが，薬の用法・用量・注意事項や機器に関連した諸設定などは，基礎研究や臨床治験，市販後調査によるデータの蓄積により，時に変更されることがあります．したがって実際の臨床現場における薬の使用や機器の各種設定に際しては，読者御自身で十分に注意を払われることを要望いたします．

医学書院

熱血講義！心電図──匠が教える実践的判読法

発　　　行	2019 年 2 月 15 日　第 1 版第 1 刷Ⓒ
	2020 年 12 月 15 日　第 1 版第 2 刷
執　　　筆	杉山裕章
執筆協力	小笹寧子
発 行 者	株式会社　医学書院
	代表取締役　金原　俊
	〒113-8719　東京都文京区本郷 1-28-23
	電話　03-3817-5600（社内案内）
印刷・製本	三美印刷

本書の複製権・翻訳権・上映権・譲渡権・貸与権・公衆送信権（送信可能化権を含む）は株式会社医学書院が保有します．

ISBN978-4-260-03603-0

本書を無断で複製する行為（複写，スキャン，デジタルデータ化など）は，「私的使用のための複製」など著作権法上の限られた例外を除き禁じられています．大学，病院，診療所，企業などにおいて，業務上使用する目的（診療，研究活動を含む）で上記の行為を行うことは，その使用範囲が内部的であっても，私的使用には該当せず，違法です．また私的使用に該当する場合であっても，代行業者等の第三者に依頼して上記の行為を行うことは違法となります．

JCOPY 〈出版者著作権管理機構　委託出版物〉

本書の無断複製は著作権法上での例外を除き禁じられています．複製される場合は，そのつど事前に，出版者著作権管理機構（電話 03-5244-5088，FAX 03-5244-5089，info@jcopy.or.jp）の許諾を得てください．

巻頭言

　本書には『熱血講義！心電図』というタイトルをつけました。心電図のよみ方，活用法を多くの人に伝えたい——自らのライフワークの一つにしている活動ですが，そんな私の強い気持ちがまた一つ結晶化しました。通算6冊目にあたる本書のスタイルは，既に上梓した書籍のような会話形式ではなく，僭越ながら私が直接読者の皆さまに語りかけ，レクチャーをするという格好をとっています。

　心電図を勉強中の医学生や研修医，循環器レジデント，さらには，循環器を専門とはしていないけれど，日々の診療で心電図と接する機会の多い実地医家の先生方を主なターゲットに設定しています。ナースや臨床検査技師・臨床工学技士などのコメディカルの方でも，循環器疾患に興味がある人，これからいろいろ頑張っていきたい，そんな熱意のある方に適した読み物です。

　講義は全部で10回。10章のうち，半数の5つを「不整脈」，残り半分を主に「波形異常」から病態を考える内容としました。

　もちろん，毎回，基礎的な内容も解説していますが，全体的に中級レベルとなっており，一部，上級な内容も扱っていて，ワンランク上の循環器診療を目指す方を刺激する意図もあります。

　講義は10回と言っておきながら，実は最後に『第0章』を追加しました。全部で11章（笑）。

　ただ，はじめ（0章）は軽めの準備の章。心電図を見る時，紙一枚のみを眺めるのではなく，その他の情報も統合して考えるクセをつけましょう。魔法の呪文"Vサイン！ABCDE法"は最低限チェックすべき項目を教えてくれます。

　1章のテーマは「心房細動」。最初の講義には，親しみやすい題材を選びました。抗血栓療法やカテーテル治療（アブレーション）など，循環器業界でもホットな分野です。

　R–R間隔・f波（細動波）・心拍数にさえ着目すれば，意外にエイエフ（AF）の診断って簡単なんだなぁと気分を良くして下さい。合間に入れた心拍数を概算する

"検脈法"や洞調律を判定する"イチニエフの法則"も参考になるでしょう。後半は"例外"の話。「心房細動なのに R–R 間隔がレギュラー」という状況は日常臨床でも散見されますし，長期間続いた"末路"であるファイン心房細動や心房静止という病態は知っておいて損はありません。

2 章は心電図電極のつけ間違いの話題です。皆さん，心電図クイズや試験問題でよく目にするかと思います。

"事件は試験会場で起きてるんじゃない。臨床現場で起きてんだ！"

単純なケアレスミスから知識や経験の不足，そして緊急時のパニック・焦りなど，"事件"は思いの外，われわれの周りで頻繁に起きています。"医療ミス"というのは言い過ぎかもしれませんが，間違って記録された心電図を見て診断・方針決定をするのは，別人のプロファイルを見ながら診察をするようなものです。本章では，最も多い上肢の電極の左右取り違えを中心に学んでもらい，自身で正しく記録するのはもちろん，他人のミスに気づいて対処できるようになってもらいたいです。

3 章で扱ったのは「narrow QRS tachycardia」。オリジナルの"ASAP 法"を使って，頻拍の読み解き方を解説しています。心房細動と洞頻脈まではいいとして，残りの心房頻拍・粗動と発作性上室頻拍をどう区別していくか。波形その他，少々ハイレベルな話もしましたが，"患者層"に着目すると意外に違いがあって，診断の補助となります。心電図を"総合力"で判読していく力こそ私が最も得意とするもので，その一端を感じてもらえたら最高です。

4 章は私自身の失敗談から「P 波の見かた」について述べました。当たり前のように QRS 波の直前に"あるはず"という認識でいると，"自由人"的な P 波は時にわれわれを裏切ります。P 波は自分から"探す"――普段からそういう心がけでいることが大切なんだと気づいてもらうキッカケになればと，自分の身を削ったレクチャーにしました。あわせて「5 mm＝1 mV」の，いわゆる"ハーフサイズ"で記録された心電図に注意せよ，とのメッセージも読み取ってもらえるのではないでしょうか。

5 章は「wide QRS tachycardia」がテーマ。ここが前半戦最後の"花形"です。

narrow QRS tachycardia に比べて患者さんの状態が悪いことが多く，普通は循環器医を即コールで OK とは思いますが，題材にした症例は私が一般内科当直中に経験した方です。つまり誰しも遭遇しうる病態で，一定の知識をもっておくこと

はアナタの助けになるはず。

wide QRS tachycardia は，基本的に「上室性（SVT）かもしれない」と考えるものではなく，「やっぱブイティー（VT：心室頻拍）でしょ」とシンプルに考えればいいことを知って下さい。80% をいかにして 100% に近づけるのか，ごくごく限られた時間で判断する手法を，オリジナルの"今日読むタイミングか？"という語呂とともにお届けしています。

自身でも実践している，全部で 1 分以内にチェックできる項目を厳選したつもりですが，これでも"too much"と感じる方がいるかもしれません。そういう方は，無理せず，波形云々よりも血行動態や病歴・患者背景を優先させて下さい。

講義でも強調していますが，中途半端な知識の"生兵法"なら，かえってないほうがマシ。現実世界で wide QRS tachycardia をどうするか，最後に述べた私なりの"本音"に共感する人がきっと多いと信じています。

後半戦最初の 6 章では「房室ブロック」を取り上げています。

"123 分類"のうち，心電図を読むのが一番難しい「2 度」を中心に話題を展開しました。

準備の一環として紹介した「P 波の見つけ方」。これは 4 章にも通ずるところがありますが，オススメの"T-QRS（ライン）法"で始める一連の流れは，不整脈心電図を読みこなすための基本として役立つことでしょう。

本題の「2 度房室ブロック」は，定義の説明が明確になされています。

また，ウェンケバッハ型とモビッツⅡ型。頻度や危険性など臨床的意義に加えて，心電図でどう区別するのか。それが大切です。PR(Q)間隔をただ素直に前から後に追いかけるのではなく，少し心電図から距離をとって，QRS 波が脱落する直前と直後とを比べる俯瞰的な見かたを是非ともマスターしてほしいです。

「○：○」という「房室伝導比」の概念も理解できたら，もはや皆さんは"房室ブロック・マスター"かも。本章を何度か読めば，難しく敬遠されがちな内容もスカッと理解できるでしょう。

なお，本当は「補充収縮・調律」も取りあげたかったのですが，紙面の関係で断念しました。また，別の機会を狙ってみようと思います。

7 章では「肺塞栓と心電図の関係」が議論されています。"肺塞栓の心電図所見"を改めて整理してみると，10 個近くあるんです。

私が今よりもずっと若く，循環器病学を学びたての頃，ずいぶんとこの所見た

ちの暗記や理解に苦しめられました（笑）。

シーテフ（CTEPH）と略される，やや特殊な疾患を選んで肺塞栓の心電図所見を解説している点もユニークだと思います。

続いて典型例とともに，心電図所見に乏しい中年女性の例を取り上げることで，話は佳境へと突入します。最も有名であろう「S1Q3T3（$S_1Q_{III}T_{III}$）パターン」をはじめ，どれ一つをとっても肺塞栓に特異的な所見はないのだという"心電図屋"としては若干悔しい結論に着地したのも，前から伝えたかった点です。肺塞栓という疾患では，ウェルズ（Wells）スコアしかり，バイタルサイン，理学所見や背景疾患や血液検査（D ダイマー）などのほうが重要で，心電図はあくまでも"脇役"なんだという認識が伝わる"正直"な講義構成としたつもりです。

8 章は胸痛をきたす急性疾患の話からはじめて，いわゆる"ステミー"（STEMI：ST 上昇型心筋梗塞）が本題です。ここも臨床心電図学の"花形"の一つですね。

ST 計測のしかた，方向性（"方角"）を意識した誘導セットと左室壁との位置関係など基本を解説した後，最後の最後で"死角・盲点"となりやすい左室「後壁」の心筋梗塞はどんな心電図になるかを扱います。

通常は心電図の電極を貼らない背中側の誘導を，前側に映ったミラー イメージ（鏡面像）から推察するという，初心者にはトリッキーに思える手法も，よくよく説明を聞けば理解できると思います。最後に，実際の後壁がらみのステミー症例を 2 つ用意したので，知識の総括に利用して下さい。これも私が"いつか・どこかで使いたい"と思っていた印象的な症例です。

残る 2 つ。9 章のテーマは「電解質の心電図」。なかでも，頻度も高いカリウムを題材に取り上げました。

血中カリウム値が高い場合と低い場合，それぞれで出現しうる心電図所見について，実例を用いた解説をしています。実は，こんな例のほうが少ないんです。探すの大変だったんだから。皆さん，うすうす気づいてるとは思いますが，感度・特異度的な観点から言っても，"そうじゃない"例のほうがきっと多いはずなんです。

世間では，「テント状 T 波」をはじめ，とかく波形異常とカリウム値の高低をリンクさせてとらえがちな点にも喝！不整脈との関係も意識せよとの論調にしました。高カリウムも低カリウムも，おおまかな重症度と波形異常，不整脈をまとめた 2 つの図は秀逸だと思うので，是非とも参考にして下さい。もちろん，これは絶対的なものではないことにもご注意下さい。でもね，知識として知っていて絶対に損には

なりませんからね。

　基本コンセプトは7章の肺塞栓と同じ。やっぱ電解質異常は採血するのが一番だよと，ここでも"心電図屋"らしからぬ私の素直なメッセージを感じとって下さい。本章で学んだ後，心電図所見からカリウム値を推定しようとする人は"モグリ"です（笑）。

　そして，最後の10章。

　R-R間隔が整（レギュラー）なwide QRS tachycardiaは5章で扱いましたが，稀ながら不整（イレギュラー）なパターンもあるんです。

　"心房細動＋α"の＋αは「心室内変行伝導」や「WPW症候群」など，非専門医にはややハードルが高いのではと思います（だからファイナルの章で扱った）。特にWPW症候群の患者さんに心房細動が起こるケースは「偽性心室頻拍」とも呼ばれ，時に血行動態の破綻を伴います。治療法も含めて一度キッチリ聞いておけば，とっさの判断に役立つのではないでしょうか。

　既に上梓した著作も含め，多くのテキストでは「推薦のことば」が巻頭にあることが多いと思います。でも今回は，それをあえてやめました。これも新しい"試み"かもしれません。

　とにかく"単一著者"にこだわって執筆してきたため，巻頭でも自分自身の言葉で"水先案内"をするほうが良いのではないか，純粋にそう感じたからです。ですから，巻頭言で1～10章のすべてに自分なりの"講評"をつけました。少し"しゃべり過ぎ"な感もありますが，本書を読み始める前，そして読み終わった後に見返していただくと要点が整理しやすいかと思います。

　ただ，正確に言うと，本書の著者は"単一"ではありません。盟友である小笹寧子先生に参加いただいているからです。

　各章の感想やポイントを解説いただいただけでなく，原稿や章末の確認テストの細部にまで目を通していただき，たくさんの有益な御教示をいただきました。超ご多忙の中の図々しいお願いであり，「執筆協力」というクレジットだけでは足りない気もしています。

　小笹先生は，京都，いや国内で既に押しも押されぬ心臓リハビリテーション，そ

して心不全の第一人者です。私と同じ循環器の専門医ながら，平素から不整脈専門医とは異なった視点で心電図に接しておられる点が魅力的でした。

　私が得意とする心電図判読や不整脈の教育・啓蒙に関して，広い視点で有機的に語り合える医師仲間はにわかに見つけがたく，京都でお願いするなら，小笹先生以外には考えられませんでした。

　医学書院の中根冬貴氏にも，企画，執筆の各段階からお世話をいただきました。2017年秋に久しぶりに横浜で再会して，今回の企画の骨子が固まりました。20万字・150点を超える原稿や図表の作成は一筋縄ではいかない"苦行"でしたが，温かい励ましや的確なアドバイスをいただけて嬉しかったです。私のワガママで仕事をせかしてしまったこともお詫びします。また，同社制作部の髙口慶輔氏への感謝の意もここに忘れずに記したいと思います。循環器，特に心電図や不整脈に関する執筆においては一切の妥協を許さない，普通の著者とは一線を画す私の姿勢が大きなプレッシャーとなったことは否定しません。ただ，同氏の努力で初校に比べて驚くほど"進化"した形で完成の運びとなりました。中根・髙口両氏の頑張りなくして，本書の完成はなかったでしょう。そう言えるくらいの"プロの仕事"だと思います。

　また，破天荒な私を陰でずっと支えてくれる家族にも感謝したいと思います。関西に来て，右も左もわからず心細い毎日を送っていた私にとって，妻や我が子，義父母や義兄・姉や姪っ子たちは，自身の両親・妹などとともに皆かけがえのない存在です。

　そして最後に。題材として取り上げさせてもらった方だけでなく，すべての患者さまは私にいろいろなことを教え，そして気づかせてくださる最高の"教科書"です。これからも真摯な態度で医療の道に精進してゆきたいと思います。

春を待つ京都北山より

杉山 裕章

目次

0章 Vサイン！ABCDEと唱えよう　1
心電図だけで考えるなかれ

心電図"以外"を見なきゃ 1
"Vサイン！ABCDE法"見参 2
Vサイン──何と言ってもまずはコレ 4
Ageの「A」──年齢 5
Backgroundの「B」──背景疾患 5
Complaintの「C」──主訴＋冠危険因子 6
Drugの「D」──服用薬剤 6
ECGの「E」──やっぱり心電図 7
まとめ 8

小笹流 私はこう読む ── 0章　10

1章 心房細動いろいろ　12
スタンダードから"例外"を学ぶ

不整脈の"筆頭"としての心房細動 12
ベタな症例が一番 13
チェックは3つだけ！ 14
診断ポイント①R-R間隔が不整 15
診断ポイント②頻脈（拍）傾向 17
心房細動の心拍数計算──検脈法のススメ 17
心房細動での心拍数表現はザックリ 19
洞調律を知れ──"イチニエフの法則"で簡単チェック 21
診断ポイント③洞性P波がない代わりのf波 23
f波の見つけ方 24
前半戦のまとめ 28

ix

例外①R-R間隔が整な心房細動 29
どうしてレギュラーになるの？ 31
例外②頻脈じゃない心房細動 33
例外③f波がない心房細動 34
さいごに 37

● 1章の確認テスト 38
● 解答例とコメント 43

小笹流 私はこう読む —— 1章　44

2章　電極のつけ間違いにご注意　　　45
一歩間違えば"医療ミス"

見慣れない技師の名前 45
こう聞かれたらわかるかも？ 46
まずは正しく電極をつけよう 49
右手⇔左手のつけ違い 50
右手⇔左手ミスを疑うヒント所見 53
右胸心だけ除外すべし 55
冒頭の症例で確認しよう 59
その他のつけ違い①——足電極の左右 60
その他のつけ違い②——手電極と足電極 60
胸部誘導のつけ違い①——肋間のズレ（高さ間違い） 63
胸部誘導のつけ違い②——色間違い 64
電極ミスの防ぎ方 66

● 2章の確認テスト 68
● 解答例とコメント 72

小笹流 私はこう読む —— 2章　76

3 章 narrow QRS tachycardia セミナー開講　　77
"ASAP メソッド" で考えるクセを

不幸な患者さん 77

はじめに V サイン！ ABCDE 法から 80

鑑別すべき頻拍リスト──"ASAP 法" 81

まず心房細動の "A"──不整脈の王様 82

洞（性）頻脈の "S"──原因にも思いを馳せる 84

残り 2 つは心電図以外がキメテ 88

心房粗動と心房頻拍について──2 つ目の "A" 91

心房粗動の伝導比もカンタン 94

2：1 伝導だから難しい 96

心房粗動＝整（レギュラー）はウソ？ 99

「粗動か頻拍か」問題 101

残った発作性上室頻拍──"P" には何の特徴もなし 107

冒頭症例の顛末 109

さいごに 109

　● 3 章の確認テスト 111

　● 解答例とコメント 117

　小笹流 私はこう読む ── 3 章　　120

4 章 P 波の正確な認識ってダイジ　　121
イチニエフと唱える前に

とっておき（!?）の失敗談 121

クセモノ！術前コンサルト 122

症例提示：A さん 122

心電図どうでしょう？ 123

いつもの手順で──調律わかりますか？ 124

心電図のスケールに注目 126

検査室からの電話 127

反省から見えた課題 131

誰もがはまる "落とし穴" かも？ 132

最後の教訓 133

xi

- ●4 章の確認テスト 135
- ●解答例とコメント 139
  - 小笹流 私はこう読む ── 4 章　　141

5 章　実例で学ぶwide QRS tachycardia
理想と現実の狭間で
142

- 患者さんは突然に 142
- wide QRS tachycardia の可能性 144
- 私はこう考える①──心電図以外の情報から 146
- 私はこう考える②──心電図のみかた 149
- はじめの症例に戻って 164
- 種明かしと実際の対応 166
- 現実世界ではどうなの？ 168
- 全体のまとめ（総括） 169
- 最後のさいご 170
  - ●5 章の確認テスト 172
  - ●解答例とコメント 178
    - 小笹流 私はこう読む ── 5 章　　180

6 章　房室ブロックの正しい理解
"真ん中" が一番ムズい?
181

- 相談からはじまるストーリー 181
- 房室ブロックの"分類"わかってます？ 182
- 悩んだら心電図は長くとれ 184
- P波は"ある"んじゃない──"探す"んだ 187
- 房室ブロック心電図の本質 190
- 2度房室ブロックはこう理解せよ 191
- 2度房室ブロックの"その先"──機序までわかれば満点 194
- ウェンケバッハとモビッツの心電図の特徴 195
- 幻のモビッツⅡ型 197
- 素直に"前から見る"なかれ 199
- ○：○は房室伝導比と理解せよ 202
- 答え合わせ─はじめの症例はどう考える？ 204

まとめ──理想の先輩像とともに 206

● 6 章の確認テスト 209

● 解答例とコメント 215

小笹流 私はこう読む ── 6 章　217

7 章　肺塞栓症における心電図の立ち位置　　218
"脇役" に過剰な期待するなかれ

肺塞栓の心電図所見とは？ 218

肺塞栓の心電図の特徴 219

慢性血栓閉塞性肺高血圧に学ぶ 221

実際の CTEPH 症例 221

残った所見──特に S1Q3T3 パターン 227

肺塞栓症例 1（81 歳，女性）──どう考える？ 232

なんちゃらスコア多すぎ！ 234

肺塞栓症例 2（45 歳，女性）──どう考える？ 236

この後どうなった？──転帰 239

肺塞栓は頭に思い浮かべてナンボ 241

肺塞栓の心電図まとめ 243

● 7 章の確認テスト 245

● 解答例とコメント 249

小笹流 私はこう読む ── 7 章　251

8 章　ステミー（STEMI）心電図の落とし穴　　252
"死角" まで見通す目を養え

胸痛の患者さんに出会ったら 252

どの疾患が大事？──やっぱ心筋梗塞？ 254

急性冠症候群の病態と診断 255

ST 上昇の読み方 257

12 誘導の意義再考──方角で考える 260

心筋梗塞の部位診断 262

"死角" の後壁どうする？ 267

反対側にも映ってます──対側誘導 269

xiii

後壁を"鏡越し"に見よ 271
実際の症例──その1（難易度：★★） 273
実際の症例──その2（難易度：★★★） 278
最後のまとめ 283

- 8章の確認テスト 285
- 解答例とコメント 291

小笹流 私はこう読む ── 8章　293

9章 電解質異常と心電図の関係　294
イオンのことは血に聞くべし──本音を語る

一度は覚えたはず？ 294
カリウム異常と重症度 296
カリウム値のみで判断するなかれ 298
高カリウム血症の心電図 300
高K血症の心電図──典型例（その1） 304
高K血症の心電図──典型例（その2） 310
テント状T波と述べる時は慎重に 313
テント"級"T波は巷にゴロゴロ 314
文献に見る高カリウム心電図の"真実" 317
低カリウム血症の心電図 319
QT間隔チェックをおさらい 321
低K血症と不整脈 323
カリウム値がさほど低くなくても 323
いざ実践！低K血症──典型例 325
もう一つの典型例（低K血症） 331
"そうじゃない"例もあるんです 335
最後のまとめと"結論" 336

- 9章の確認テスト 338
- 解答例とコメント 341

小笹流 私はこう読む ── 9章　343

xiv

10章 変わり種の wide QRS tachycardia　344
R-R不整なワイド頻拍で考えること

ただならぬ雰囲気...344

これって wide QRS tachycardia ？..345

患者のバックグラウンド――"V サイン！ ABCDE 法".......................347

カワリダネ特有の鑑別診断...349

（心室内）変行伝導という概念..351

なぜいま WPW 症候群？...357

心房細動・粗動が危険となる理由..359

治療どうしますか？...362

悩みに悩んで出した結論と転帰...363

おわりに..366

● 10 章の確認テスト..367

● 解答例とコメント..373

小笹流 私はこう読む ―― 10 章　　375

索引　377

※ 本書に掲載した心電図は，各図右下の QR コード，または http://www.igaku-shoin.co.jp/
prd/03603/ からも閲覧可能なので，是非ご利用下さい。
紙幅の都合で縮小した図も，拡大して詳細な情報が確認できます。
なお，ファイルは予告なしに変更・修正したり，また配信を停止する場合も
ございます。ご了承下さい。

※ 薬剤名については，親しみやすさの観点で代表的な先発品名で示し，スペースの都合上 ® 表記
なども省略しています。

0 V サイン！ABCDE と唱えよう
心電図だけで考えるなかれ

心電図"以外"を見なきゃ

さぁ，心電図の熱血講義をはじめていきましょう。
実際の講義は次からにして，今回は準備。
それが「第0章」です。

さて，皆さんは日々の診療で心電図をうまく活用できていますか？
何の苦労もなくできている人には私は何もお話しすることはありません（笑）。

『やっぱ心電図ってニガテだなぁ。いろいろな本で勉強したけど，いまひとつ"わかった"っていう感触がないなぁ。だから何となく不安がぬぐいきれなくて…』

そんなアナタにこのテキストを贈りましょう。
心電図をどう読んでいくか，それをどう解釈して，どういう臨床判断につなげるか。そのプロセスに興味を持って以来，数々の"作品"も出してきました。

そして，今回も皆さんが心電図を学ぶうえで役だつこと満載の"自信作"に仕上げたつもりです。楽しみにしててほしいな。

はじめに大切なこと。
臨床現場で心電図を「活かす」，あるいは「生かす」にはコツがあります。
"心電図の達人"はとかく心電図だけを見て様々なことが言えると思われがちですが，実は"否"。その道のプロほど心電図だけでは判断しようとしないのです。

心電図に自信のない皆さんにとって，これってビックリじゃありませんか？でも，これはホントの話です。

達人は，心電図の発するメッセージ，すなわち一つ一つの異常所見を拾い上げ，これを決して漏らしません（これができるようになるには一定のトレーニングが必要です）。そして，それをふまえたうえで，患者さんの訴えをほかの理学・検査所見などと総合し，病像を正しく把握して的確な治療につなげていきます。

……というとなんだかすごく難しく感じるかもしれません。

でもね，そうではないんです。

 心電図だけでは考えない！
周辺情報やほかの検査結果をふまえた総合的な決断を

コレです。これ。今回のポイントはね。

心電図をいろいろ深く勉強してきて，結局私がたどり着いたのはこの1点だけと言っても過言ではないかな。

なんだか逆説的に聞こえるかもしれないし，心電図のテキストなのにそれかよ〜って感じがなきにしもあらずですが(笑)，本当に大事のダイジです。だからこそ，こうして始めに章立てして述べています。

"Vサイン！ABCDE法"見参

心電図"以外"と言いますが，じゃあ具体的に何を見たらいいのでしょう？

いや，そんなに大したことでもないですよ。普通のことを普通にチェックするだけ。もちろん，この病態ならコレ，この疾患だったらコレ，みたいに器用にバンバンできるなら，それに越したことはないですけど，なかなか難しいのでは？

『そんなビシッと的確なジャッジ，自分にできるかなぁ……』

自信ないなぁ，というアナタ。もう，見るものをはじめから決めておくのはどう？

私が心電図を見ながら考える際に意識している事項を最初に列挙しておきます。ズバリ名付けて"**Vサイン！ABCDE法**"です。

> **Point!** **Vサイン！ABCDE法**
> ——心電図を見ながら患者さんを診るために
>
> Vサイン！ … バイタルサイン（vital sign）
> A …………… 年齢（性別も一緒に）
> B …………… 臨床背景（既往や基礎疾患など）
> C …………… 自覚症状／冠危険因子
> D …………… 服用薬剤
> E …………… 心電図 ①目の前の ②過去の
> 　　　　　　　不整脈なら電解質（**E**lectrolyte）もチェック

ん？…変な名前。

私自身，ずっと昔からこの順番，この項目でやってきたわけではないのです。

医学生や研修医，レジデントなどの若い先生に講義する機会が多いため，何かキャッチーな語呂はないかと常々考えていました。10年目くらいだったかなぁ，ある日突然頭にふってきたフレーズがコレだったのです（笑）。

私に舞い降りる"フレーズの神様"は，たいがい夜寝る前，寝てる時，あるいは起きがけにやってきます。このフレーズもそうでした。たぶんほかには誰も言ってないんじゃないかなぁ。

それから何年たったかわかりませんが（笑），いくつかのマイナー・チェンジも経て，この"Vサイン！ABCDE法"に落ち着きました。

心電図を見てモノを考え，そして患者さんを診る，すなわち診断・治療する際にはどれも必須の内容です。それは虚血性心疾患でも，不整脈でも。みんな一緒なんです。

「この病態ならコレだけ」とか，「こういう患者さんならコレ」のようなパターン認識は，もともと私はあまり好きではありません。得てして覚えることが増えますし，何かこうスマートじゃない。

どんな時にでも適用できる，そんなユニバーサルなチェック項目で構成されているのが"Vサイン！ABCDE法"なのです。最近の医学生や研修医の先生ですと，別のチェック・リストで習っている人もいるかもしれません。ええ，もちろん，何

でもいいんです。

　今回，私がお送りする10回のレクチャーでは，虚血も不整脈もごちゃ混ぜにしてますが，事あるごとにこの"呪文"を登場させています．特に救急など頭がパニクりそうな状況ほどシンプルな"ルーチン"に徹することが有効だと思います．

Vサイン──何と言ってもまずはコレ

　さて，たった今ご紹介した"Vサイン！ABCDE法"の項目を1つずつ解説したいと思います．

　まずは語呂合わせの最初に持ってきた「Vサイン」の部分．これは，そうバイタルサイン（Vital sign）のことで，ほかの項目とは一線を画して重要さが違うんです．「生命徴候」という和訳が示すとおり，文字どおり命に直結するサインです．そのままですね（笑）．これは重要に決まっています．

　具体的には，意識レベル，体温，血圧，脈拍，酸素（飽和度：SpO_2）の5つが一般的なバイタルサインですが，心疾患で重要なのは血圧と意識だと思います．

　「血行動態」という用語が使われますが，これが「崩れている」とは，血圧や意識レベルが不安定なことを意味しています．もう一つ，脈拍についても心電図における心拍数と同一なことも多いですが（稀に違う場合もあります），心疾患を扱ううえでは大事です．

**とにかく大事！3大バイタルサイン
　──心電図を読む前に常にチェックすべき3項目**

①血圧　　②意識（レベル）　　③脈拍

　この3つは，循環器のみならず，救急現場では最重要ポイントでしょう．意識レベルが悪かったり，血圧が低かったり……その場合，一刻を争う緊急事態であることは言わずもがなです．

　もちろん，私は心電図の細かな解釈が大事ではないと言うつもりも毛頭ありませんが，バイタルが崩れていたらそれどころじゃない，そんな認識が臨床では超大事ですよね．ですから，心電図を見る前にまずバイタル，これは徹底して下さいね．

あるいは，心電図は 6 番目のバイタルサインであって，まずは最初の 5 つ，なかでも意識レベル，脈拍，そして血圧には重々目を光らせましょうねってワケです。

Age の「A」——年齢

さて。バイタルサイン以外の項目は，基本的にアルファベット順に考えて下さい。1 つ目は A。そう，Age の「A」です。

痛みでも違和感でも，何らかの胸部症状を訴える主が 40 歳の女性か，70 歳台後半の男性かでは"アタリ"（当たり）の事前確率が全然違います。特に虚血性心疾患を想定する場合は，年齢は非常に重要な情報です。

そして，「年齢」ときたら，もちろん普通は性別も一緒に述べられるべき基本事項ですよね。

とにかく，症例のプレゼンは「○○歳，男性（女性），……」から始めるのです。ここで口ごもる人は，ほかがどんなに優秀でも NG だと私は思います。

Background の「B」——背景疾患

次は「B」，つまり Background の把握。

背景疾患ですね。目の前の患者さんにどんな既往歴があるのか，これを聴取します。手術などの治療歴もね。

一部，次の「C」で冠危険因子とカブるかもしれませんので，ここでは，心疾患を中心に聴きましょう。もちろんほかを聴いてもいいですが，心電図はあくまでも心疾患を知るための検査であることも意識して下さい。

冠動脈疾患を扱ううえでは狭心症，あるいは心筋梗塞の既往，そして何よりカテーテル治療（冠動脈インターベンション：PCI）の施行歴をチェックします。当然，PCI の"前科"がある方は，胸部症状を訴えたならば，イベント再発を疑ってしまうのも無理はありません。

手術についても，これも心臓中心で。

冠動脈バイパス手術（CABG）は？僧帽弁や大動脈弁の人工弁置換術などは？パパッと聞いちゃいましょう。

もちろん，ほかのカテーテル治療についても要チェックです。最近では不整脈に対するアブレーション治療などもありますし，ほかにも大動脈弁狭窄症に対する

"タビ"（TAVI），あるいは心房中隔欠損症などの先天性心疾患に対するカテーテル閉鎖術や僧帽弁閉鎖不全に対するクリップ術など……どんどんと新しい治療も登場していて夜も眠れません（笑）。

心臓病はとかく一人の人に集積する傾向があります。ですから，臨床背景に関する質問を行うことは，アタリの確率を高めてくれるでしょう。

『シンゾウの病気は何かされたことありましたっけ？』

『カテーテルでも手術でもほかのでも，心臓の治療を今までになさったことはありますか？』

心電図を見て心疾患を疑う以上，このチェックは欠かせません。

Complaint の「C」──主訴＋冠危険因子

3つ目は Complaint の「C」。**主訴**です。症状と考えてもらって結構です。

例えば，心筋梗塞などの急性冠症候群といったら，胸部症状ですよね。

おあつらえ向きの「胸痛」や「胸部絞扼感」から，「漠然とした胸のあたりの違和感」，「いつもとは違う胸さわぎ」，時に「肩こり・筋肉痛」，「歯痛」など……極端な場合「無症状」なんてケースもあるわけです。

ほかにも，不整脈で徐脈なら「めまい」や「ふらつき」，そして最悪「失神」なんてのもありそうです。逆に頻脈の多くはドキドキを「動悸」として訴えますし，心房でも心室でも，ひどい頻拍なら「めまい・ふらつき・失神」まで何でもありえます。

つまり，ふだんから患者さんの自覚症状を意識しながら心電図を読むクセをつけるのです。

ところで，実際の循環器救急では別の「C」として，頻度の高い**冠動脈疾患**（Coronary）を意識しておくことも大事です。具体的には「冠危険因子」ってのがあるでしょう。これを確認するのです。

頻度の高い疾患を常に考えておくのは診療の定石です。

Drug の「D」──服用薬剤

「D」は Drug（薬剤）のこと。患者さんの飲んでいる薬をチェックして下さい。

もちろん，心電図から心疾患を疑う以上，心血管疾患ないし関連病態の治療薬

を中心にね。

硝酸薬を飲んでいれば狭心症かな，降圧薬や血糖降下薬を飲んでいれば高血圧や糖尿病があるのかな，ってわかりますでしょ。

ほかに**抗不整脈薬**はありませんか？

不整脈が起こりやすいから抗不整脈薬を飲んでいると考えれば，ターゲットとなる不整脈が何かも知りたくなります（もしかしたらカルテに書いてあるかも）。

それから"副作用"的に，治療標的とは別の不整脈を生じることもあります（催不整脈作用といいます）。抗不整脈薬は"諸刃の剣"，ときに"毒薬"となった症例の経験が私には少なからずあります。皆さんもそうでは？

循環器医でもなければ，何度見ても覚えられない（かもしれない）Vaughan-Williams（ヴォーン・ウィリアムズ）分類のⅢ群薬で薬剤性 QT 延長なんかもあったなー。典型的なものはほかにⅠ群薬（特にⅠa/Ⅰc）はもちろん，ジギタリス製剤もクセモノですよね。

心電図を読む時にはクスリの情報も絶対にチェックしておくべきです。電子カルテなら一瞬ですし，患者さんが「おくすり手帳」を持っているケースも増えてきましたよね。

ECG の「E」──やっぱり心電図

最後に「E」。これはもちろん **E**CG のことです。

目下われわれ，ないしアナタが目にしてる 1 枚の心電図はもちろんですが，私が重要視するのは「以前の」心電図はどうなのか。**以前・過去の心電図**を見よ，というのが最後の「E」の真意です。

まったく初診の患者さんなら，比較する心電図は当然ありませんね（その時は自分の頭の中の正常"テンプレート"との比較です）。でも，みんなが皆そうではないでしょうね。

救急患者などで時間に余裕がない場合，過去の心電図探しにあまり時間をかけすぎるのも，もちろん NG です。"ないものはない"と割り切るとして，とにかく"探す"アクションが大事。

過去の心電図があることで，「比較」ができるようになります。

いま問題にしている心電図の異常所見を拾い出さずに，いきなり比較だけをし

ている人に時に遭遇します。ノン, ノン。そうじゃないんです。

本日, いや当日その場で記録した心電図で気になった異常所見が昔からあったのか, なかったのか。心電図の世界では「変化」, 特に新出の所見は何らかの心臓の状態変化を表している可能性が高いです。ましてや, それが異常所見であるのならば, 1つにコレと特定はできなくとも, 心疾患が起きた, または起きつつあることを意味するんだと解釈するのです。

コントロールの心電図がなければ, 1枚の心電図から考察するしかありませんが, 比較できる心電図がある場合には情報量がグッとアップするわけです。

皆さんも, 異常な心電図所見に関して, 平時から過去と比較する習慣をつけて下さい。

心電図の異常所見を見つけたら過去と「比較」せよ
新出所見は心疾患のヒントかも

実はもう一つ。「E」には"隠しコマンド"があります(笑)。

それは電解質。デンカイシツは「Electrolyte」の訳語なんですってね。その「E」です。

詳しくは後の講義でも扱いますが, 特に不整脈を見た時にイオン・バランスに乱れがないかをチェックするのを忘れないで下さい(→第9章参照)。

つまり, 最後の「E」には①今ECG, ②昔ECG, そして③電解質のトリプル・ミーニングが込められているんです。圧巻ですかね。

まとめ

私のことを"心電図屋"とか"心電図の専門家"という人が時々います。多少, 皮肉の意味も込めているようにも感じられますが, あえて自分では"褒め言葉"ととらえるようにしています。というのも, 冒頭述べたように, 心電図が得意な人というのは, ほかの情報や検査などとのバランスの中で心電図を読み, そして考えられる人です。知識・経験のオール・ラウンダーなのですから。

もちろん"電光石火"のごとく迅速かつ正確な読みをウリにはしていても, それはもはや"空気"か"水"のような感覚で, 特別に「専門」などという性質のものではな

いと思っています。

　皆さんにも，是非とも広い知見と洞察力をもって心電図を診療で活かす能力を身につけてほしいと思ってます。もちろん，本書を通じて私もお手伝いします。

　毎回の講義でも，事あるごとにVサイン！ABCDE法を登場させ，その都度，解説も加えています。こんなにシンプルな"呪文"なのに，その有用性がわかってもらえたらと思います。

　ですから，あえて最初にまとめて扱うことにしました。

　準備はこれで終わり。では，スタートです。はじまり，はじまり〜。

小笹流 私はこう読む — 0 章

　これから心電図の勉強を始めようという若い医師やコメディカルの皆さん，心電図は何のために勉強しますか？……『資格試験で良い点数をとりたいから』という方にはこの本はお勧めしません。そういう方は，心電図の歴史や心筋細胞の活動電位，ベクトル心電図学から始まるような"教科書"で勉強されたほうが高得点につながると思います。杉山先生の本は，『臨床で心電図を読めるようになりたい』『循環器疾患，内科疾患を適切に診療できる能力をつけたい』という方にこそ，読んでいただきたいものです。

　実臨床では，一枚の心電図の情報だけをもとに投薬や手術などが行われることはありません。心電図の情報は，どのような患者さんが，どのような状態でその心電図をとったのかを確認したうえで評価され，診療に活用されます。"心電図以外"の情報もふまえて心電図を読むことが大切なんだよ，ということを"Vサイン！ABCDE法"という，何とも杉山先生らしい語呂とともに語っています。

　"Vサイン！ABCDE法"を習慣にしておくことは，心電図の判読だけでなく臨床医としてのスキルアップに繋がると思います。心電図判読に慣れてくると，心電図だけで診療ができるような妙な自信を持ってしまうこともありますが，これは要注意です。私もこんな経験があります。動悸を主訴に受診された70歳代の女性。顔色は良好で，日常生活は自立されており，独歩で受診されました。心電図波形は正常，心拍数は110/分と頻脈を認めましたが，安静にしているうちに85/分まで低下しました。患者さんご本人は，「寝ている時なども，なんとなく鼓動を感じるんです」とのお話。私は，ストレスなどから不安神経症になっていて，緊張から頻脈になっているのかなあ，なんて印象を持ちました。でも，違ったんですね。ルーチン検査として測定されていた酸素飽和度は93～95%くらいで変動していました。次に行った胸部X線では，右胸腔に片側性の多量の胸水を認めました。その後の精査の結果，その患者さんには肺癌が見つかりました。

　「動悸」は，循環器内科の外来を受診される患者さんの主訴として最も多い症状の1つですが，この患者さんのように，心疾患以外が原因である場合もあります。この方の場合は，心電図では洞頻脈だけでしたが，心臓の外に重篤な疾患が潜んでいました。もしもこの患者さんに，心電図の結果だけで『あなたは洞頻脈だけですから大きな問題はな

いですよ』と言ってしまっていたら，大変なことになってしまいます。自分は循環器医である前に内科医であるべき。決して心電図だけで動悸の訴えを判断してはいけなくって，患者さん全体を見ていくことの大事さを教えてくれた症例でもありました。

　心電図はあくまで，1つのツールです。ただ，とても役に立つ便利なツールです。臨床医は"Vサイン！ABCDE法"のEとして，あるいは意識レベル，体温，血圧，脈拍，酸素飽和度に続く6番目のバイタルサインとして，心電図を活用し適確に評価できることが大切です。この本には，心電図の発する様々なメッセージを見逃さず，正しく患者を診療していくための秘訣が，たくさん書かれています。

　初学者のうちは，心電図を読むだけでもエネルギーを使ってしまいがちです。でも，実はそれだけを見るのではなく，その他の情報も統合したうえで心電図所見をどう解釈して，"次の行動"につなげていくのか――そのプロセスを理解することの大事さを"一周回った賢人"の熱い講義から感じ取って下さい。

心房細動いろいろ
スタンダードから"例外"を学ぶ

不整脈の"筆頭"としての心房細動

いきなりですが，皆さんに質問があります。

不整脈にもいろいろと種類がありますが，その中で最も多い，すなわち**"一番よく見る"不整脈**って何だと思いますか？

単発のもので言ったら，期外収縮ですか。心房（性），心室（性）を合わせたら，そりゃ確実にコレがダントツ。では，ある程度，持続するもの中では？

難しい論文や細かな統計なんかを調べたりはしてませんが，答えは**心房細動**でしょう。エイエフ（AF^{*1}）とかって言いますでしょ？

"筆頭"でも"王者"でも何でもいいですが，そういったネーミングがふさわしい不整脈なのです，心房細動はね。

そうです，今回取り上げるテーマは，「心房細動の"典型"と"非典型"」。後者は"例外"と言い換えてもらっても結構です。心房細動って，語り出すと切り口次第でほぼ無限に話せちゃうんですよね（職業病？）。では，さっそく始めます。本当に基礎中の基礎，アタリマエの話からスタートです。

いま，心房細動を診断することを考えて下さい。目の前の患者さんが「心房細動であるか否か」を知りたい時，皆さんならどんな手段で調べますか？

そう，検査のことです。ええ，私が話すんですから，正解はシンデンズに決まってます（笑）。

心房細動に限らず，不整脈の診断は心電図以外では不可能です。補助検査や参考所見も基本的にはなくて，心電図イッパツ勝負。

『な，なんか難しそうだなぁ。フセイミャクってだけで嫌だなー。なんか苦手だし（泣）……』

---

*1　AF：atrial fibrillation

そう言ってるアナタ！大丈夫。私に任せて下さい。一緒に **3つのステップ** を確認するだけで，必ずできるようになります。難しくなんかないですよ。

ベタな症例が一番

私が常々モットーにしているのは「すぐ診療に生かせる知識を」です。

今までたくさん著作や講義などの仕事をやってきて，それには症例，すなわち実際の患者さんを通して述べるのが最適だとわかったんです。

それも明日，いや今日にでも出会いそうなスタンダードな症例が最適です。ベタな，もとい"普通"のケースを通じて**心房細動の心電図の読み方**を解説します。

症例情報

【症例】76歳，女性。

【主訴】動悸，息切れ

【現病歴】高血圧にて内服加療中。以前から不定期の"胸騒ぎ"を自覚していた。ここ数か月は就寝・起床時の動悸をほぼ毎日自覚するようになり，軽労作後に息切れも感じるため受診した。

【理学所見】身長 151 cm，体重 77 kg（BMI 33.7）。血圧 117/89 mmHg，脈拍 140/分・不整，SpO$_2$ 96％（室内気）。

……どうです？こんな患者さん，皆さんの周りにもいますでしょ。

BMI 34 の肥満に加えて高血圧もある 76 歳，女性が数か月来の動悸・息切れを主訴に受診されたんです。脈拍は 140/分とえらく速くて不整のようです。やっぱ心電図が気になりますね。これをお示しします（図 1-1）。

*　　　*　　　*

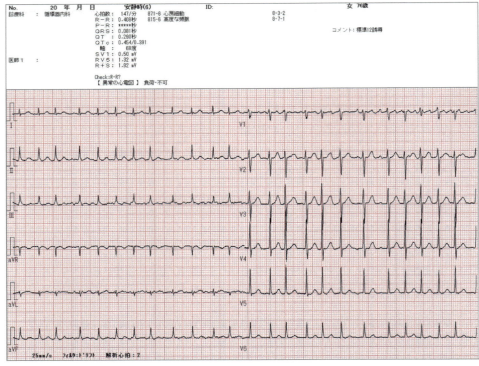

図 1-1 症例（76歳，女性）の来院時心電図
数か月来の動悸・息切れにて受診。

チェックは3つだけ！

　提示した心電図（図 1-1）の正しい診断は「心房細動」です。これが動悸や息切れの原因と考えられました。ズバッと読めましたか，心電図？

　『いきなり結論だけ言われても……。診断の"根拠"を教えて！』と言う方。そういう方が本書の主なターゲットです。それを今から丁寧に述べます。

　心電図から「心房細動」と診断するのって，難しそうですが，実は次の3点を確認するだけなんです。

　案外シンプルでしょ？

Advice　心房細動の診断チェック項目

▶ **R-R 間隔：まったく不規則　"テンデンバラバラ"**
▶ **心拍数（Rate）："頻脈"のことが多い（心拍数 100/分以上）**
▶ **調律（Rhythm）：洞調律の P 波がなくてランダムな f 波（細動波）あり**

　私が若手医師やコメディカルに心電図の読み方の話をする際，必ず最初に"3 つの R"をチェックするよう教えています。

　順序は個々人の好みで結構ですが，R-R 間隔，Rate，そして Rhythm の 3 つの R になります。

　少しヘソマガリな人ですと『この 3 つはどれも必須条件ではない』と言うかも。

　その通り。"必要十分条件"ではないのかもしれませんね。たしかに，"変化球"もいくつかあるにはありますが，まずは"直球勝負"でいきましょう。

診断ポイント① R-R 間隔が不整

　R-R 間隔というのは，ご存知 QRS 波同士の距離のことです。QRS 波をスパイク状の陽性波で代表して「R 波」とも呼ぶので，この表現になるんです。心房細動の R-R 間隔について，まとめました（図 1-2）。

　エイエフ心電図の最大の特徴といえばコレ。心房細動には**"絶対性不整脈"**（absolute arrhythmia / arrhythmia absoluta）という別名があるくらいですから。

　一言で「R-R 間隔を調べる」と言っても，どこを見るかが実はダイジです。**どの誘導を見るべきか**ってこと。適切なものを選べたら，不整脈の診断って 1 つの誘導だけで済んでしまうんです。これは波形異常の読みとの決定的な違いです。

　R-R 間隔に関しては，正直どの誘導でも OK です。ポイント①のまとめ（図 1-2）では Ⅱ誘導を選びました。

　R-R 間隔が整（レギュラー）かは，"パッと見"の印象で十分で，一つ一つ定規で測る必要なんてありません（しないと思いますが）。R-R 間隔は，どこ 1 つとってもほかと同じということはなく，明らかに**不整（イレギュラー）**です。

　英語では"irregularly irregular"と表現するようで，"irregular"を重ねることで，

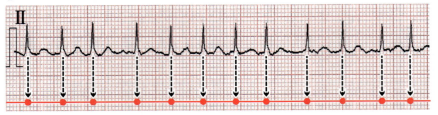

図1-2 典型例で学ぶAF心電図——ポイント① R-R間隔
＊：AFのレギュラー化（regularization of AF；regularized AF）

どのR-R間隔も完全に同じではないことが表現されているのでしょうか。

　規則性のまったくないバラバラ感，これを直感的に感じ取ることが心房細動の診断の第1歩です。

　このR-R不整は，極端な頻拍になるとわかりにくいのですが，ポイントは常に最短と最長のR-R間隔に着目することだと思います。皆さん，検事になってR-R間隔の不整をあばくつもりでチェックして下さい！

　この「R-R間隔が不整」という特徴は，心房細動の診断にほぼ必須の条件と言えますが，ごく稀に心房細動でもR-R間隔が整のことがあります。知ってました？

　あまりご存知ない方もいるかと思いますが，これは「心房細動のレギュラー化」（regularization of AF）と呼ばれます。特に徐脈になった時が臨床的に重要になります（後述）。

　その際，心房細動の診断は，ポイント③で扱うf波（細動波）の存在をもって行います。

診断ポイント②頻脈(拍)傾向

心電図を見て心房細動かどうか判定するには、R-R 間隔(ポイント①)と f 波(細動波)(ポイント③)の 2 つをチェックすることで、おおかた勝負がつきます。

でも、心電図の読み方で私が 2 つ目に見ようと言っている Rate の確認も、心房細動では大切です。"レート"とは心拍数(heart rate)のことですよ、もちろん。

何を隠そう、心房細動は頻脈性不整脈の代表格です。

R-R 間隔が不整で、心拍数が速ければ『心房細動かも?』と思ってもらって、3 つ目の P 波(調律)をよく調べようというキッカケにしてもらえばいいでしょう。

えー、ここでほんのすこし、ちょっとだけ余談を。

『心電図でわかるのは心"拍"数であって、手首で"脈"も測ってないのに"頻脈"という言葉はけしからん。そもそも洞調律でないのだから、"頻拍"と言いなさい!プレゼンテーション中に用いた表現の訂正を求める』

大きな学会会場で、顔を真赤にして大マジメに発言する偉い先生の姿、私、見ちゃったんです。

用語を正しく使うことはたしかに重要ですが、フロア(会場)は、ため息と失笑とで静まりかえっていました……どうなんですかね、こういうの?

こうした"あげ足取り"を怖れずに、私は気兼ねなく「頻脈」というコトバを使おうと思います。心房細動に関しては、正しいか正しくないかは別として、「頻脈性」あるいは「徐脈性」心房細動という表現が日常臨床で頻用されていますのでね。

あ、でも少しだけ遠慮して「心房細動は一般的に頻脈(拍)となる」と言っておきましょう(笑)。

心房細動の心拍数計算──検脈法のススメ

ところで皆さん、ふだん心拍数をどうやって求めます?コンピュータが計算してくれた数値をそのまま使いますか?

R-R 間隔が整なら、300 を R-R 間隔のマス目で割って……などという計算法を聞いたことがある、ないし、それで計算してるって人もおられるでしょう。

でも、後者のやり方ですと心房細動だと対応できないのでは?

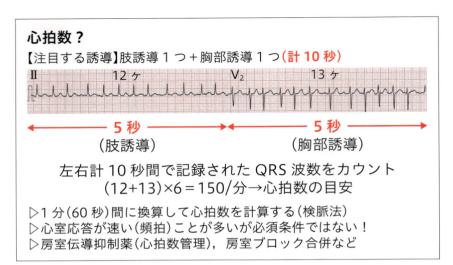

図 1-3 典型例で学ぶ AF 心電図──ポイント②レート（心拍数）

　私がここ最近いつも使っている方法を紹介しながら，心房細動のレート（心拍数）についてまとめます（図 1-3）．

　これは，われわれが外来やベッドサイドの診察でよくする「検脈」を応用した手法なので，私は**"検脈法"**と命名してマス．

　いや，別に名前をつけるほどのことでもないんです．

　検脈する時，10 秒か 15 秒くらいの間で脈が何回触れるか数えて 60 秒（1 分）に換算しますでしょ？心電図でもそれと同じことしましょうというアイディア，ただそれだけ．別に難しくなんかない．

　手足と胸に電極を貼って，記録ボタンをポンと押せば，A4 サイズの用紙に心電図波形が記録されると思います．この標準的なフォーマットでは左半分が肢誘導，右半分が胸部誘導ですが，これは**両方とも 5 秒間ずつ**の波形なんです．心電図の方眼用紙では，5 ミリ四方の正方形マス 5 つで 1 秒でしたから，やったことがなければ，実際に数えてみて下さい（各々 5 秒になってると思います）．

　これさえわかったら，あとは肢誘導と胸部誘導に QRS 波が何個あるか数えるだけです．

18

症例提示した，もとの心電図(図1-1)で実際にやってみます。例えば，先ほど注目したⅡ誘導からそのまま視線を右に移してV₂誘導までぶち抜きにしたものをまとめの図に示してあります(図1-3)。

このⅡ誘導を含む「Ⅱ＋V₂誘導」か，心房細動で何かと重宝するV₁誘導(ポイント③で解説するf波が見やすい)を含む「Ⅰ＋V₁誘導」の左→右10秒間ぶち抜きが私のオススメかな。

……どうです？QRS波はⅡ誘導に12個，V₂誘導には13個(最後の切れ端QRS波もカウントしました)あると思います。これがトータル10秒間での話でしたから，計25個を1分，つまり60秒に換算して下さい。6倍するだけですよね。ええ，ですから，心電図(図1-1)の心拍数は150/分となるんです。ね，簡単でしょ？検脈法って。

肢誘導と胸部誘導を両方数えるのがメンドウだし，時間の節約にもなるから，どちらか一方だけでQRS波の個数を数えて12倍したいなぁという人，いますか？

もちろんOKですけどね。でも，なんとなく5秒より10秒のほうが全体の傾向を反映するのかなっていう私の勝手なコダワリです。

 R-R不整の心房細動の心拍数計算には検脈法でぜひ！

心房細動での心拍数表現はザックリ

簡単・便利な検脈法の紹介から話を本題に戻します。

心房細動は頻脈になりますよっていう話でしたね。モデルケースで，検脈法による心拍数は150/分でした。

心電図の世界で「頻脈」の定義は「100/分以上」ですから，たしかに立派な頻脈です。あ，もちろん，ヒンパクと言ってもOKです(笑)。

そもそも，心房細動になると，どうして頻脈となるのでしょう？

もう少し細かい解説は別項に譲って(→第10章参照)，ここでは単純に，1分間に400回以上というせわしない"痙攣"レベルの心房収縮の影響が心室にも波及すると考えたら良いでしょう。

実は次のような考え方があります。

心房細動時の心拍数というのは，心房からの高頻度興奮という"入力"（インプット）が，房室結節という"フィルター"を通して心室側にこし出された"出力"（アウトプット）である，というものです。

　より正確には，"入力"を"信号"，"出力"を"応答"と読み替えて下さい。これが心室応答（ventricular response：VR）と呼ばれる概念なんです。

　『シ，シンシツオウトー？？？なに，いきなり……。せっかく機嫌良くエイエフの勉強してきたのに，急に難解ワード入れてきて（泣）』

　いやいや，たしかに堅物的なコトバですが，そんなに難しくはないですよ。

　ほら，心房細動って，もともとR-R間隔がランダムな不整脈じゃないですか？

　ですから，5秒とか10秒の情報（QRS波の数）を倍算して得られる検脈法の値が正しいか，わからないですよね。

　検脈法で得られるのは，ある意味"予測値"ですから，公式の場で心房細動の心拍数を表現するのには，特定の数値ではなく，次の3つの区分で表現することが多いのです。

心房細動と心室応答

- ▶ 50/分未満　　→　遅い（slow）心室応答
- ▶ 50〜99/分　→　中等度（moderate）の心室応答
- ▶ 100/分以上　→　速い（rapid）心室応答

　"高速・平常・低速"の"3段ギア"でザックリ表現するだけにとどめましょうというのが，エイエフ業界の掟なのです。

　もちろん，検脈法はムダではありません。

　最初に掲げたモデル心電図（図1-1）では，検脈法で得られる仮の心拍数は150/分でしたので，

　『速い心室応答を伴う心房細動で，心拍数は約150/分です』

　私がプレゼンするなら，こんな風にします。どうでしょう？

　ね，「心室応答」なんて用語，見かけ倒しで全然カンタンでしょ。

「心室応答を伴う（った）」という表現が煩わしければ，さっき学会での話で引き合いに出した**頻脈性心房細動**という言い方でもよいです．逆に「遅い心室応答」なら**徐脈性心房細動**と呼ぶことになるでしょう．

心房細動は速い心室応答のため頻脈（拍）傾向を呈するのが普通，これでポイント②の話は終了です．

洞調律を知れ──"イチニエフの法則"で簡単チェック

R-R間隔とレートから心房細動を疑った時"ダメ押し"が必要です．

3つ目は **R**hythm の R でした．ここで言う"リズム"とは，心電図業界では調律（ちょうりつ）と訳されています．そのための準備をします．

正常心電図の基本調律は「洞調律（どうちょうりつ）」．洞結節が刻むリズムそのままです．次の質問に皆さんはきちんと答えられますか？

『心電図で洞調律と言えるための条件は？』

『えー，QRSがレギュラーで，こう，P波もあって，ちゃんと波が並んで…』

医学生や研修医の先生の代表的な答えです．これはまだ優秀なほうで，概念的にはわかっていても，実際の心電図でどうかと言われると口ごもってしまう人が多いことを私は知ってます．

『なんか，もったいぶってるな』，そう言われても困るので，ストレートに述べます．洞調律であるか否かは，**P波の極性（向き）**だけで決まるんです．

洞性P波と"イチニエフの法則"

Ⅰ・Ⅱ・aV_F・V_4〜V_6 誘導で陽性，aV_R 誘導で陰性 P波なら「洞調律」

「イチニエフ・ブイシゴロで上向き，アールで下向き」

ズバリこれだけ．

小難しい理屈なんか抜きにして，"呪文"チックに覚えてしまうことが，初学者にはオススメです．私は，これを**"イチニエフの法則"**と名付けてます．

この怪しげなロシア人風のネーミング，ある偉い先生にヒントを得たものです

が，今では大のお気に入りとなりました（笑）。

まずはP波を見つけましょう。普通はQRS波のちょい前にあります。

より本質的な理解では，注目するQRS波と1拍手前のT波の終わりとを結ぶ線（T-QRSライン）に何らかの波があったら，おそらくそれがP波です（→第4章参照）。

"イチニエフ～"の誘導それぞれでP波の向きに注目しながら，横方向にも見渡して，そのP波がコンスタントなものか確認して下さい。

具体的な心電図をお示しするので，確認してみましょう（図1-4）。

肢誘導，胸部誘導それぞれのP波に網かけを施してみました。目下，われわれ

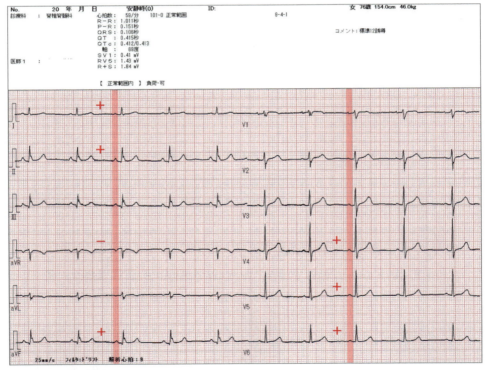

図 1-4 洞性P波を意識せよ
76歳，女性。コンスタントにP波を認め，その極性(向き)はⅠ・Ⅱ・aVF・V4～V6誘導で陽性，aVR誘導で陰性とわかる。自信をもって洞調律と宣言できる。心拍数は約60/分。

22

が注目すべきはP波の「向き」。

「上向き・下向き」でも，少し"上品"に「陽性・陰性」でも何でもよろしいです。

実際，この心電図(図1-4)は先ほど述べた条件を見事に満たしています。そう，これが洞調律で，このP波を洞性P波と言うんです(そのままですね)。

診断ポイント③洞性P波がない代わりのf波

準備は整いました。「心房細動」との確信を強める3つ目のポイントは「P波の存在」です。

さぁ，最初に提示した典型症例の心電図(図1-1)をもう一度見渡しましょう。

イチニエフ……そう，QRS波の間隔が少し開いたところのほうが確認しやすいですね(こういう工夫って大事です)。

……で，探せど探せども「ない」でしょ，P波が。

そういえばR-R間隔も不整で頻脈だし，この時点で『心房細動かも？』と思えたアナタ。もう8割，9割がた"正解"です。ここでポイント③のまとめです(図1-5)。

R-R間隔が不整で，洞性P波の見る影もない時には，まずは「心房細動」を疑いましょう。

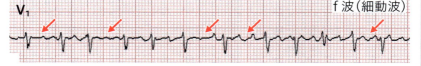

洞性P波？
【注目する誘導】V₁誘導(またはⅡ誘導など)

"グニャグニャ波"が出現する(fibrillatory wave；f-wave)
▷明瞭かつ一定の洞性P波の代わりにf波(細動波)が出現
▷f波はV₁誘導が最も確認しやすい！ほかは下壁誘導でも
▷心房細動が長期化するとf波は小さくなり，最後には消失する

図1-5　典型例で学ぶAF心電図──ポイント③P波見て調律チェック

その"決め手"となるのは**細動波**[*2]ないし **f 波**です。これは痙攣状態にある心房細動の"ふるえ"を反映しており，R-R 不整と並ぶ心房細動の大きな特徴です。

f 波は規則性のカケラもないランダムな小波(こなみ)です。心房細動が起きた時，心房筋は絶え間ないケイレン状態となりますので，本来フラットなはずの等電位線が失われ，終始グニャグニャのベースラインとなります。

この様子が英語圏で"chaotic"と表現されるのは，f 波（細動波）の様相が，とらえどころのない"カオス"（chaos）だからでしょう。

f 波の見つけ方

心房細動の診断を確信づける f 波ですが，これを見つけるにはコツがいるので，伝授します。

① V₁ 誘導

まず，1 つ目。本来，休むことのない"ふるえ"の波はどの時相にも存在するはずですが，QRS 波にも T 波にも重ならない部分，T-QRS ライン上が f 波を確認しやすいです。これはどの誘導でも同じ。普通の P 波でも共通ですね（→第 4 章参照）。

 f 波を見るなら T-QRS ラインに注目せよ

2 番目のコツ。これは最も大事な点。f 波には見やすい誘導とそうでない誘導があることを知っておいて下さい。

12 人の"選手"（誘導）のうち，f 波の確認に最も適した私の"推しメン"（推してるメンバー），じゃなかった，"推し誘導"は **V₁ 誘導**です。

ええ。R-R 不整から心房細動を疑う場合，まずは V₁ 誘導で f 波を見るクセをつけましょう。そもそも，R-R 間隔が整か不整かも，どこか 1 つの誘導でチェックしたら良かったので，極論を言えば心房細動の診断は，V₁ 誘導だけで十分可能なのです！

---

*2 f-wave（f 波）：fibrillatory wave

f 波（細動波）の有無は V₁ 誘導で確認せよ

エイエフ（AF）かどうかの判断は"V₁ 様"にお伺いをたてよ

　"様"扱いしても悪くないくらい，V₁ 誘導は特別な存在なのです。誰が言ったか言わずか，

　『ブイワン（V₁）見ずしてエイエフ（AF）診断なし』

　だと思います（私だけか？）。

　R-R 間隔の不整と並ぶ AF の大きな特徴である f 波が V₁ 誘導で視認性が高いのは有名な事実です。

　洞調律の場合も，V₁ 誘導は胸部誘導では断トツで P 波が見やすく，不整脈診断に適した誘導の最たるものであるのも間違いありません。

　さぁ，モデル・ケースの心電図（図 1-1）を見て下さい。まとめの図でも，そこから V₁ 誘導を抜き出してます。見事な f 波が記録されていますよね（図 1-5 中✓）。

　さらに説得力を増す別の心電図も提示します（図 1-6）。

　R-R 間隔は不整で，しかもものすごい頻脈。検脈法でやってみると，なんと174/分！左右に QRS 波が 29 個もあります。

　しかも，固定の P 波がないようです。

　そんな時，注目するのは……そう，V₁ 誘導。キレイな f 波がありますね。慣れてくれば，"瞬殺"で「心房細動」と診断できます！

　しかも，この心電図（図 1-6）が教訓的なのは，ほかの誘導では f 波がほとんど確認できないということ。どうです，V₁ 誘導ってスゲーでしょ。

　　　　　＊　　　　＊　　　　＊

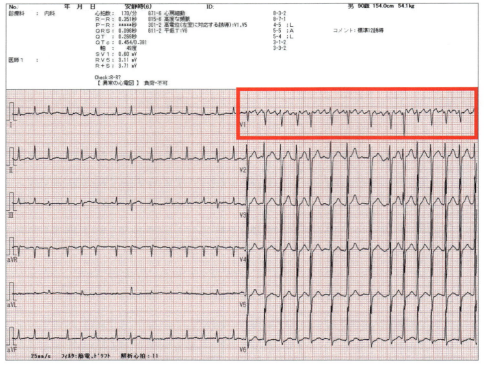

図 1-6 f 波が見やすい誘導：その 1

V₁ 誘導でバッチリ f 波が確認できる。R-R 絶対不整，頻脈（174/分）と合わせて「心房細動」の診断が可能。
ほかの誘導では，f 波はほとんどわからない。まさに "V₁ 様々"。

②下壁誘導（Ⅱ・Ⅲ・aVF）

　　f 波を見つけるには，大半のケースで V₁ 誘導だけで事足ります。でも，"もしも" の時があるかもしれません。

　　ほかにも f 波が比較的見やすいのは「下壁誘導」と一括される Ⅱ・Ⅲ・aVF 誘導です。なかでも，もともと「P 波の確認」に適した Ⅱ誘導が代表的ですかね。

　　ここでも実例をどうぞ。次の心電図で確認してみて下さい（図 1-7）。胸部誘導ならブイワン，肢誘導ならニサンエフ。これが "f 波探し" にはテッパンの誘導です。

心房細動いろいろ ❶

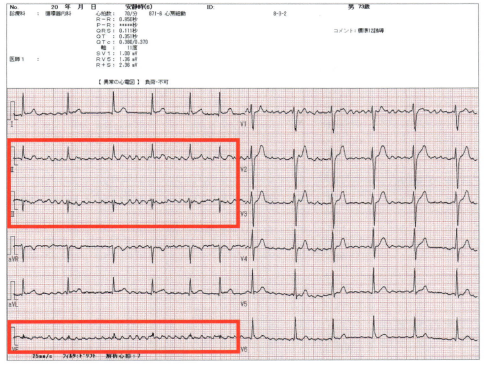

図 1-7 f 波が見やすい誘導：その 2
f 波の見やすさの観点から，Ⅱ・Ⅲ・aVF 誘導（下壁誘導）は V₁ 誘導に続くセカンド・チョイスといえる。

前半戦のまとめ

　ここまで，心電図で心房細動を診断する際のポイントについて，3つの注目点それぞれを解説しました。いかがでしたか？

　要点をまとめた次の表で頭を整理して下さい（図1-8）。

チェック 項目3つ	診断 ポイント	注目誘導	必要度	例外
①R-R間隔	不整 （イレギュラー）	どこでも1つ	（ほぼ） 必須	・AFレギュ ラー化 （徐脈時）
②心拍数	心拍数≧100/分 （検脈法で概算）	I＋V$_1$誘導（10秒） II＋V$_2$誘導（10秒） など	必須 ではない	・心拍数管理 （薬剤） ・房室伝導能 低下
③洞性P波	洞性P波なし	I・II・$_a$V$_F$・V$_4$～V$_6$誘導 $_a$V$_R$誘導	（ほぼ） 必須	・ファイン 心房細動 ・心房静止
	f波（細動波）あり	V$_1$誘導 （時にII・III・$_a$V$_F$誘導）		

図1-8　心房細動の診断ポイント（まとめ）

　心電図に慣れないうちは少し複雑に見えるかもしれません。

　でも，何かイイカンジです，このテーブル（手前味噌ですが）。もちろんオリジナルですよ。

　心房細動の心電図診断は意外にシンプルで難しくないんだということが伝わったら，前半戦の私の仕事は達成されました。

　『えっ？前半戦ってことは，後半戦もあるの？マジかよ……』

　その気持ち，わかります。

　でも，表中の"必要度"とか，"例外"って欄が気になった人，いるんじゃないですか？

循環器を専門にしないのなら，「R-R不整・頻脈・f波」の3条件を意識した"直球勝負"で十分です．世間では，こうした典型例ですら診断の段階から"循環器にお任せ"って人，多いです（悲）．

ですから，前半の今までの話が理解できて，実践に生かせたら十分です．以下の後半戦は"非典型"，もとい"例外"の話なんです．そんなこともあるのね的に一応，耳を傾けてもらったら嬉しいです．

*　　　　*　　　　*

例外① R-R間隔が整な心房細動

では，後半戦スタートです．3つのRに関する**"例外"**を扱います．

まずは1つ目．3つご紹介する"例外"の中で，これが一番大切だと思います．

"絶対性不整脈"，そんなアダ名にふさわしく，R-R間隔が徹底的に散らかった心房細動（AF）ですが，ときどき **R-R間隔が整**という病態に出くわすことがあります．

最大の特徴を失ってしまった，この"ひねくれもの"的な病態に適切な日本語がないのですが，

心房細動のレギュラー化（regularization of AF）　あるいは
レギュラー化した心房細動（regularized AF）

という表現でどうでしょう（どちらを使っても大丈夫です）．

この，心房細動のレギュラー化が問題になるのは主に徐脈の時で，なんと**完全房室ブロック**を合併した時なんです．

もともと頻脈性不整脈の代表選手のはずの心房細動に何があったのでしょう？

洞調律の時と同様，「完全房室ブロック」ですと，**ペースメーカー植込み**も検討しなくてはならないケースが多いのも事実です．

　レギュラー化した心房細動は「完全房室ブロック」を疑え！
調整可能な理由なく有症候性ならペースメーカー植込みも考慮

あれこれ言うより，実際の症例でご説明しましょう。めまいと全身倦怠感，易疲労感を訴えて受診した 83 歳，女性の心電図をどうぞ(図 1-9)。

さぁ，この心電図を読んでみましょう。

たしかに R-R 間隔は一見して整ですね。次，心拍数は？

検脈法だと，48/分になるでしょう。これは徐脈ですね。なんだか，主訴が説明できちゃいそうな，そんな気がしてきます。

かといって，洞(性)徐脈なんて軽々しく診断してはダメ。ありますか，洞調律の証拠？

今こそ試されるイチニエフの法則の真価が。でも，どんなに頑張って探しても，ないでしょ，固定の P 波。

そんな時，見てほしいのは V_1 誘導です。すると，なんかありますよね……。

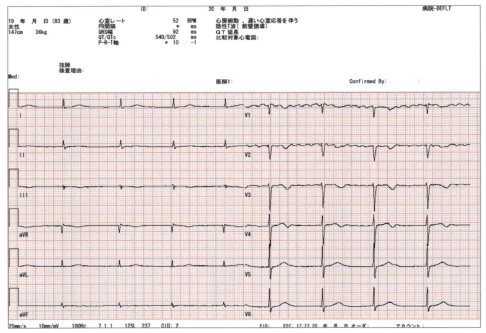

図 1-9 レギュラー化した心房細動
83 歳，女性。めまいと全身倦怠感を訴え受診した。

グニャグニャとそう，これ立派な**f波**です！ですから，コレは**心房細動**なんです。

どうです？そろったでしょう。

これがレギュラー化した心房細動による徐脈，まさにその状況なんですよ。

そうなると，さっき言った通り，正確な診断は「完全房室ブロックを伴った（合併した）心房細動」，これで"満点解答"です。

どうしてレギュラーになるの？

今と同じ手順でやってもらったら，症例ごとに若干違いはあっても，レギュラー化した心房細動の心電図を読み解き，何も考えずとも「完全房室ブロック」だったよな，という知識さえあれば，まず正解です。

でも，なぜ？

理由が気になりますよね。ですから，ちょっとだけ述べときます。

心房細動のレート・コントロール薬がやや過量となって徐脈傾向となっても，心房からのシグナルが房室結節を通って心室に出て行く以上，R–R間隔は絶対に不整となります。

ですから，心電図（**図1-9**）のQRS波は，心房から房室結節を抜けてきたものじゃないんです。これが大事な考え方です。

完全房室ブロックというのは，心房と心室との電気的な連絡がまったく途絶える，つまり房室結節の"門"が完全に閉じてしまった状態でした。

そうなると，何もなければ心室は"停電"となり，心停止になってしまうはずでは？

でも，そんな時，長い進化の過程で獲得した"非常灯"システムが心臓には備わってるのでしたね。

そんな"非常灯"を灯してくれる善人にはいくつか知られていますが，なかでも最も優しいのは**房室接合部**あたりの住人です。

ボーシツセツゴーブって，「心房と心室のつなぎ目」のようなイミですが，場所的には"房室結節やや下"くらいのイメージでオッケーです。ここにはもともと自動能，いや"自家発電"する能力が備わっていて，**毎分50回前後（40～60/分）**で心室に"豆電球"を灯してくれるんです。

先ほどの心電図（図 1-9）の心拍数も，ちょうどこれくらいでしたでしょ。

わかりました？

この房室接合部からの"非常灯"，正式には補充調律が規則正しいリズムなんで，R-R 間隔が整になるんですね。

ちなみに，何らかの理由で房室接合部からの補充調律が出ない場合，どうしましょう？

これはピンチです。

でも，世の中，捨てたもんじゃありません。

そんな時でも，別の場所に住む"善人"が手を貸してくれるんです。

ペース的にはかなり遅い，旧式の"非常灯"にはなるんですが，心室の隅っこから細々でも明かりを提供してくれます。

ペース 30 ± 10/分くらい（20〜40/分）で，QRS 波も旧式でイケてない，ヘンテコリンのワイド（wide）な格好となりますがね。これが，いわゆる心室補充調律というヤツです。

これでもう，アナタもわかったでしょう。これが「心房細動のレギュラー化」の"種あかし"でした。

くり返しますが，心房細動がレギュラー化して徐脈を呈する場合，QRS 波の正体が「房室接合部」ないし「心室」による補充調律でないかと疑えるようになったら，皆さんは相当"成長"した証拠です！

最後に，心電図的な観点からコメントして，例外①を終わりにします。

心房細動の場合，P 波を欠くため，洞調律で言う 1 度や 2 度といった房室ブロックの程度診断はできません。

ただ，ほぼ唯一といえるのですが，このように R-R 間隔が整な補充調律が顔を出した時だけ，「完全（3 度）」，つまり最重症の房室ブロックの診断が下せるのです。

『1 枚の心電図からそんなことまでわかるの！』

そんな実はステキな「心房細動のレギュラー化」の話題でした。

例外②頻脈じゃない心房細動

1つ目の"例外"は少し難しかったですか？

たしかにね。でも，大丈夫。残り2つはそうでもないですから。もう少しお付き合いを。まずは2つ目の頻脈じゃない心房細動です。"例外"の中では，これが一番多いと思います。

発症して間もなく，治療も何もされていない患者さんだと，漏れなく頻脈性心房細動で病院にやって来ます。動悸の訴えでね。

すると当然，何かしらの治療が開始されることが多いと思いますが，その代表と言えるのが**レート・コントロール治療**（心拍数管理）です。これには，房室結節の伝導能を落とすクスリが使われます。

 房室伝導抑制薬

(1) β遮断薬
(2) カルシウム拮抗薬（非ジヒドロピリジン系）
(3) ジギタリス製剤

最近使われる薬剤ですと，(1) **β遮断薬**ならメインテートが中心で，ほかにオレはアーチストを使うぞって方もおられますか。それでも結構。

(2)の**カルシウム拮抗薬**は，降圧剤の主力商品（ジヒドロピリジン系）ではないほう，実際にはワソランが使用されるケースが多いのでは？もう一つの選択肢は，ヘルベッサーという薬剤です。

(3)の**ジギタリス製剤**は，昨今盛んなエビデンスの観点からは，やや旗色が悪いですが，実臨床ではまだまだ頻用されています。

こうした**房室伝導抑制薬**を飲んでる患者さんでは，心房細動であっても必ずしも頻脈（拍）にはなりません。というか，それが治療の目的ですからね。

一方，お年寄りや年齢を問わず器質的心疾患を持っている患者さんでは，こうしたクスリを飲んでなくとも，頻脈じゃない心房細動を呈することが起こりえます。

病態的には，房室結節あたりの組織が傷んだため，よりわかりやすく言えば，一定の「房室ブロック」を合併した症例と考えればいいと思います。

ですから，心電図を見て頻脈"じゃない"心房細動に遭遇した時，房室伝導抑制薬を服用していないか，さもなくば「房室伝導障害」があるのでは，そう思えたら"デキドク"（デキるドクター）です！

例外③ f 波がない心房細動

心房細動の"例外話"もようやく最後。3つ目は，心房細動の"名刺代わり"ともいえる f 波が見えなくなった状態です。

罹患期間が長くなり，特に慢性化してしまった心房細動症例の場合，f 波の振幅は徐々に小ぶり化していきます。

究極的には完全に消えた状態となり，心房静止（atrial standstill）という名前がついてます。こうなると，もはや「心房細動」じゃないですよね。当然，f 波のカケラもない心電図となるのが特徴です（ここではあまり深入りしないことにします）。

ここでは，その一歩手前の"あるのかないのか微妙"，すなわちわれわれの目でかろうじて確認できる状態も例外に含めたいと思います。

これを"その道"では"ファイン・エイエフ"（fine AF）またはファイン心房細動と呼んでいます。ここで用いられるファイン（fine）という単語は，「微細な・細やかな」という意味だそうです。

あまり知られていないのですが，f 波のサイズ（振幅）で心房細動を3つに分類することがあって，実は「ファイン心房細動」はその1つなんです。イメージが湧きやすいように，実波形を例示したまとめをご覧下さい（図 1-10）。

f 波が最も良く観察できる"絶景スポット"って，どこの誘導でした？

……ええ，もちろん V₁ 誘導です。これは伝わっていてほしいなぁ。

誘導ごとに f 波の見えやすさも違うので，"サイズ判定"はベスト・ビューの V₁ 誘導でするのが基本です。

まず最上段。f 波のサイズ（振幅）が 2 mm 超の場合を「coarse AF」といいます。文字通りギザギザの粗い f 波が特徴です。これは，発症して間もない，まだ心房が"元気"な時や肥大型心筋症（一部）などで認められます。

一方，表の最下段に目を移して下さい。

心房細動いろいろ ❶

名称	f波 (振幅)	心電図(V₁誘導)
coarse (粗い)	>2 mm	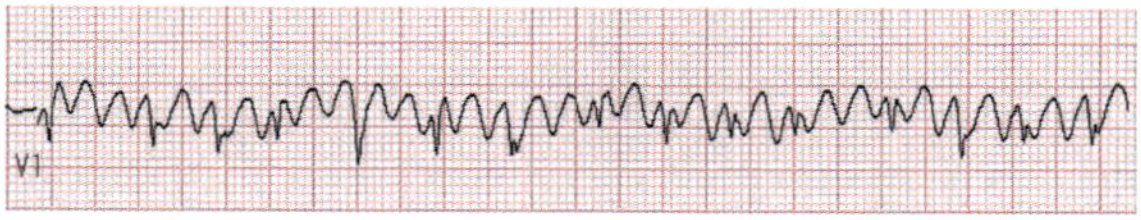
medium (中くらい)	1〜2 mm	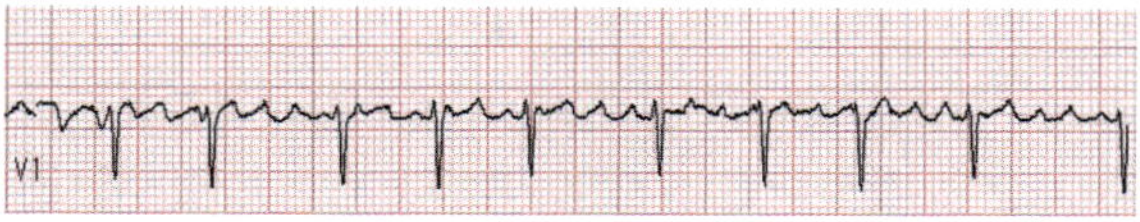
fine (細かい)	<1 mm	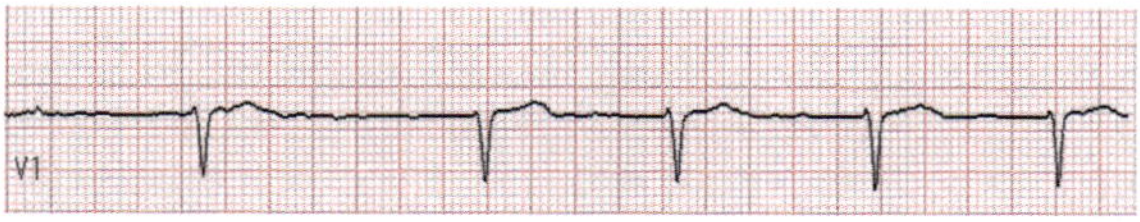

図 1-10 f 波サイズによる心房細動の分類

　f 波サイズが 1 mm 未満（これも振幅です）で，あるのかないのか，かろうじて認識できる"さざ波"レベルの場合が「fine AF」。早速，"真打ち"登場です。年季の入ったベテランのきめ細やかな所作，そんなイメージです（笑）。

　まさに"ベテラン"という言葉がふさわしいのは，このファイン心房細動は長期に持続した AF で，24 時間・365 日絶え間なく"痙攣"を続けた結果，そろそろ"電池切れ"が近づいている心房の様を表していると考えるのが良いでしょう。

　実際の心電図を 1 つだけ示しておきましょう（図 1-11）。

　R-R 間隔は完全に不整で，検脈法による心拍数は 66/分ですか。洞性 P 波もないので，肝心の f 波はというと…そう言われれば，V₁誘導にありますね，"さざ波"が。ほかの誘導では，ほとんど f 波はわからないと思いますよ。

　これがファイン心房細動です。

　そして，完全に"電池切れ(0%)"でもう動けない状態となったものが心房静止です。こうした時間経過の中でファイン心房細動や心房静止をとらえておくのが重要です。

　これら両極端の中間，図 1-10 の中段に位置するのが，大多数のいわゆる"普通

35

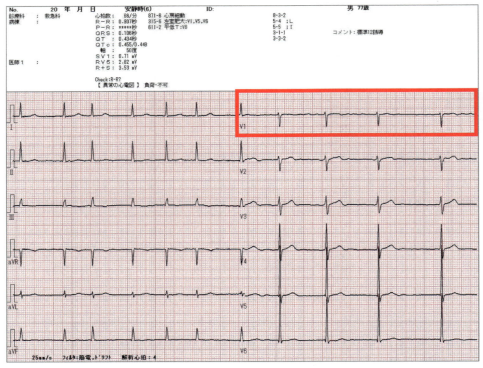

図 1-11　ファイン心房細動
77歳，男性。V₁誘導でかろうじて波が"見える気がする"程度。R-R間隔の絶対不整（バラバラ感と洞性P波の欠如）から心房細動と診断するより他なし。

のAF"です。あえて言えば「medium AF」となりますか。あまり表立っては使いませんけどね，この表現は。

　あ，もちろんですが，「振幅が〜mm」という基準，実際には"目分量"で結構です。すべてをf波を定規で測ってたりしたら，それだけで日が暮れます（笑）。誰もしないと思いますが。

　あっ，ファイン心房細動についてもう一言。これで終わります。

　その昔，「長期持続性心房細動といえば僧帽弁狭窄症（MS）」と相場が決まっていて，慢性的な圧負荷で拡大しきった巨大左房の細動がファインなf波として反映されると説明されていました。

しかし，まとまった報告では，f波の振幅とAF持続期間や左房サイズなどとの明確な相関は証明されていないようです[*3]。

　どれだけ心房細動が続いているのか（罹患期間）はもちろん，背景にある心疾患，そして抗不整脈薬や近年盛んなカテーテルアブレーションでの心房壁の焼灼など……どれもf波の"外見"に影響するでしょう。

　ですから，ファイン心房細動を目にした時，既往歴・治療歴や臨床経過，そして服薬などと対応させて考える姿勢が大切なんですね。**心電図だけでは考えない**，こんなとこにもその好例がある気がします。

さいごに

　さぁ，どうでしたか？心房細動の世界の"入り口"だけでも，こんなにも様々な話題があるのです。

　高齢者の診療をしていれば，心房細動は頻繁に出くわす"ありふれた不整脈"なんですが，いろいろ話題に事欠きません。

　心電図や不整脈を勉強していく過程で私も，その魅力にとりつかれた一人ですが，皆さんも良ければ是非（笑）。

[*3] Am Heart J 1979;97:184-6. [PMID:153707]

1章の確認テスト

Q1 心房細動の心電図の最大の特徴。R-R間隔はどうなりますか？また，それをどこの誘導で確認しますか？

Q2 94歳，女性。動悸，息切れを訴え救急受診。胸部X線にて肺うっ血，胸水貯留あり。心電図（図Q1-1）の調律は何でしょう？ほかの所見も漏れなく指摘しましょう。

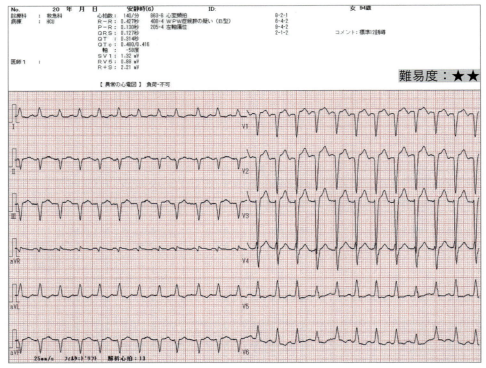

図 Q1-1　Q2（94歳，女性）の心電図

Q3 心電図で心房細動を見た時，心拍数の概算値を知るのに便利な方法といえば？また，具体的なやり方を人に説明できますか？（ヒント：○○法）

Q4 初診・未治療の心房細動の患者さんでは頻脈（拍）を示すことが多いですが，心拍数132/分であったら，心室応答はどうだと表現されますか？また，48/分だったらどうでしょう？

Q5 心電図での洞調律であるかの確認は，どの誘導で何を見て確認しますか？

Q6 77歳，女性。左房粘液腫術後。**図Q1-2**の基本調律はどうですか？ほかの異常も忘れずに読みましょう。

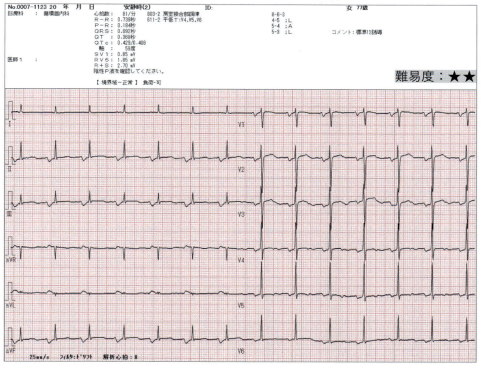

図Q1-2 Q6（77歳，女性）の心電図

Q7 心房細動になると，心電図で洞性P波が消失します。代わりに出現する波といえば？一般的に，それはどこの誘導が最も確認しやすいですか？ほかに参考にすると良い誘導はどこでした？

Q8 78歳，男性。胸部不快を訴え来院。心電図（図 Q1-3）の調律は何でしょう？ほかの異常所見も忘れずに指摘して下さい。

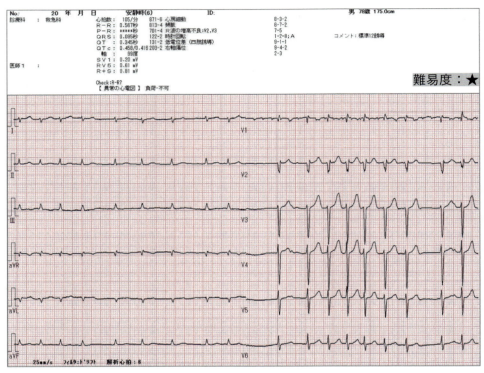

図 Q1-3　**Q8**（78歳，男性）の心電図

Q9 心房細動でフォロー中の患者さん。心房細動は続いているのに，R-R間隔が整になっている状態を何と呼びますか？心電図での観察ポイントを3つ挙げられますか？

Q10 Q9の心電図を見た時，第一に考えるべき病態は何だったでしょう？また，その時の治療方針はどう考えますか？

Q11 心房細動が長い間続くと，細動波の外見は一般的にどうなっていきますか？その極限で，まったく見えなくなってしまった病態を何というでしょう？

心房細動いろいろ

Q12 90歳，女性。短時間の意識消失と転倒に伴う外傷で受診。もともと慢性心房細動でフォロー中。来院時心電図（図 Q1-4）をどう読みますか？約1年前の心電図（図 Q1-5，次頁）と比較して下さい。病歴も加味すると，今回の件はどんなストーリーが想定できるでしょうか？

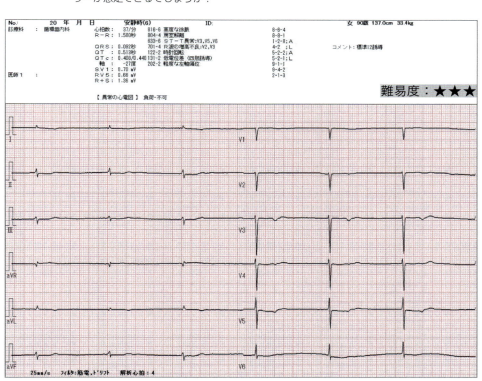

図 Q1-4　Q12（90歳，女性）の心電図

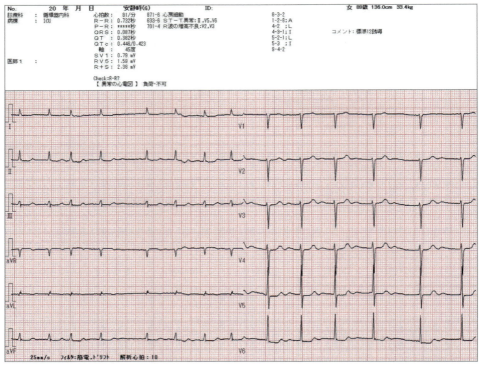

図 Q1-5　**Q12**(90歳，女性)の心電図：約1年前

1 心房細動いろいろ

解答例とコメント

A1 不整，どの誘導でも（1 つで OK）

A2 速い心室応答を示す心房細動　または　頻脈性心房細動（心拍数：144/分）

- ▶ 高度の頻脈となると，このように R-R 不整がわかりづらいことに注目（肢誘導）。
- ▶ その他の所見：左軸偏位，完全左脚ブロック。

A3 検脈法，5 秒ないし 10 秒間に含まれる QRS 波の個数を数えて 1 分（60 秒）に換算

A4 132/分：速い心室応答（頻脈性心房細動），48/分：遅い心室応答（徐脈性心房細動）

A5 Ⅰ・Ⅱ・$_a$V$_F$・V$_4$〜V$_6$ 誘導（上向き）と $_a$V$_R$ 誘導（下向き）の P 波の向き（イチニエフの法則）

A6 異所性心房調律

- ▶ Ⅰ誘導がほぼフラット，Ⅱ・$_a$V$_F$ 誘導などは陰性成分の強い P 波となっており，洞性ではない。
- ▶ その他の所見：平低・陰性 T（Ⅱ・V$_4$〜V$_6$ 誘導）。

A7 f 波（細動波），V$_1$ 誘導がベスト，下壁誘導（Ⅱ・Ⅲ・$_a$V$_F$ 誘導）がセカンド・チョイス

A8 速い心室応答を示す心房細動　または　頻脈性心房細動（心拍数：108/分）

- ▶ R-R 間隔の絶対不整は明白だが，f 波は V$_1$ 誘導でしか確認することができないことに注意しよう。
- ▶ その他の所見：右軸偏位，肢誘導の低電位（差），時計回転，不完全右脚ブロック，Q 波（$_a$V$_L$）。

A9 "レギュラー化した心房細動"（regularized AF），R-R 間隔が整・f 波あり・徐脈（補充調律）

A10 完全房室ブロックの合併，可逆的（調整可能）な要因がなければペースメーカー植込み適応

A11 だんだんと振幅が小さくなる，心房静止

- ▶ V$_1$ 誘導での振幅が 1 mm 未満なら「ファイン心房細動」（fine AF）と呼ぶ。

A12 心電図（**図 Q1-4**）：心房静止，房室接合部補充調律（36/分），一過性の補充収縮欠落による失神・転倒・受傷のストーリー

- ▶ 1 年前の**図 Q1-5** はファイン心房細動。既にこの時点で心房細動が長期に持続していることが推察される。
- ▶ 入院となり，（恒久型）ペースメーカー植込みが行われた。

小笹流 私はこう読む ― 1 章

　私は大学で学生講義や臨床実習を担当しています。その際，心房細動の患者さんの心電図を医学生や研修医に見てもらうと，「心房細動」と正しい答えが返ってくることは半分くらいの印象を持っています。それはおそらく，彼・彼女たちの頭の中には心房細動＝ RR 間隔不整，という情報だけしか残っていないからではないかと思います。f 波（細動波）についても混乱があるようで，f 波がほとんど見えない fine AF を知らなかったり，また，誘導によっては f 波が見えにくいという知識も曖昧だったりするようです。それでは，心房細動の心電図のごく一部しか診断することができません。

　本章には，様々な心房細動の心電図が，現病歴のエピソードとともに提示され，かなりのページが割かれています。それだけ心房細動の心電図はバリエーションが豊富なのです。f 波の評価に実は V_1 誘導が適切という，あまり他書では紹介されていない，診断のポイントとなる知識も述べられています。通常の講義や本では，それだけを受講する，もしくは読むだけでは実診療で心電図が判読できるようにはなりません。この章では，日常診療で最もよく遭遇する不整脈といえる心房細動の心電図を自分で診断できるようになるべく，懇切丁寧な杉山流の熱血講義が展開されています。すべて読み終わるのに 1 時間くらいかかりますが，一人で心房細動の心電図を診断できるようになるための要点が無駄なく書かれています。『世界一受けたい授業』という人気番組がありますが，この熱血講義は，まさに「世界一受けたい心電図授業」ではないでしょうか。

2 電極のつけ間違いにご注意
一歩間違えば"医療ミス"

見慣れない技師の名前

『○×さんって誰だっけ？前からいたっけな』

ある日の外来。最初の患者さんを呼び込む前，その日の血液検査と心電図とをチェックしながら私はこう言いました。

『たしかに……。私も初めて聞くお名前です。えー，センセイ，気になります？検査室の方にお聞きましょうか？』

診療補助クラークさんの，いつもながら丁寧なレスポンス。

いえ，もちろん，その人の名前が珍しいとか，ましてや，個人的なことが気になったんじゃありませんよ。仕事中です。

私がここで話すからには，そう，心電図に関することです。そこから示しましょう（図 2-1）。

心電図の用紙をよくよく眺めると，「技師 1：○×」のように，検査技師さんなどの名前が表示されているの，ご存知ですか？[*1]

これを見てコメントしたのです。

私が心電図を誰がとったのか気になった理由はというと，ある異変に気づいたから。

心電図（図 2-1）を見て，即座におかしさを指摘できた人は，この章は読み飛ばして OK。あ，ちなみに「心房細動」を指摘してくれた人，素晴らしい。でもね，ポイントはそこじゃないんです。

私の勝手な予想ですと，ノーヒントで答えられた人は，決して多くないんじゃないかと思います。そ，それはね，今回のテーマが"難しい"から!?

---

*1　図 2-1 では削除しています。

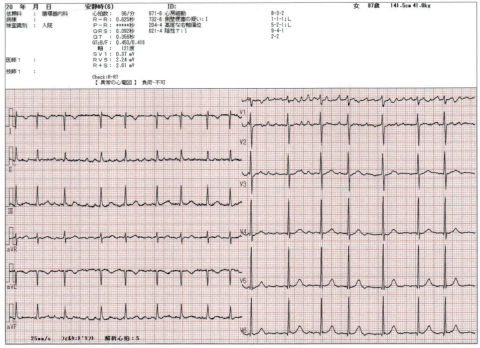

図 2-1 心電図どうですか？

87歳，女性。この心電図を見てどう思いますか？ノーヒントで指摘できたアナタは偉い。

> **こう聞かれたらわかるかも？**

ところで少し趣向を変えて，アナタは次頁の問題(図 2-2)に答えられますか？

これと類似の問題は，内科や循環器系の資格試験ほかで好発しています。イジワル(!?)な私が，やや紛らわしい選択肢を並べてしまったので，

『頭がこんがらがってわけわからないー。しかし，こういうパズルみたい，というか試験のための問題的なヤツってやめてほしい(泣)』

という人もいるかもしれませんね。後半のボヤキもごもっとも。私もそう思います。

❷ 電極のつけ間違いにご注意

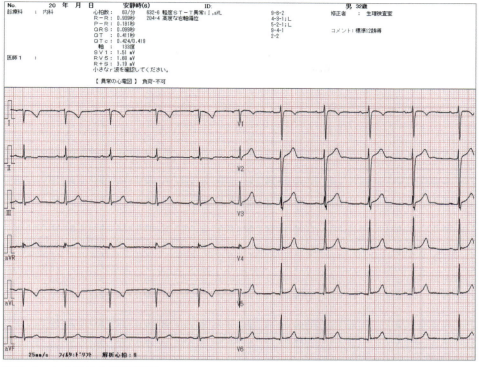

図 2-2 よく出る心電図問題
32 歳，男性。生来健康。心電図所見として正しいのはどれか。
①右胸心　②左房調律　③右室肥大　④電極つけ間違い　⑤気胸

　　あまりじらさず正解を言うとね，④電極つけ間違いなんです。

　　もともとは，なーんの異常もない若い男性の心電図です。続いて示しました（図2-3）。

　　右半分の胸部誘導に関しては，図 2-2 も図 2-3 もまったく同じ波形なんです。左右の図で違いを見つけよう，まさにそんな"クイズ"そのものですが（笑）。

　　……気づきましたか？

　　違うのは左半分。**肢誘導のカタチ**です。

　　実は，心電図（図 2-2）は，両手につける記録電極（赤色・黄色）をあえて逆にして記録してみたんです。

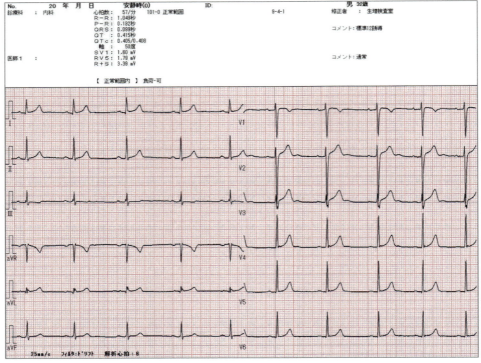

図 2-3　種明かし（元の正常心電図）

図 2-2 と同一男性の正しい心電図。異常所見は指摘できない。

　"あえて"ですので，先ほどの"試験のための問題"という指摘には返す言葉がないです（笑）。ある程度慣れた人であれば，ビシっと正解④を選ぶことができると思います。

　"おあつらえ向き"に見えるこの心電図（図 2-2）ですが，試験での"どれか選びなさい"的状況なら，まぁチョイスできましょう。でも，ふだん皆さんが目にする心電図の中に，この「電極の左右つけ間違い」の心電図がふと紛れ込んでいたら……？

　きちんと指摘できますか？
　実は意外に難しいのでは……？というのが私の意見。

　『イヤイヤ，そんな，電極を間違ったりなんて，注意してつけてりゃ，あり得な

いでしょうが（怒）』

　そう言われる方もいるでしょう。やっぱり"試験のための"の域を超えないのでしょうか…？

　実は否。悲しいかな。この心電図電極のつけ間違いは，現実世界でも散見されます。実は，最初にお示しした外来での心電図（図 2-1）もそんな 1 枚です。よほど気をつけて心電図を見てないと，指摘できないかもしれません。ですから，

①記録電極をきちんとつけましょう
②心電図を見て「電極のつけ間違い」を疑って，指摘できるようになりましょう

　基本中のキホンのようで，臨床的に大事なこの 2 つが今回のテーマです。

まずは正しく電極をつけよう

　電極のつけ間違いに気づいても，指摘して終わりだと，ただのいやみと取られかねません。

　こうしたらいいですよ，とキチンと相手に教えてあげるのが"優しさ"ってもの。

　そのために，われわれ自身が心電図電極の正しいつけ方を知っておかねばなりません。

　読むばっかりで自分ではつけられない，とか，どこぞのエラい教授が実習で 1 肋間ズレて教えてたなんてのは冗談ではすまされません。

　まずは肢誘導。電極は 4 つですね。
　右手に赤色，左手に黄色，右足は黒色，左足が緑色です。
　最近の心電計は，「右手」や「左足」などと親切にガイドしてくれるシールが貼ってあることも多いかもしれません（p.61 で登場する図 2-10 も参照）。

　でも，これに頼って色と場所を覚えていないと，いざという時にポカをしてしまうかもしれません（全部の心電計に案内があるわけではありません）。

　次に胸部誘導。こちらはやや複雑なので，肢誘導と併せてイラストで示しておきました（図 2-4）。「しんでんず」なので，「4 んでんず」，じゃなかった電極は第 4 肋間からつけて下さい。あとは鎖骨中線と腋窩線を意識しましょう。V$_4$〜V$_6$ 誘導は第 5 肋間の同じ高さにつけるのもポイントですね。

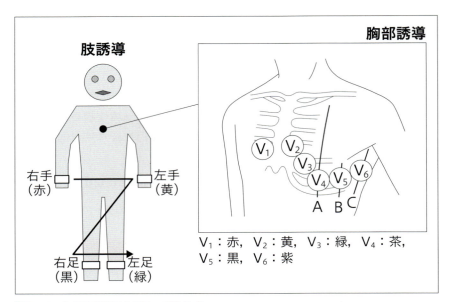

図 2-4 心電図電極を正しく貼ろう
心電図はまず正しく記録してナンボ。肢誘導では左右間違い、胸部誘導では肋間ズレや V_4〜V_6 誘導が不適当などがよくあるミス。A：鎖骨中線，B：前腋窩線，C：中腋窩線。

　ちなみのちなみにですが，私はむかし電極の色は"万国共通"かと思ってたんです。でも，実は外国では違う色のバリエーションもあるようです。興味のある人は洋書で確認，ないしインターネット検索してみると驚きますよ。

　ただ，日本国内で使用される心電計では，ここで示した色の"一択"で大丈夫です，普通ね。

右手⇔左手のつけ違い

　電極の正しい貼り位置が確認できたら，本題へと話を移しましょう。

　心電図の電極のつけ間違いは，肢誘導4つ，胸部誘導6つの電極，どこでも起こりえます。でも，というかわれわれの目に触れる頻度として多いのは，再三提示している，肢誘導で<u>右手（赤）と左手（黄）の電極を逆にしてしまうミス</u>です。

　試験に出るのも，とかくコレ。これを「右手⇔左手ミス」と表現してみましょう

か．ほかのパターンのつけ違いに関しても，紙面を見ながら少しだけ述べますが，まずは最も大事な"手間違え"の心電図からおさえましょう．

「右手⇔左手ミス」の心電図所見についてまとめます．ポイントは以下の4点．

右手⇔左手ミス心電図の特徴
- ▶ Ⅰ誘導が上下反転（P-QRS-T すべて陰性になること多し）
- ▶ aV_R誘導とaV_L誘導が入れ換え
- ▶ Ⅱ誘導とⅢ誘導が入れ換え
- ▶ aV_F誘導は（ほぼ）不変

コトバであれこれ説明されるより，実際の波形で確認してもらうほうが早いですよね．"問題"として示した若年男性の心電図は典型的でしたから，肢誘導を抜粋してまとめました（図2-5）．

端的に言うとⅠが上下サカサマ，ⅡとⅢ，aV_RとaV_Lのペアが各々"テレコ"（関西風"互い違い"）で，aV_Fは"無風"，すなわちソノママですかね．

『なんで？理由は？この4つを頭に入れとかないとダメですか？』

などなど．質問の矢が止まらないアナタは真面目な証拠．
理由ねぇー……，ハァ（ため息）．

自分で言うのもなんですが，私は生まれつきテキトー人間なんです．だから，物事の理由をあまり深く考えたりしないんですよ（皆さん『知ったこっちゃない』とお思いでしょうね）．

一部の教科書には「ベクトル学マンセー！」の雰囲気で，ここがこうだからウンヌンカンヌン……と書いてありますが，気づくとつっぷして寝てるタイプが私（笑）．

でもね，変に"負けん気"みたいなのは強いんで，心電図の見落としはイヤなんです．

もちろん，丸暗記は苦手ですから，工夫が必要です．

たどり着いた先は，キモ，というか究極のエッセンス以外は覚えない．残りはその場でちょっと考えればいい．これに尽きます．

この場合なら「左右逆」．キーワードはただそれだけなんです．心電図の電極を

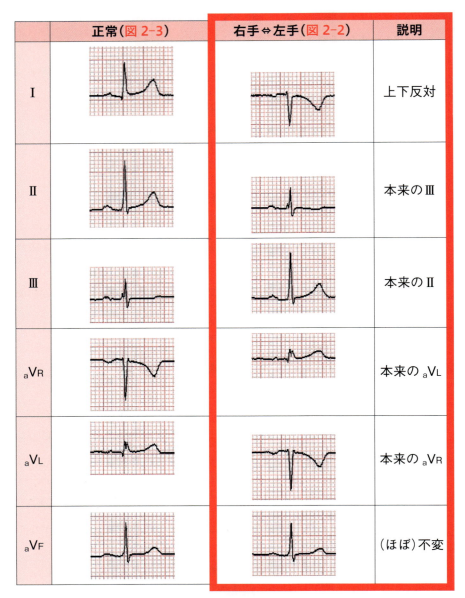

図 2-5　上肢電極をつけ間違えるとどうなる？
肢誘導の右手（赤）と左手（黄）の電極を逆につけた場合と正常とを比較した。心電図（図 2-2 と図 2-3）から抜粋。詳細は本文参照。

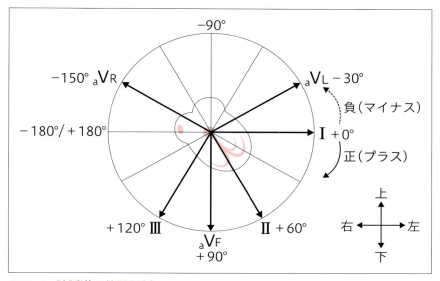

図 2-6 肢誘導の位置関係
肢誘導は心臓の冠状断（前額断）上に乗っており，各々の位置関係を示す．図の正中線（−90°と +90°を結ぶ）に対し，aVF は線上，aVR と aVL，ⅡとⅢとが正対することがわかる．「右手⇔左手」の電極つけ違い波形は，この図を思い浮かべれば理解しやすい．

左右つけ間違うわけですから，至極当然の結果ですよね．あわせて肢誘導が乗っている冠状断（または前額断）（図 2-6）を頭にイメージできればカンペキ．

　どうです？
　−90°と +90°とを結ぶ正中線をはさんで，ⅡとⅢ，aVR と aVL は反対に位置するんで，入れ換わるのにも納得ですよね．当然，正中オン・ザ・ラインの aVF はひっくり返しても位置はそのままです．や，やりましたね．これでまた覚えることが減りました！

右手⇔左手ミスを疑うヒント所見

　診断基準をすべて暗記しただけでは，必ずしも実際の心電図が読めるわけではないことには皆さんお気づきでしょう．

　ですから，目下われわれのテーマである「電極の左右つけ違い」を指摘するには，

"気づき"というか，なんらかのアンテナがピーンと立たなくてはなりません。

『なーんか，オカシイなぁ。コレ，電極の左右つけ違いかなぁ……』

そう疑うための"とっかかり"を紹介します。一言で言うと，ふだん見ない違和感のある波形，コレがポイントです。

> **右手⇔左手つけ違いを見抜くには？**
> ▶ 露骨にすべて下向きのⅠ誘導（P-QRS-T すべて）
> ▶ 上向き QRS 波の $_aV_R$ 誘導（P 波も陽性）
> ▶ Ⅱ誘導よりもⅢ誘導の R 波が高い（$R_Ⅱ<R_Ⅲ$）
> ▶ 過去の心電図があれば比較参照したい
>   ① Ⅱ誘導⇔Ⅲ誘導，$_aV_R$ 誘導⇔ $_aV_L$ 誘導と入れ換わっている
>   ② $_aV_F$ 誘導は変わっていない
>   ③ 胸部誘導は影響を受けない（右胸心でないことの確認）

1つ目は **Ⅰ誘導**。これは本来，心臓を真左から眺める誘導です。刺激伝導系の電気の流れは，基本的に右（上方）から左（下方）ですよね。ですから，Ⅰ誘導にとっては興奮を常に迎え入れることになり，P 波も QRS 波も上向き，つまり陽性波が普通です。普通は T 波も上向きですから，Ⅰ誘導では P-QRS-T がすべて上向きなのが正常です。

ところが，前出の表（図 2-5）のⅠ誘導を見て下さい。下向きでしょう？ P 波も QRS 波も T 波もネガティブ（陰性）です。ムムッ，これはオカシイですよね。

人によって差はあると思いますが，心電図で一番最初に目につくのは左上にあるⅠ誘導だと思います。その"いの一番"が上下サカサマだったら，アンテナが反応してもおかしくないでしょう。基本調律が洞調律かを見る時，Ⅰ誘導の P 波は上向きなのはマスト（must）ですので，その時に気づいても OK です。

ちなみに最初の問題（図 2-2）の選択肢②左房調律は，Ⅰ誘導や V_6 誘導の P 波が陰性（下向き）となる異所性心房調律ですが，QRS-T の部分は上向きのはずです。

アンテナがピンッとなる所見の 2 つ目は **$_aV_R$ 誘導**。

私が 12 個のうちほとんど見なくてよい誘導と言っている $_aV_R$ 誘導の QRS 波は普通下向きです。正常ではこれが上向きになるケースはほぼ皆無だと思います。

また，洞性P波では $_aV_R$ 誘導は下向き（陰性）なのも必須条件です。

ですから，$_aV_R$ 誘導で陽性のQRS波やP波には"オカシイ・センサー"作動です。

もう一つ，これは知ってりゃ得する"知っ得サイン"。

QRS波の高さを比べた場合，普通Ⅱ誘導のほうがⅢ誘導よりも高いです。心室の電気の流れがほぼⅡ誘導の方向に一致するので，よりダイレクトに興奮を感じられると考えればいいでしょうか。

ですから，先の2つの所見に加えて，R波（上向き成分）がⅡ誘導＜Ⅲ誘導なら，いよいよ怪しいといえます。QRS電気軸の偏位（左軸偏位など）がある場合は必ずしもヒットしませんが，知っておいて損のない事項の一つです。

ここまででたいがい勝負はつきます。あとのどことどこが入れ換わっているとか，どこが変わらないというのは，1枚の心電図を見ていてもわかりません。

……そうです「比較」が大事ですよね。オカシイと思った所見は，必ず以前の心電図と比べながら議論しましょう。

最初のうちは，これらをすべて知っていなくても，どれか一つにでも気づけたらステキです。「電極のつけ間違い」は自分で疑わないと決して診断できませんから。

*　　　　　*　　　　　*

右胸心だけ除外すべし

「右手⇔左手ミス」の心電図，皆さんだいぶ馴染みがでてきましたか？

『もうバッチリ。ビシッと言い当てられますよ，左右のつけ間違いだってね』

という方。頼もしいです。

でも，ちょっと待って。「右手⇔左手ミス」と非常によく似たパターンの心電図があるんです。それが右胸心です。クイズ（図2-2）の選択肢①にも入ってました。

「右手⇔左手ミス」と言い切る前に，最後，この右胸心でないことを確認するクセはつけるべきでしょう。

「右手⇔左手ミス」の確定診断前に「右胸心」だけ除外せよ！
胸部誘導に目を向ければ一目瞭然

皆さんは，右胸心の患者さんを受け持ったこと，ありますか？

「YES」の方はご存知と思いますが，右胸心とは，普通は正中やや左にある心臓が，先っぽ（心尖部）を右側に向けて横たわった状態ですね。こんな説明より，実際のX線を見るのがいいですね（図2-7）。

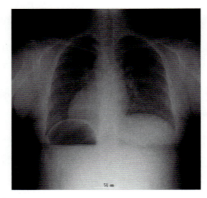

図 2-7　右胸心の胸部 X 線
21歳，女性。右胸心。胃泡陰影が右側にあり，内臓逆位も疑われる。

どうです？私もはじめて見た時は衝撃でした。一生，忘れませんよね，この画力，インパクト。

疫学的には，5,000〜10,000人に1人くらいの割合で右胸心の方はいますので，何年も医師をしていると，たしかに時たま見るなぁ，そんなカンジでしょうか。個人的な意見になりますが，巷では右胸心よりも「右手⇔左手ミス」のほうが多い印象です(>_<)。

右胸心の患者さんの心電図もお示ししました（図2-8）。

② 電極のつけ間違いにご注意

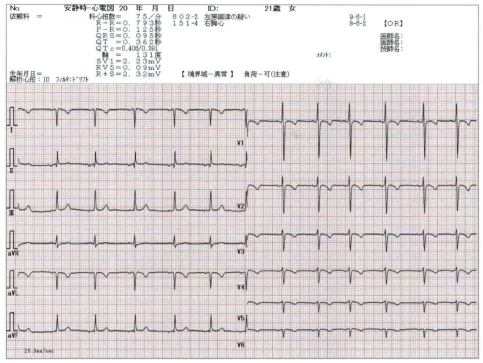

図 2-8 右胸心の心電図
21歳，女性。胸部X線（図 2-7）の右胸心症例のもの。肢誘導のパターンは「右手⇔左手ミス」と完全一致。一方の胸部誘導は V_1〜V_6 誘導にかけて，R波高が徐々に減高していくのが特徴的（図 2-9 も参照）。

　どうです？

　あれっ，このパターン，さっき見たけど……。

　肢誘導の所見ですよね。そ，そうなんです。肢誘導のパターンは「右手⇔左手ミス」の場合とまったく同じです。

　これは，電極の左右が逆になるか，とられる人の心臓が左右逆（右胸心）かの違いですので，基本的には同じカタチになるはず。では，どうやって「右手⇔左手ミス」と「右胸心」とを見分けるのでしょうか？

　ヒントは胸部誘導にあり。

　「右手⇔左手ミス」の場合，胸部誘導のほうは電極を正しく貼れていれば，大き

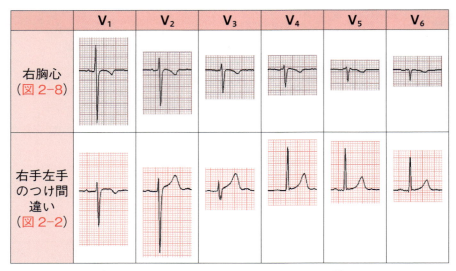

図 2-9 右胸心と上肢電極の左右つけ間違いの比較（胸部誘導）
上段：21歳，女性．既出の右胸心症例（図 2-8）．下段：電極つけ間違い（右手⇔左手ミス）．R波（陽性波）に着目．右胸心では，V₁〜V₆誘導にかけてR波がだんだん小さくなっていくのに対し，右手⇔左手ミスでは，正常なR波高の漸増所見が見られる．

な異常はないでしょう（後に1つや2つのつけ間違いも紹介しますが，右胸心の場合ほどハデにはなりません）．

　QRS波の上向き成分，そう，「R波」に注目して下さい（図 2-9）．

　「右手⇔左手ミス」の場合，胸部誘導では正常なR波の増高所見が見られます（下段）．V₁，V₂誘導あたりでは小さなr波であったものが，徐々に成長してV₄，V₅誘導あたりでは立派なR波となっています．これは正常心電図で見られる所見なので，ご存知でしょうか．

　一方の右胸心はというと（上段），反対にV₁, V₂, ……V₅, V₆となる過程でR波はどんどんどんどん小さくなっていきます．というか，波の振幅全体もね．最後のV₆誘導などは，r波がほとんどないようにも見えます（QS型）．

　これは当然です．胸に貼った電極が，V₁〜V₆の順にQRS波の主成分を構成する左室"本丸"からどんどん離れていくわけですから．肢誘導の左右逆パターンのみならず，胸部誘導にも異常が見られるというのが，右胸心の心電図の最大のポ

イントといえるでしょう。

　ですから，肢誘導だけ見て『手の電極が左右逆だ！』と声をあげる前に，胸部誘導もちゃんと確認するクセをつけたいものです。

　ところで，はじめの練習問題(図2-2)の選択肢⑤に入ってた「気胸」ですが，特に左側の場合，右胸心と似た胸部誘導パターンを呈します。

　穴のあいた肺から漏れ出た空気が心臓に"霧"だか"霞"をかけて，わかりにくくなっているイメージができれば満点です。

*　　　　　*　　　　　*

冒頭の症例で確認しよう

　ここまで知識を得たところで，冒頭の高齢女性に戻りましょう。もう一度心電図(図2-1)を見直して，一緒にチェックしてみましょう(典型例よりやや難しいかと思います)。

　まず，Ⅰ誘導のおかしな下向きQRS波とT波にピンッときます。この方は心房細動で洞性P波がないため，陰性P波は確認できません。

　ほかにR波高がⅡ誘導＜Ⅲ誘導ですし，$_a$V$_R$誘導のQRS波は全体として上向きではありませんが，T波が陽性になっていて，これも"ただならぬ所見"です。

　典型的な所見が全部そろってるわけではないですが，私には強力な"助っ人"がいました。この患者さんは以前から外来フォローしていたので，過去の心電図が何枚もあったんです。ズバリ，とってて良かった心電図(笑)。

　ここでは示しませんが，直近の波形と比べると，ⅡとⅢ，$_a$V$_R$と$_a$V$_L$の両ペア同士が完全に入れ換わっていることも確認できました。

　そして，もちろん，この方が右胸心でないことも知っていましたし，胸部誘導のR波増高プロセスも正常に見えましたので，この段階で，晴れて「右手⇔左手ミス」と診断できるわけです。チャンチャン。

その他のつけ違い①——足電極の左右

「右手⇔左手ミス」が理解できると，

『手じゃなくて足の電極をつけ間違ったら？』……(A)
『(逆の意味で)"器用に"手と足の電極がごっちゃになったら？』……(B)

のように，その他のパターンも気になってきませんか？
(個人的にはさらなる"あげ足取り"のようで気が進みませんが)

まず(A)から。足の電極，つまり右足(黒)と左足(緑)を逆につけてしまうミス。頻度的には，この「右足⇔左足ミス」も手電極の左右ミスと同じくらいの頻度で起きてるでしょう。でも，試験などでは見かけませんが……

驚くなかれ右足に緑，左足に黒の電極をつけて心電図をとっても，実は波形的には正しくつけたのと何も変わらないんです。

種あかしはカンタンです。黒電極はアース(接地)で，波形描画には無関与です(知ってました？)。そして，緑電極は「左足」ではなく，単純に「足(F：foot)」という扱いのため，どっちの足につけても，あまり変わりません。試験に出ない理由もナットクですよね？

ですから仮に「右足⇔左足ミス」で記録された波形を見た場合，達人でも間違いを指摘できません。記録しているところを目の前で見ていない限りね(笑)。

その他のつけ違い②——手電極と足電極

もう一つ，(B)はどうでしょう。手電極と足電極のつけ間違いで，原理的には4パターンあるはずですね(各足電極を右手・左手とつけ間違える)。

ただし，現実的には，この間違いはあまり起きません。もし試験に出たのなら，その時は『あっ，試験のための問題だっ！』と叫んでいいでしょう。

なぜって，次の写真を見て下さいな(図2-10)。

少なくとも最近の心電計はね，肢誘導の電極は手足それぞれ2本1束になっています。手は手だけ，足なら足だけという具合です。つける場所が手と足で距離が離れているので，全部を1束にするより合理的です。

全部の心電計を確認したわけじゃないんですけど，おそらく大多数ではそうだ

60

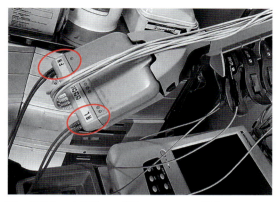

図 2-10 手と足の電極つけ間違いが起こりにくい理由
現在の心電計では，肢誘導の手電極と足電極は 2 コずつ束になっていることが大半なため（図中○），手と足のつけ違いは起こりにくい。よく見ると，電極に「右手」や「左足」などのガイド・シールも貼られている。

と思います。

　ですから，足電極の片足，もう一方をどちらかの手につけるのは，ある意味"至難のワザ"。コードの長さに制限があるのでね。

　全部はやりませんが，サンプルだけ示しておきます（図 2-11）。一応，念のため載せときますね。ですが，基本覚えたりはしなくていいと思います。

　黒色（アース）をどちらかの手につける場合（緑色は左足のまま），足電極に来た赤色か黄色と左足との引き算が"±0"になります。ですから，Ⅱ誘導かⅢ誘導にほぼフラットな波形ができてしまうのが最大の特徴です。

　図 2-11 の中列サンプルは，「右手⇔右足ミス」ですが，Ⅱ誘導が完全フラットになっています（左手と間違えるとⅢ誘導がフラットとなる）。

　これならギリギリおかしいと思えるかもしれませんが，緑電極とどちらかの手電極の間違いになると，もうお手上げです。電極同士が入れ換わったり，向きが反対（上下サカサマ）になったり……もはや本当のパズルでしょう。特に「左手⇔左足ミス」なんか，おそらく私ならよっぽど注意して見てても気づかない（泣）。

　1 日中これだけやっていていいなら挑みますが，幸運か，それとも不幸か，私たち医師は皆"忙しい"ので，つき合いきれません（笑）。

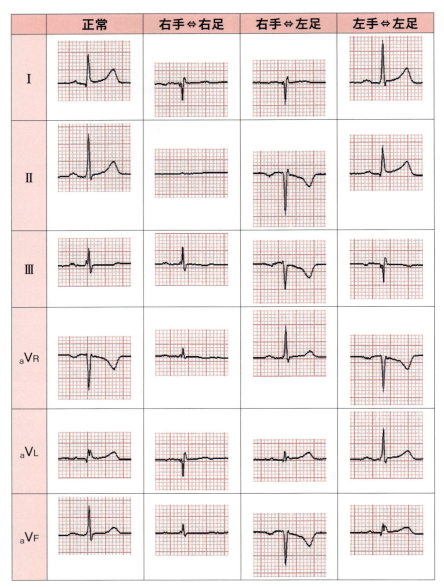

図 2-11 マイナーな電極とり違え

実際に起こることは少ないが，手と足の電極を間違う人もいるかもしれない。覚える必要は決してない。なかには，上級者でも見抜くのが難しいパターンもある（左手⇔左足ミスなど）。

電極のつけ間違いにご注意 **②**

こういうのを見るにつけ，やはり心電図は正しく記録してナンボと感じます。

あ，ほかに，手と足を丸々逆にするパターンも考えられますよね。

どういうパターンになるか絵で描いてみると……夜も眠れなくなりそうなので，もうやめときます(笑)。

手足もそうですけど，こういう"逆ファンタジスタ"的なつけ間違いって，やっぱり，まぁ，特殊な人や状況でないと起こりません。それがどんな所見になるのか知っておいて"絶対にミスを暴くぞ"的に物事を考えられる人は，検事とか別の職業が向いているかも!? 私には到底ムリ，無理です。

胸部誘導のつけ違い①──肋間のズレ(高さ間違い)

今までは，波形がゴロッと変わる肢誘導電極のつけ違いを中心に話しました。でも，電極ミスは胸部誘導でもあります。っていうか，小さな間違いも含めたら，胸部誘導のほうが圧倒的に多いと思います。

スタートの $V_1 \cdot V_2$ 誘導が第4肋間(しんでんず)じゃなかったり，$V_4 \cdot V_5 \cdot V_6$ を"八の字"のように尾側に向かって流すように貼ってしまうのが代表的間違いです。こういう肋間のミスを私は**"高さ間違い"**と呼んでます。

患者さんの体型(肥満)や性別(特に胸の大きい女性)で，貼り場所に悩む場面もたしかにあるんですけどね(私も時に悩みます)。

胸部誘導がキチンととれてるか，私はいつもパッと見た時点でR波の高さとS波の深さとが逆転する箇所，正式用語ですと**移行帯**と $V_4 \sim V_6$ 誘導あたりのR波高をチェックします。

1日に何枚，何十枚と記録するプロの検査技師さんがとってくれた過去の記録と比べて，移行帯がほぼ一緒で左側胸部誘導($V_4 \sim V_6$)のR波高も同じなら，おおむね正しい記録です。これは自分で心電図をとる時にも意識したい点です。

もしも，何かの疾患(心筋梗塞など)の影響もなしに移行帯や $V_4 \sim V_6$ 誘導のR波高が以前から大きく変化していたら，まず不適切，トンデモ記録の心電図と思って下さい。当然，ST偏位ほか，異常を議論しても無意味でしょう。

胸部誘導クイック・チェック

胸部誘導の移行帯やR波増高過程，V_4〜V_6誘導のR波高が以前の心電図と大きく違う場合，不適切記録の可能性あり（信頼性に乏しい）

胸部誘導のつけ違い②──色間違い

　もう一つ，胸部誘導で見られる代表的な間違いは「V●とV○が逆」のような，2つの誘導電極の"入れ換え"のようなミス。これは貼るべき"色"を誤認してるので，**"色間違い"** と呼べるでしょう。

　この"色間違い"ですが，普通は「V_1とV_5」とか「V_3とV_6」のような離れ離れ・飛び飛びではなく，"隣同士"か"ご近所同士"を誤るミスが多いです。

　これを見抜く方法は，唯一，おかしなR波増高プロセスに気づくこと，コレです。

　右胸心のところでも出てきましたが，正常な胸部誘導ではV_1→V_2→V_3誘導……と進んでいくにしたがって，上向き成分（R波）の背丈はだんだんのびていき，V_4，V_5誘導あたりでピークを迎えるのが普通です。

　標準的な記録様式では，胸部誘導は右半分で上から下に向かってV_1→V_2→……V_5→V_6誘導となっています。この縦方向の並びを見て，頭の中で胸部誘導を横一線に並べ変えて下さい（図2-12）。

　基線を揃えてR波の先端を意識して，図2-12の1行目（正常）のようになったとします。

　ただ，もしも，2行目のように並んでいたら？

　はじめのV_1誘導からやや大きめ（4〜5 mm）のr波であり，次のV_2誘導で2 mmちょっとに減って，次のV_3誘導でまた7 mmにアップしています。

　"成長過程"が途中で乱れ，特に**1か所だけボコッと凹(へこ)む**タイプ。これは怪しい。V_2誘導をつけ間違っています。R波が円滑に増高する順を意識できれば，V_1誘導と間違えたのではと推察できます。

　T波も診断補助に用いることができるんですよ。後半成分だけの陰性T(V_1)からガッツリ深くなって(V_2)，V_3誘導でいきなり陽性になっています。T波に関しては，徐々に「−（→±）→＋」となっていくのが普通ですので，これはやっぱりおかし

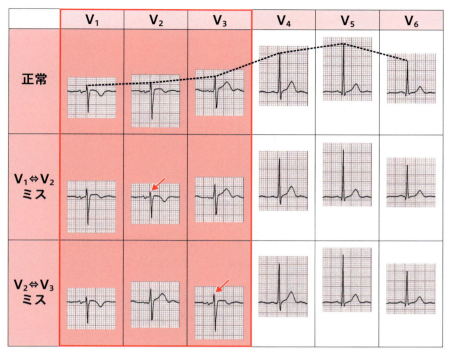

図 2-12 電極つけ間違い（胸部誘導）
67歳，女性。V_1〜V_3誘導のR波の増高に注目（V_4〜V_6誘導は不変）。いったん小さくなって，また大きくなったり（V_1⇔V_2），いったん大きくなったものが，その後にワンポイントで減高する（V_2⇔V_3）場合は違和感を抱くべき。"色間違い"の可能性を考慮に入れたい。

いのではと気づいてほしいものです。

　では，3行目は？これはV_2誘導とV_3誘導の"色間違い"になります。

　これもV_2誘導でいきなり大きく成長したR波が，V_3誘導で再び縮小しています。これはおかしいですよね。

　ちなみに，電極を正しく貼った状態でR波の背丈ののびがおかしい場合，「R波の増高不良」と診断され，電極ミスの鑑別にも挙がってきます。

　でも，ワンポイント（誘導1つ）で"谷"のように減高したり，いったん高くなったものが再度小さくなったりは，真の「R波の増高不良」所見では説明ができないんです。そうなると，電極のつけ間違いの線が濃厚になるように思います。

タテにならんだ波形をわざわざ"脳内ヨコ並び"にして考えるのは，ある程度経験を積まないとムズカシイかもしれません。

　そのうえで R 波（高さ）も T 波（向き）も「連続性」を意識すること。それで解決の糸口は見えてきます。さぁ，練習。練習あるのみ。

> **胸部誘導の"色間違い"は，本来タテに並ぶ波形をヨコに見立てて，R波の増高過程やT波の向き変化に注目して見抜け！**

電極ミスの防ぎ方

　電極のつけ違いのハナシは以上です。あまり真剣に論じられることの少ないテーマですが，深く掘り下げて解説しました。どうだったでしょうか？

　こうした心電図の記録電極のつけ間違いは，

1) 経験の浅い検者（医学生，研修医，新人コメディカルなど）
2) 急いでいる／一刻を争う状況（緊急時）
3) あまり心電図をとらない病棟（非内科系や心臓外科以外の外科病棟）

のいずれか，あるいはこの組み合わせで起きるケースが大半です（単純なヒューマン・エラーではありません）。緊急時ほど，そしてふだん記録しなくても，いざ必要な時に正しい心電図記録ができることは，すべての医療者に最低限求められる能力だと私は思っています。

　これだけ広く普及し，しかも簡便かつ非侵襲的に有益な情報を与えてくれる心電図検査ですが，判読の大前提として，正確に記録された波形でなくては意味がありません。

　例えば，眼科の手術。
　本来，右眼を手術すべきところを，左右を取り違えて反対の左眼を手術してしまったら？

　何と言い訳したって，正当なものとは受け取られないでしょう。
　今のご時世，医療訴訟にだって発展するかもしれません。

心電図の電極をつけ違えだって，基本的に何も変わりません。手術とは違って，患者さんに直接害が及ばないかと思いきや，医師の適正な判断を妨げることは命にも直結しうる重大な"過失"です。

医療安全的な話では，"防災訓練"ならぬ，心電図の"とり方訓練"を定期的に行うことが重要でないかと感じる今日この頃です。

📝 2章の確認テスト

Q1 心電図の肢誘導の電極。赤，黄，黒，緑の4つの色は各々どこにつけますか？

Q2 心電図の胸部誘導の電極。赤（V₁）と黄（V₂）は第○肋間につけますか？また，茶（V₄），黒（V₅），紫（V₆）をつける時に意識すべきポイントは何でしょうか？

Q3 上肢につける電極を左右逆にして記録された心電図の特徴はどんな風でした？洞調律例を想定して，肢誘導に関して4つポイントを列挙して下さい。また，胸部誘導はどうでしたか？

Q4 肢誘導電極（右手・左手）の左右つけ間違いを見抜く最も確実な方法。○○の心電図と波形を比べることですね？

Q5 肢誘導電極の左右つけ間違い（上肢：手）を疑った時，必ず除外すべき病態は何でしょう？また，どう鑑別したら良いですか？

Q6 肢誘導の下肢（足）電極を左右つけ間違った場合，心電図波形にどんな影響が出るでしょうか？

Q7 胸部誘導の電極のつけ間違いを見抜くために注目すべきポイントは何でしょう？

Q8 21歳,男性。特に既往なく,無症状。健診で記録された心電図(図 Q2-1)の所見として正しいものを2つ選べますか?
① 完全右脚ブロック
② 心房頻拍
③ 電極の左右つけ間違い(上肢)
④ 右胸心
⑤ 左房調律

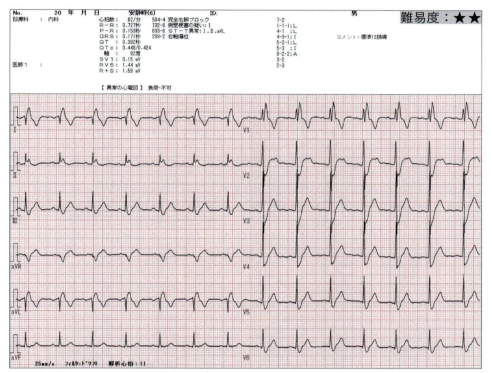

図 Q2-1　Q8(21歳,男性)の心電図

Q9 67歳，女性。早朝からの持続性胸痛を主訴に救急来院。数日前から胸部不快，全身倦怠感あり。来院時心電図（**図 Q2-2**）の所見として正しいものを2つ選べますか？
　①S1Q3T3（S$_I$Q$_{III}$T$_{III}$）パターン
　②電極の左右つけ間違い（上肢）
　③ST上昇型心筋梗塞
　④右胸心
　⑤異所性心房調律（左房起源）

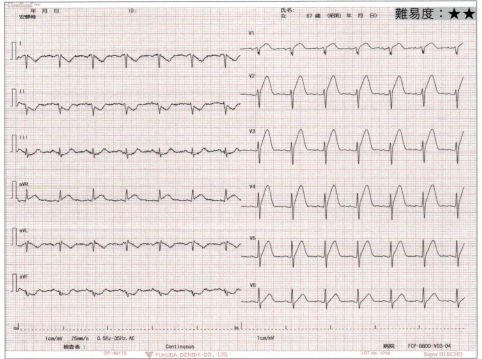

図 Q2-2　**Q9**（67歳，女性）の心電図

Q10 70歳，男性。特別な既往なし。起床直後より気分不良，悪心を自覚。歩行時めまいもあり，持続するため救急来院。血圧83/58 mmHg，脈拍45/分・整。来院時心電図(**図Q2-3**)の所見として正しいものを2つ選べますか？
　①洞(性)徐脈
　②右軸偏位
　③ST上昇型心筋梗塞
　④完全房室ブロック
　⑤右手・左手電極のつけ間違い

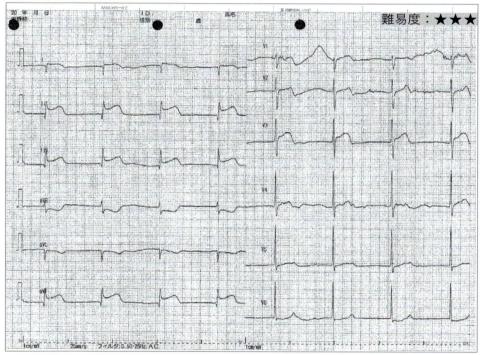

図Q2-3 Q10(70歳，男性)の心電図

解答例とコメント

A1 赤：右手，黄：左手，黒：右足，緑：左足。

▶ "Z字"を意識して，赤→黄→黒→緑の順に貼る。暗記のための語呂合わせいくつかあり（省略）。

A2 （赤と黄の位置）第4肋間　"し(4)んでんず"

（V$_4$〜V$_6$の注意点）第5肋間に沿って同じ高さにはる

▶ 適当に"流さない"ことが大切。

A3 （肢誘導）I誘導が上下逆：P-QRS-Tすべて下向き（陰性），IIとIIIが逆，$_a$V$_R$と$_a$V$_L$とが逆，$_a$V$_F$は不変

（胸部誘導）ほぼ不変（影響なし）

A4 過去

▶ 電極つけ間違いだけでなくオヤッと思う心電図異常を見つけたら，過去の心電図と比較することは意義が大きい。コントロール心電図が正しければ，A3の条件がすべて確認できる。

A5 （鑑別病態）右胸心ほか

▶ ほかに右室負荷をきたす疾患で，類似の心電図波形を呈することあり。

（鑑別ポイント）心電図：胸部誘導のR波増高過程が正常か否か。その他，あるなら胸部X線を見れば右胸心の除外は一発。

▶ また，右心系負荷があるかの確認には心エコーが適している。すべて心電図だけで完結させる必要はない。

A6 正常のまま（特に影響なし）：黒色はアース（接地）電極のため。

A7 胸部誘導のR波増高過程

▶ V$_1$誘導からV$_4$ないしV$_5$誘導まではR波高は漸増していくはず。移行帯を意識するのも吉。

▶ 肋間ミスはにわかに指摘しづらい。過去の心電図とR波高（胸部誘導）や移行帯を比べることで疑えるが，確実とは言えない。

A8 ①, ③

▶ もともと何の心疾患の既往もない若年男性。右脚ブロックは普通良性所見と考えて良い。正しく記録された心電図は以下のもの（図 **Q2-4**）。

▶ QRS 幅が正常な洞調律例に比べて，③であることを見抜くのはだいぶハードルが高くなる。Ⅰ誘導の陰性 P で⑤を想定したり，Ⅰ誘導と V₅，V₆ 誘導の QRS 波形の類似性のなさに頭が混乱してくる人もいるハズ。aV_R 誘導と aV_L 誘導の逆転にも気づきづらい。単純な電極のつけ間違いでも，もはや"ご愛嬌"ではすまされないレベルかも？

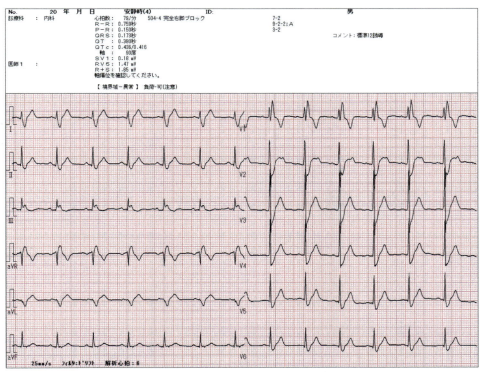

図 **Q2-4**　Q8（21 歳，男性）の正しい心電図

A9 ②, ③

- 胸部誘導でV₁～V₅誘導に明らかなST上昇があり，STEMI（ST上昇型心筋梗塞）の診断は容易。加えて不自然な肢誘導の波形から右電極の右手⇔左手ミスに気づけるか。正しい心電図は図 **Q2-5**。Ⅰ・aVL誘導にもST上昇が認められ，Ⅱ・Ⅲ・aVF誘導では対側性ST低下が確認できる。
- 肢誘導電極のつけ間違いは緊急時にも起こりやすい。安易なミスが心筋梗塞の診断に加え，心室中隔と左室前壁・側壁を巻き込む，いわゆる「広範囲前壁梗塞」であるとの認識も歪める可能性があるという教訓的な症例。

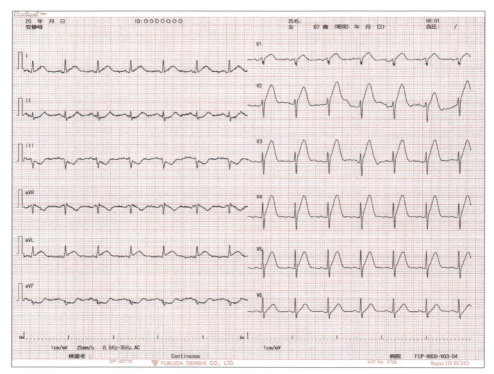

図 Q2-5 Q9（67歳，女性）の正しい心電図

A10 ③, ⑤

▶ パッと見レベルでⅡ・Ⅲ・aV_F 誘導で ST 上昇が目を引く。しかし，よく見るとⅠ誘導でも ST 上昇，aV_L 誘導での ST レベルはほぼ基線上で，典型的な STEMI では説明しづらい不自然な印象。aV_R 誘導の QRS 波は陽性成分が強く，明らかな ST 低下を認めるのに違和感を抱くことがスタート。

▶ 回旋枝の閉塞による心筋梗塞でも，Ⅰ誘導で上昇，aV_L 誘導で基線上という状況はまずあり得ない（右冠動脈の閉塞ならばⅢ誘導のほうがⅡ誘導より ST 上昇が高度になることが大半）。

▶ もしも「対側性 ST 変化の関係が明瞭でない（Ⅲ vs aV_L など）ため STEMI ではありません」という判断する医師がいたら……と考えると怖い。

▶ 来院時ショック状態，徐脈（房室接合部補充調律），Ⅱ・Ⅲ・aV_F 誘導に加えて V_1 誘導でも ST 上昇があり，右冠動脈近位部閉塞による右室梗塞を伴った急性下壁梗塞と考えられる。

▶ 実際の現場では"左右つけ間違い"に気づかれることもなく，また，右側胸部誘導（V_{3R}，V_{4R} など）も記録されていなかった。重症例であるほど，こうした小さなミスの積み重ねが治療の質にも影響してくる可能性がある。実際の担当医は，シンプルに「急性下壁梗塞」の診断で緊急カテーテルの方針を選択していた。

小笹流 私はこう読む — 2 章

　心電図電極のつけ違い……医学生の頃，試験問題でこれが選択肢に入っていると，なにか診断の本質から外れた意地悪問題という印象を受けたように思います．ところが，循環器内科医として診療に携わるようになった今，それなりの頻度で電極のつけ違いに遭遇しています．正しい心電図診断のためには，その心電図が正しく記録されたものであることはもちろん，正しく記録されているかどうかも判断できることが大前提です．言うは易く……ですが，後者は相当の"予防線"を張っていないと，なかなか難しいですよね．私自身は一般外来以外に，心臓リハビリテーション（心リハ）で 12 誘導心電図を見ることが多いのですが，ここでは平均すると月 1 回くらい，電極のつけ違いを見かけます．心リハでは，急性心筋梗塞の患者さんが，入院中に運動する前後で 12 誘導心電図をとることが多いのですが，私の病院では心リハの心電図をとるのは検査技師ではなく，病棟またはリハビリの看護師の皆様にお願いしています．年度初めで 12 誘導心電図にまだ不慣れな看護師の場合，やはり電極のつけ違いが多いです．本文中にもありましたが，肢誘導だけでなく，胸部誘導の電極のつけ違いもしばしば見ます．そもそも，胸部誘導の電極をつける位置が，かなりずれてしまっているなんてことはしょっちゅうです．心リハでは運動前後の「比較」が大切ということで，対策として胸部誘導の電極のシールをつけた位置にマジックなどでマーキングするようお願いしています．それが理想的な位置と大きく違う場合はため息が……けれども，何度か丁寧に指摘するうちに，ここ最近はずいぶん改善してきました．やはり何事も実践と，それに対する評価・フィードバックが大切なのですね．少し時間があれば，ご自身の施設の心電計を使って，スタッフなどでお互い被験者となって電極のつけ違いをいろいろ試してみることをお薦めします．すると，この章に書かれていることをより理解できると思います．スマートフォンのアプリなどでもそうですが，どんなものでも実際に使ってみてその特性を知れば，内容についてもより深く理解することができるようになりますよね．心電図も同じです．

　それにしても，これまで心電図の電極のつけ違いについて，1 章まるまる割いてこれほどまとまった内容が書かれている本はありませんでした．大半は数行程度の説明で軽く触れられるだけのものだったように思います．しかし，電極のつけ違いに関する知識は，臨床で実際に心電図を診断するためには，しっかり押さえておきたいポイントです．本書の第 2 章にもってきた杉山先生の意図が伺えます．

3

narrow QRS tachycardia セミナー開講
"ASAP メソッド"で考えるクセを

> ※いわゆる "PSVT" には，本邦では「発作性上室頻拍」という用語が当てられています。「上室」なのか「上室性」なのか……。巷では両者とも頻用されていますが，本書では原則として日本循環器学会用語集（第3版）に準拠して「上室」のほうを用いました。

不幸な患者さん

その日は金曜日。いつものように私の外来日。

9時から始めて1時間くらいたった時，外来ナースの主任さんに声をかけられました。

『先生，ちょっとだけいいですか？いつもは○○先生の患者さんなんですけどね，胸がしんどいんですって。動悸みたいよ。処置室で休んでますけど，診てくれます？』

患者さんは59歳，女性。受診票に添えられたバイタルサインは，血圧85/61 mmHg，脈拍122/分。チラ見したカルテからは，20年前に弁膜症の手術（僧帽弁形成術）が施行されていました。

前日の夕食後に突然ドキドキが始まって，数時間続いて"しんどい"ので，救急受診希望の電話をしたそうです。でもベッド満床で断られたんですって……仕方ないとはいえ，かかりつけなのに。

あ，"しんどい"は，こちら（関西）の表現で，いわゆる"つらい・苦しい"のこと。問診票や主訴で頻回に登場するんで，だいぶ慣れました（笑）。

『アララ，かわいそうに。血圧も低めだぁ。ほどなく行くんで，心電図と静脈ラインとっといてもらえます？』

血圧はもともと低めのようですが，これでもいつもより10 mmHgくらい低いとのこと。患者さんは顔をややゆがめているようにも見えますが，意識はハッキリ，会話もまぁ可能です。

77

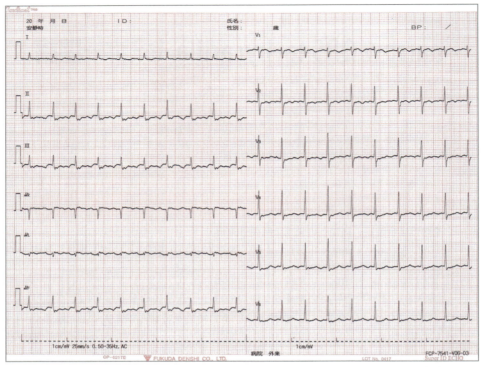

図 3-1 来院時心電図
59歳,女性。『胸のあたりがしんどい。昨日の夕方からずっとや』。

　　処置室でとられた心電図記録は上のものです（図 3-1）。

　　私の"かわいそう"にはさらなる理由が……

　　昨晩当院に断られた後,実はこちらではかなり有名な病院の救急外来に飛び込んだのですが……

　　いきなり初診でホンモノの対応しなくてはならないのも気の毒でもありますが,ご本人の話では,心電図だけとられて次のように言われたようです。

　　『あなたの病名は「頻脈」です。なんとか大丈夫そうなので,緊急性はないと思います。しんどいでしょうが,今日は大丈夫なので,明日かかりつけ医にかかって下さい』

　　細かい頻拍の名前までは患者さんに伝えないまでも,果たして,この患者さん,

「大丈夫」と言って，それ以上の評価も投薬も何もせずに帰宅させてよい病態でしょうか？

"後医は名医"とは言いますが。たしかにね。後ほど心電図の正解と大丈夫ではない点を述べますが，前夜の対応は，やっぱり初期マネージメントとして不適切だと思います。

その後のやりとりで，先方は救急当直の研修医の先生が1人で対応し，上級医や循環器当直をコールしていなかったことが判明したんですけどね。ちょっと怖くなりますね，こんな話を聞くと。

心電図(図 3-1)は，いわゆる **narrow QRS tachycardia** の範疇に入るでしょう。

そう。QRS 幅がナロー(narrow)，つまり正常な頻拍のこと。心拍数でいったら100/分超えの状況ですね。これを今回のテーマとして据えたいと思います。

この「narrow QRS tachycardia」，いかにも総称っぽい病名なのですが，実際，いくつかの頻拍メンバーから構成されます。

心電図所見から，おおまかに病態把握と対処が求められる状況を難しいと感じる方が多いのだと思います。

もちろん，コツがありますし，それが理解できたら，たいがいのケースでは"なんとかなる"。それを伝授します。

専門的な治療はプロ(循環器医)に任すにしても，"丸投げ"ではあまりにも寂しすぎます。その場では命には関係しないとしても，ケースによっては放っておくと悪化するケースもありますよ。循環器医なら，そういうケースをたくさん経験しているでしょうし，実際，冒頭に掲げた患者さんもそうでした。

救急に関わる人なら，narrow QRS tachycardia の基本的な頻拍鑑別と初期対応はできるほうが望ましい。

これが私のスタンスです。意見です。

本章を終える頃には，『次はやく narrow QRS tachycardia の人，来ないかあなぁ』とワクワクしてもらえるようなセミナーにしたいと思います。では，どうぞ。

はじめに V サイン！ABCDE 法から

これから narrow QRS tachycardia の心電図での鑑別診断，もちろん詳しく述べます。

でも，いつも言っていること。たとえ不整脈でも心電図だけで評価しようとしない。これがダイジです。

個々人好きなやり方・手順でいいと思いますが，私は"V サイン！ABCDE 法"の掛け声でしています（→第 0 章参照）。これを冒頭の女性の場合で示してみます（図3-2）。

心電図に関しては，常に過去のと比較するという視点が大事でした。つまり，「今回」のと「以前」の 2 枚がいりました。波形診断では，この比較がマストですが，不整脈の場合にも有用な情報を与えてくれることがあります。このケースでは，約 1 か月前の洞調律時の記録がありました（ここでは示しませんが）。

これらの情報は，心電図の読みで悩んだ時，力強いヒントになってくれるかもしれません。

Point!	**V サイン！** …	**バイタルサイン**	**血圧 85/61 mmHg** **脈拍 122/分** **酸素（SpO₂）94%**
	A ………………	**年齢**	**59 歳（女性）**
	B ………………	**背景疾患**	**僧帽弁形成術後**
	C ………………	**主訴/冠危険因子**	**前日からの動悸・胸部** **違和感/脂質異常症**
	D ………………	**服用している薬剤**	**サンリズム（Ic 群）** **ワーファリン**
	E ………………	**心電図**	**今回（発作時）** **直近あり（1 か月前）**

図 3-2 V サイン！ABCDE 法を適用せよ
心電図判読がキモとなる不整脈患者であっても，周辺情報は大事。緊急時ほどスマートにパパッと入手する。通常 5 分以内にすませよう。

鑑別すべき頻拍リスト――"ASAP法"

Vサイン！ABCDE法は押さえたとして，では，早速 narrow QRS tachycardia の考え方について解説したいと思います。

『あ，鑑別リスト，教科書で見たことあるー。難しそうな名前のヒンパクがたくさん並んでて，わけわかんないです。正直いってニガテです……』

たしかに。その気持ち，共感します。アナタの言うとおり。

小難しいものはすべて「⑤その他」に押し付けてしまって，皆さんが想定・鑑別すべきは次の4つだけ。これだけできるのを，ひとまず目指しませんか。

意外と簡単でしょ？

もちろん，名前の呼び方(定義)ですこしだけバリエーションが出ますが，今回紹介する私のやり方は非常にシンプル。それなのに，大半，よほどの特殊例を除いて鑑別できちゃうんです。

できれば，このメソッドが学部教育そして初期研修，救急現場などで採用されたらいいのに，なんて思ったりしてマス(笑)。

narrow QRS tachycardia 主な鑑別診断リスト

①**心房細動（AF）**
②**洞(性)頻脈（Sinus tachycardia）**
③**心房頻拍（AT）・心房粗動（AFL）**
④**発作性上室頻拍（PSVT）**
⑤**その他**

　　上から順に4つの頻拍の頭文字をとって，
　　　A：AF ／心房細動
　　　S：Sinus tachycardia ／洞(性)頻脈
　　　A：AT/AFL ／心房頻拍・粗動
　　　P：PSVT ／発作性上室頻拍

各頻拍の頭文字をとると"ASAP"（可及的速やかに）となります。

私の命名は**"ASAP法（メソッド）"**。「勝手にいろいろ名付けないでほしい」という批判は甘んじて受け入れましょう(笑)。

この言葉の意味とは裏腹に，wide QRS tachycardia よりは，だいぶ心に余裕を持って考えられる状況が多いと思います（→第5章参照）。

ですから，ある程度慣れるまでは，語呂のように"できるだけ急いで"とは真逆の"ゆっくりめ"でもかまいませんよ（もちろん限度はありますが）。

①～④を上から順に一つずつチェック・除外していくのです。

スピードの問題は別にして，皆さんには"確信犯的見なかったフリ"だけはしないでほしい。きちんと一例一例と向き合っていただきたいというのが私の願いです。

もちろん，本当に困ったら循環器医の助けを借りてもかまいません。ただ，

『あ，心拍数が100を超えている。QRS波はナロー（narrow）だ。こりゃ大変。一度，循環器コールだ』（笑われるかもですが実際は少なくない）

といった，あまりに無責任な"丸投げコール"は今日で卒業ですよ！

心拍数100/分オーバーでQRS幅が正常〔狭い（narrow）〕ならすべて narrow QRS tachycardia

必ず"ASAP"の鑑別を意識し，背景病態に思いを馳せるクセを

まず心房細動の"A"──不整脈の王様

では，早速"ASAP法"を始めましょう。

まず最初は**心房細動**（atrial fibrillation）から。エイエフ（**AF**）と略されることは，皆さんご存知でしょう。この頭文字が1つ目の**"A"**になります。

どうして最初に心房細動を挙げたかといえば，ほかの3つに比べて圧倒的に"目だつ"頻拍だから。

何が目だつって？

……診断の詳細は既に述べましたが，心房細動の最大の特徴は，R-R間隔，つまり，QRS波同士の間隔が全然そろわないんです。"テンデンバラバラ"という表現，これに尽きます（→第1章参照）。

このR-R間隔が不整という所見は，われわれの視覚に非常に強く訴えかけます。

実は，3つ目の心房粗動などでもR-R間隔は不整になったりしますが，心房細

動の場合は，その程度がハンパないのです。

まさに，不整脈の中のフセイミャク，キング・オブ・アリスミア（不整脈の王様）と言えるでしょう。

そして，もう一つ。臨床的に頻度が多いんです。特に高齢者に心房細動はね。

高齢者はよく肺炎に罹るということを，昔から「肺炎は老人の友」などという表現がされるそうなんですが，私的には，「肺炎」をそのまま「心房細動」に変えたいカンジ。それくらい多いのです。

narrow QRS tachycardia を見抜け──①心房細動

▶ **診断基準はシンプル**
　1) R-R 間隔がとにかく不整
　2) （洞性 P 波がない）代わりに f 波（細動波）あり
▶ **高齢者，（器質的）心疾患の患者に好発する**

ポイントをまとめると，上のような 2 点になります。

R-R 間隔が不整（イレギュラー）な時点で，洞調律じゃない可能性を考慮すべきですが，実際に固定の P 波が確認できなければ，なお"怪しい"です。プンプン臭います。

そんな時，私がフッと眺めるのは決まって **V₁ 誘導**。

心房細動のもう一つの特徴，グニャグニャの波〔f 波（細動波）〕がよく見えることが多いのでした。

もちろん，ほかの誘導でキレイに見えることもありますが。

私はまず V₁ 誘導，よくわからなければ Ⅱ・Ⅲ・aVF 誘導（下壁誘導）を眺め，それでもダメなら遠目に全体を眺めるようにしてます。

この時点で基準に合致するなら，診断はアッという間です。

心拍数を概算で求めて（"検脈法"でやって下さい），

『心拍数が約○○/分の頻脈性心房細動です』

と述べたらオシマイ。「頻脈性」という枕詞の代わりに，「速い心室応答（rapid ventricular response）を伴う」と言えたら，より本格派かな。

さぁ、その目で最初の心電図(図3-1)を眺めてみましょう。どうですか？

V_2誘導とか、例のニサンエフ(Ⅱ・Ⅲ・$_aV_F$)に思わせぶりなグニャグニャはあるんですが、これは心房細動ではありません。

だって、R-R間隔が完全に整だから。キホン(基本)のキの字、入り口の段階で、エイエフじゃありませんね。

洞(性)頻脈の"S"──原因にも思いを馳せる

QRS波の並びが不整かどうかで心房細動が除外できたら、以降の3つではR-R間隔が整なことが多いかもしれません。

これを regular narrow QRS tachycardia というのですが、この段階で最初に考えるべきは、生理的な頻脈で説明できないか、です。そう、ドー(セイ)ヒンミャクです、2つ目は。

生理的か病的かを問わず、巷の regular narrow QRS tachycardia を集めて分類したら、そりゃ一番多いのは洞(性)頻脈(sinus tachycardia)です。だから、2つ目に鑑別すべき"S"はコレの頭文字。

「洞(性)」というコトバが示すとおり、これは洞調律の仲間に属します。ですから、当然QRS波に先行するように洞性P波が確認できるハズ。It's sinus(サイナス)、それ以上でも、それ以下でもないのです。

『ド、ドーセイ・ピー？洞調律のP波ってどんなだったっけ？』

どこがどうでと、明確に説明するのが意外に難しいのでは？
大丈夫。アナタだけじゃないですから。ここでキチンと復習します。

私はいつもながら勝手に"イチニエフの法則"と、あやしいロシア人風のネーミングをしているのでした(→第1章参照)。

 洞調律の定義とは？"イチニエフの法則"

▶ P波を認識し、向きに注目する
▶ イチニエフ・ブイシゴロ(Ⅰ・Ⅱ・$_aV_F$・V_4〜V_6誘導)で陽性(上向き)
　アール($_aV_R$誘導)で陰性(下向き)
　→すべて満たすP波がコンスタントに出ていれば洞調律！

「イチニエフ・ブイシゴロで陽性(上向き)」(Ⅰ・Ⅱ・aV_F・V_4〜V_6誘導)

「(エーブイ)アールで陰性(下向き)」(aV_R誘導)

第1章でも述べたし，この後もたびたび登場するのですが，これが洞調律の心電図の世界での"定義"なんです。この条件を満たすP波を「洞性P波」と呼んでるんです。R-R間隔もP：QRSなんかも関係なく，P波の「向き」，原則ただそれだけで判定すればいいのです。

『ウソばっかし。なんでなのさ？理由は？そうしないと人に説明できないから，こんな"つけ焼き刃"ではダメだ』

今までに出した私の本を読んだ人から時々いただく感想です。

でも，私は「理屈が説明できる＝実際の心電図が読める」ではない人達を，過去の自分も含めてたくさん見てきたので，ここ最近はほとんど解説しません(気になる人は成書等でご確認を)。"あえて"です(笑)。

そこに無駄なエネルギーは使わない。"その先"に勝負することがあるから。

目下われわれのテーマは「narrow QRS tachycardia」を選別して治療方針を立てることですし。

あれこれグダグダ言うよりも，口に出してリズムで覚えちゃうほうが早いですよ。ほら，何回も言ってみて。イチニエフ，ブイシゴロ，そしてアール。くり返すうちに自然に身につくよぉー。

逆に少し熱くなりすぎましたかね(笑)。閑話休題。

洞頻脈も洞調律グループの一員である以上，QRS波の手前に洞性P波が確認できるはずです。これはわかりましたね。

でも，心拍数が速くなればなるほど，P波が後ろの心拍のT波の中にのみ込まれてしまって確認しづらくなるのが少し辛いところですけど。

『じゃあ，洞性P波の存在以外に，ほかの決め手，手がかりはないんですか？』

いい質問ですね。おっしゃる通り。

長時間，たくさんの心拍を記録するホルター心電図ですと，より決定的なヒントがありますが，皆さんが最も多く接する12誘導心電図ではどうでしょうか？

残念ながらP波以外の"決定打"はありませんが，かわりに心拍数(レート)を

使った考察を授けましょう。主に妥当性の確認，コレです。

心拍数が洞（性）頻脈として適切かということ。そんなことです。

その判断をするため，私は，洞（性）頻脈の心拍数に自分なりの**"上限値"**を設けています。「それ以上なら，サイナス・タキ（sinus tachycardia）じゃないでしょ」，そんな風に用います。

心電図は安静時に記録するので，普通運動時ということはありません。

予約時間にギリギリだったんで，間に合わないと思って走って来て検査を受けたんで……のようなことはあるでしょうが（笑）。

ある意味ネアカな緊張（精神的）から発熱や脱水，貧血ほか，原因はなんであれ，洞頻脈では**（220−年齢）/分**は"絶対に"超えないのです。もちろん，本当の意味の絶対なんて医療の世界には存在しないので，そう信じているだけですが。

Advice　心拍数（220−年齢）/分を超える洞（性）頻脈は（まず）ない！

これはもともと，トレッドミルなどの運動負荷検査にヒントを得たものです。（220−年齢）という数字は「予測最大心拍数」といって，運動時にその患者さんの洞結節が頑張れるマックス（max）と考えられる数値です。これを参考にします。

例えば，narrow QRS tachycardia の心電図を呈している目の前の患者さんが 73 歳・男性であったとしましょう。

（220−年齢）と考えて，おおざっぱに端数は切って 150/分を"上限値"に設定します。仮に頻拍の心拍数が 170/分でしたら，サイナスじゃないんです，きっとね。その時点で「洞頻脈」のランプはおおむね消して大丈夫です。もちろんそりゃ，洞性 P 波がないかも見てほしいですけどね，一応。

運動負荷試験では，普通予測最大値の 85％を目指してもらうのですが，実際にたくさんの検査に立ち会って思ったのは，それでも患者さんは"いっぱいいっぱい"になっています。心臓もギリギリに追い込まれているはず。ですから，昔はそのまま 85％と言ってたんですけど，最近では計算のしやすさから，**90％（1 割減）**を"黄信号"の目安としています（これなら暗算可能）。そうなると 73 歳の場合は 135/分ですね。

このラインを超えてる時，P 波の確認すら"半目"でしてます，私はね（笑）。そ

りゃ決め手の洞性 P 波も大事ですが，実はそれ以前にレートの値で"ふるい"にかけるほうがクレバー(賢明)だと思っています。

最初に提示した不憫な女性の例で考えてみて下さい。

まず心拍数はどうでしょう？たしか 120/分前後でしたよね。

一方，予測最大心拍数は 220−59 ≒ 160 ですか。ここから 1 割の 16 を引いて，145/分くらいになります。この女性の洞頻脈レートの上限値は。残念ながら，心拍数の値だけでは洞頻脈は除外できないことになりますね。

ならば，本道の P 波を見ましょう。

Ⅰ誘導はよくわかりませんし，Ⅱ誘導は陰性成分が目だつような気がします。V_4〜V_6 誘導では，どこを P 波と見るかで陽性か陰性か変わりそうです。では，aV_R 誘導は？……陽性？というか，グニャグニャしててわかんない，というのがホンネでしょうか。

そんな時こそ，"V サイン！ABCDE 法"で集めた過去の心電図を見て。

明らかに洞調律とわかっている時の P 波と比べるのです。これもポイント。

(紙面の都合で)ここには示しませんが，Ⅰ，Ⅱ誘導の時点で全然違う波形で，一応イチニエフの法則を完遂しても，心電図(図 3-1)には普段の洞性 P 波はないと結論しました。

 洞(性)頻脈かどうかの考え方

- ▶ そもそも"上限値"(220−年齢)/分[*1] オーバーなら"らしくない"
- ▶ (QRS 波より前に)洞性 P 波があるか？ "イチニエフの法則"
- ▶ 非発作時(洞調律)の心電図も参考に

*　　　　*　　　　*

---

*1　実際には"1 割減"(90％)を目安にしても大丈夫。

残り2つは心電図以外がキメテ

narrow QRS tachycardia の鑑別として，まずは"A"の心房細動，次に"S"として洞(性)頻脈の考え方を学びました。

残りは何かと言いますと，**心房粗動**，いわゆるフラッター(atrial flutter)が3番目の候補に挙がります。略称では **AFL** ですか。

ちなみに，いまだ心房細動を"Af"ないし"af"，心房粗動を"AF"と略している人いますが，やめましょう。混乱の元ですし，世界の動向を知るべきです。

 心房細動をAF，心房粗動をAFLと呼ぶべし！

心房粗動の頭文字も"A"ですので，これは **2つ目の"A"** です("ASAP"のね)。

でも，あれっ，粗動以外にもう一つ，「心房頻拍」ってのも最初の鑑別リストに書いてあったけど，これ何って思った方がいるはずです。

よく気づいてくれました。

心房頻拍(atrial tachycardia)は，循環器が専門の方以外はあまり耳にしないコトバかもしれません。その道では，「AT」と略称で呼ばれています。後で述べますが，今のご時世，フラッターとエーティとは区別がなかなか難しいんです。

私も不整脈の講義をする時，だいぶ悩んだんですが，結局"一緒クタ"にしちゃえばいいじゃんという結論になりました(いろいろ文献を読んだんですがね)。

つまり，**心房頻拍・粗動**という名称です。略称で言えば **AT/AFL** となります。これ最強。臨床的にも，対処(治療)も含めて，両者を区別する必要性をあまり感じません(私見ですが)。そして，幸いどちらも"A"ではじまるので，"ASAP"の語呂合わせも崩れません。ナイス。

"2つ目の"Aは，"2つの"Aでもあると考えて下さい。**ASA$_2$P法**でいかが？

そして最後に残る**"S"** は **発作性上室頻拍**(paroxysmal supra-ventricular tachycardia)です。日本語名は長くて噛みそうなので，ピーエスブイティー(**PSVT**)，これは便利な略称です。皆さんもぜひ，こう呼んで下さい。

心房細動，洞頻脈は慣れたら除外・診断にはあまり困らないでしょう。でも，残る心房頻拍・粗動と発作性上室頻拍を心電図から見分けるのには，少し経験値が

必要です。

どうしましょう？

大丈夫。私は少なくとも以下のように考えます。

波形だけ見ると似ている，これら2つの頻拍ですが，基本的に患者さんの臨床背景が全然違うんですよ。たいがいね。

心電図以外の情報をフルに活用していくのが，私流。それと，なんかこう，明確な言葉にしにくい，波形の印象の違いも含めてまとめてみました（図3-3）。

まず，発作性上室頻拍は全部「なし」でしょ。後でも述べますが，特徴的な徴候・所見が何一つないというのが一番の特徴なのでね。

もともと心臓にはなんの病気もない，そんな"健常人"に近い人に起きるんです，PSVTって。

一方，教科書に『心房粗動を見たら，裏に心疾患が潜んでないか要チェック』と

	心房頻拍・粗動	発作性上室頻拍
略称	AT/AFL	PSVT
背景疾患（心不全）	あり	なし
年齢	若年者には少ない	若年者〜高齢者まで
R-R間隔の不整	あり	なし
心房細動の合併	あり	なし
心房細動アブレーション 開心術	あり（特に心房頻拍）	なし
抗不整脈薬	あり	なし
アデホス（ATP）で停止	なし	あり
波形の印象（見た目）	ギザギザ・落ち着きない うるさい感じ	スッキリ・アッサリ 主張しない感じ

図3-3 心房頻拍・粗動と発作性上室頻拍の違い
心房頻拍・粗動と発作性上室頻拍とでは，基本的な患者背景がまったく違うことを意識すべき。ただ，あくまでも一般論であって，全例ではない。「あり」＝「あることが多い」，「なし」＝「ないことが多い」ととらえてほしい。
アデホス：アデホスL-コーワ注〔一般名：アデノシン三リン酸（ATP）二ナトリウム水和物〕。

書いてあるのが2段目ですよね。

"火のないところに煙は立たない"の"煙"なんです，心房粗動は。"火"のほうはと言うと，弁膜症，狭心症や心筋梗塞，心筋症などなど。広い意味では，心機能障害，つまり心不全をきたすものなら何でもいいんです。

もう一つ，"火"を「心房細動」と変えてもOKなんです。心房細動と心房粗動とは"兄弟"みたいな関係と言われ，「細動なきところに粗動なし」とは誰が言ったか。これも"名言"の一つです（笑）。

カルテで確認してもいいですが，初見の患者さんならば，本人に聞いてもいいですよ。もちろんね。

『シンボウサイドーとかって，言われた（なった）ことあります？』

ほかに重要な情報源は，患者さんの「お薬手帳」ですよ。

発作性上室頻拍の患者さんが，いわゆる抗不整脈薬を常用しているケースは稀。もし飲んでいたら，一定の割合で心房細動なんじゃないですかね（私自身はほかに抗凝固薬の有無も参考にしています）。

もう一つ，いわゆる**心臓手術（開心術）**と**心房細動アブレーション**とを一緒にしたのは，両者には共通点があるから。心臓の筋肉にキズ（傷）がついてます。"切り傷"か"火傷"の違いくらいです。心房頻拍・粗動はね，こういう人にも多いんです。

最近は，こうしたキズモノの心臓で起きるnarrow QRS tachycardiaを基本的に心房頻拍（AT）と呼ぶきらいがありますが。まぁ，ひとまず，両者を区別する必要はないと思います（と言うか，できない？）。

では，冒頭の59歳・女性はどうでしょう？

この方は，開心術，そう，僧帽弁形成術を受けていて，Dの情報としてサンリズムを服用しています。

少し細かくカルテを見てみると，頻度は少ないのですが，「発作性心房細動あり」の記載がありました。BINGO！ここでも，Vサイン！ABCDE法の威力が爆発しました。

図3-3の一番最後に「波形の印象」と書いたのは，完全に私の主観かもしれませんが，ぜひ皆さんと共有できれば。私って，何かこう"直感的"な人間なんです（笑）。

心電図（**図3-1**）は，私の目には，なんだかギザギザ，ガヤガヤうるさい感じに

90

見えます．Ⅱ・Ⅲ・aVF や V₂・V₃ 誘導あたり，どうですか？

もちろん，心電図についても解説しますが，実はこの時点で"正解"は見えてます（おそらく心房頻拍・粗動でしょう）．

循環器のプロ（達人）たちは，とかく心電図だけから何でもわかると思われがちですが，実は，こうした心電図"以外"の情報を加味して波形を眺めているのです．だから診断精度が高いのですよ．

心房頻拍・粗動と発作性上室頻拍の区別は患者背景でアタリをつけよ

心房粗動と心房頻拍について──2つ目の"A"

前項で学んだ心房頻拍・粗動と発作性上室頻拍の違いを意識するだけで，おおかた区別できますが，実際の心電図波形の話もしておきます．

2つ目の"A"は「AT/AFL」だと言いましたが，頻度的には心房粗動のほうがずっと多いので，まずはその話から．

さっそく，実際の波形で解説しましょう（図 3-4）．

どうです？

心拍数はほぼ 75/分ですから，正確には頻拍（tachycardia）ではないのですが，説明にはもってこいの，"教科書通り"，そんな言葉がピッタリの心電図です．T-QRS ラインの P 波が……と云々言ってる前に，Ⅱ，Ⅲ，aVF 誘導の"ノコギリの歯"が目に飛び込んできますよね？

『心房粗動って，ツウジョウガタとかコモン（common）という表現を，よく聞くんですけれど，どういうことです？』

はい，はい，それを今から解説します．

これは「通常型」（common-type）という枕詞のこと．"よくある"って意味．

心房粗動には，実は何種類かタイプがあるのですが，全体に見ても 9 割方，さらに

抗不整脈薬＝なし，開心術＝なし，（心房細動）アブレーション歴＝なし

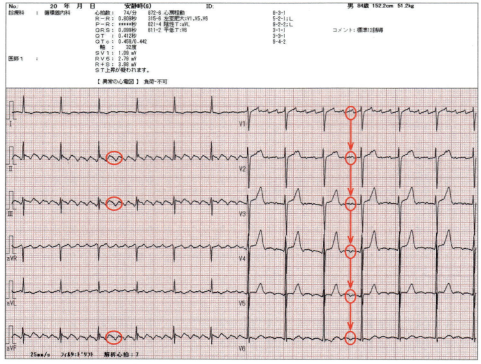

図 3-4 心房粗動（通常型）の心電図

84歳，男性。Ⅱ・Ⅲ・aV_F 誘導で下向き，V_1 誘導で上向きの鋸歯状波が明瞭に確認できる。心房レート（心拍数）もほぼ 300/分であり，通常型心房粗動と思われる。心拍数は約 75/分（房室伝導比 4：1）。

の"3なしさん"なら，ほぼ間違いなく，この「通常型」と考えましょう。

アナタの見ている心房粗動が通常型かどうかは，パッと見で決めて OK。ポイントは"ノコギリ"のような **F 波（Flutter-wave；鋸歯状波）の向き**だけ。

Ⅱ・Ⅲ・aV_F（下壁誘導）で「下向き」　かつ　V_1 誘導で「上向き」

なら通常型というのが定義です。シンプルですね。

さらに，心電図（図 3-4）に示しましたが，胸部誘導をご覧下さい。V_1 誘導の上向き F 波に○をつけ，そのまま真下に同時相の F 波を眺めてみましょう。V_2，V_3 くらいまではまぁ上向きかもしれませんが，以下，V_4〜V_6 誘導と下向きになって，

V₆誘導では完全に下向きのF波になっています。このように胸部誘導でノコギリ波が徐々に上→下向きに変わっていくのも通常型で見られる所見です。

もう一つ，通常型心房粗動には**"300"という数字**と深いつながりがあります。例示した心電図(図 3-4)からⅡ誘導だけ拡大して抽出しました(図 3-5)。

注目点はノコギリの"歯先"。よく見ると，心電図が印刷されている格子状の用紙のオレンジ太線の上に乗っていませんか？

そうなんです。この太枠1つぶんの間隔(私は1マスと呼んでます)が心拍数でいったら300/分でしたよね。

このF波も広義のP波ですから，心房収縮を反映しているはず。つまり，**心房心拍数が約 300/分**ということになりますね。これを「粗動レート」ともいいますが，通常型の場合，これが300/分になるのが大きな特徴です。

えっ，理由が知りたいって？

うーん，あまり難しく考えないほうが……。でも，ちょっとだけ述べとくと，通常型心房粗動の頻拍回路は，三尖弁をグルッと一周するコースなんです。

心臓に何もキズがなくって，電気伝達を遅くする不整脈のクスリでも飲んでいない限り，この一周にかかる時間がほぼ0.2秒(200ミリ秒)なんですって。

1 mm四方のオレンジ格子が1個0.04秒(40ミリ秒)ですから，ほら，太マスは5個分，0.2秒ですよね。ね？ちょうど心房1周が1マス，つまり300/分なんです。

これが心房粗動の心拍数のカラクリです。

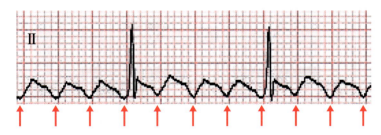

図 3-5　ノコギリ心拍数は 300/分
鋸歯状波(F波)の"歯先"がおおむねオレンジ太線上にオン・ザ・ラインなことに注目。心房心拍数(F-F)が約300/分なのも通常型心房粗動の特徴。

通常型心房粗動の特徴

▶ Ⅱ・Ⅲ・aVF誘導：下向き かつ V₁誘導：上向き の"ノコギリ歯"（F波，鋸歯状波）
▶ 胸部誘導のF波は，上半分：上向き，下半分：下向き（徐々に変化）
▶ 粗動レート（F-F）が約300/分

ちなみに，このパターンの裏返し（Ⅱ・Ⅲ・aVF誘導：上向き，V₁誘導：下向き）を"通常の逆回り"という意味で「逆行性通常型」(reverse-common type)と言ったりもします。

ただ，頻度はすごく低いですし，私の経験ですと，通常型以外の心房粗動でF波の向きがどっち向きか正しく判断できる人は決して多くないです。ですから，典型的な「通常型」以外はすべて「非通常型」(uncommon-type)と言ってしまって大丈夫です（逆行性通常型も非通常型の一種）。

心房粗動の伝導比もカンタン

心房粗動の説明に使った心電図（図3-4），これはとてもわかりやすいです。日ごろ目にする心房粗動が，みんなこんなに"モロ粗動"なら，誰も苦労しないと思います。そう，実際のゲンバはもっと厳しいんだ，そんな話を次にします。

ところで，心電図（図3-4）の心拍数っていくらですか？
えっ？さっき，センセイ，"300"だって強調してましたけど……

否。混乱しないで。それは"心房"心拍数。心房粗動になると，三尖弁周りの電気の堂々巡り（グルグル）の結果，心房筋は1分間に300回，実に1秒で5回という驚くべきスピードで動いてるんです。これはあくまでも2階の"心房"のハナシ。

でも，いわゆる心拍数は1階の"心室"心拍数ですよね。

これはR-R間隔から求めますが，R-R間隔はほぼ太線4つ分，私の表現では4マスです（図3-5）。"300の法則"というルールを聞いたことがある人は，300÷4＝75/分ですと答えるでしょう。そのとおり。

つまり，心房は300/分，心室は75/分のペースで収縮している状態なんです。電気の流れは，房室結節を唯一の"関所"として心房から心室に橋渡しされますか

ら，これはすなわち，"三尖弁グルグル"の4周に1回だけ心室側に抜け出ている状態と考えることができます。

この状態を房室伝導比4：1といい，何も恐れずエイヤッて略して言っちゃいますと，心電図（図 3-4）の診断は「4：1心房粗動」または「4：1 AFL」となりますかね。ヨンイチ・ソドウ（4：1粗動）なんて略しちゃったりもしてマス。

あ，余計なお世話かもしれませんが，この「○：1」という表現ですが，図 3-5 でノコギリを数えてQRS波を見てなーんて考えないほうがいいですよ。正しく数える人は「4：1」と言いますが，少し油断すると「5：1」じゃないかと誤解したりする人もよく見ます（どこからどこのノコギリまでを数えるかの違いでしょうか）。あ，それ，まさに昔の私です。皆さんが陥る"落とし穴"に一度ははまってきましたから（笑）。

でも，別に難しいことじゃなかったんです。ノコギリ歯，いやF波同士の間隔を「F-F間隔」と呼べば，R-R間隔（これはQRS波同士の間隔ですね）がF-F間隔の何倍になっているかを見るだけでしょ。

それにはキャリパーという，あの両端が針の変わったコンパスみたいな道具が便利ですね。どこでもいいんで，わかりやすいノコギリの歯先にキャリパーを合わせてF-F間隔を採寸したら，あとはクルクルッとR-R間隔がその何倍か調べるだけ。

ええ，ちょっと慣れたら，キャリパーなんかなくっても，目分量で何倍かはわかります。実は，お隣さん同士のF-F間隔を見つけられた時点で，勝負はついているとも言えるんですがね。

これなら，図 3-4 のようにR-R間隔が太線にぴったりオン・ザ・ラインでなくても，即座に「○：1心房粗動」と言えるでしょう。アタリマエだけれど気づきにくい，この関係を悟った時，何だか自分がえらく賢くなったような"幻想"にひたりました（笑）。

それ以降，自信をもって間違えず「○：1」と言えるようになりました。

ちなみに，似たようなお話を第6章の「房室ブロック」の解説中にもしています（→第6章参照）。

心房粗動の（房室）伝導比

R-R 間隔が F-F 間隔の○倍なら「○：1 伝導」という

よくわかった！
こういう小さな感動を積み上げることが，心電図を楽しく続けるコツです。

2：1 伝導だから難しい

心房粗動の（房室）伝導比の考え方，わかりましたか？

そこからもう一歩話を進めましょう。通常型心房粗動が R-R 間隔が整な narrow QRS tachycardia として皆さんの目の前に現れる時，多くは **2：1 伝導** です。心拍数は，そう 150/分（300 ÷ 2）です。以後は（房室）は省略ネ。

「頻脈」の定義は「100/分以上」ですし，原理的には「3：1 伝導」の可能性もあるのですが，なぜか **心房粗動は"偶数好み"** なんです。

つまり，「2：1」，「4：1」，あるいは両者の組み合わせ（2：1 になったり 4：1 になったり）で R-R 間隔を刻むことが大半です。

ですから，逆に「**心拍数 150/分 の narrow QRS tachycardia**」を見たら，頭にまず（通常型）心房粗動を思い浮かべてほしいんです。

『わざわざそんなこと言われなくても，"ノコギリ"があったら気づくでしょ』

と言う人，手を挙げて。
でも，それがなかなか難しいんです，「2：1 心房粗動」の F 波に気づくのは。
例えば，次の心電図（図 3-6）はどうでしょう？

R-R 間隔は整で心拍数は概算値で 160 ちょっと。実際には 150 ピッタリではなく，少し幅を持たせて「**150 ± 30/分では心房粗動を念頭に**」と微修正します。幅は 300/分の 1 割（10%）と考えて下さい。

そう言われれば，Ⅲ誘導のギザギザ落ち着かない感じは心房頻拍・粗動っぽいですし，V_1 誘導にトンガった P(F) 波が見えたら，「2：1 AFL」ともわかるかもしれません。そう言われると，Ⅱとか aV_F 誘導にもノコギリ歯がいるような気もしますよね。

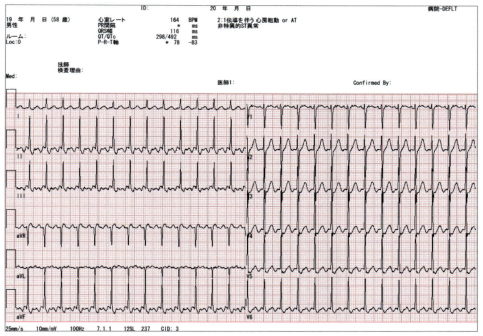

図 3-6　F波わかりますか？──その①
58歳，男性。発作性心房細動，高血圧でフォロー中。『なんか今日は，"いつもと違う胸騒ぎ"がしたんで来ました』と受診。

　これでも全然ヨユウだし，と言われる方に私は返す言葉がありませんが，少なくとも心電図(図 3-4)の「4：1心房粗動」よりも図 3-6 の F 波はわかりづらい。素直なヒトはそう思ってくれると信じています。

　では，もう一つ。お次の心電図(図 3-7)はどうでしょう？

　R-R 間隔はわずかな変動はあっても，およそ整で，心拍数は 150/分前後でしょう（胸部誘導など 2 マスでオン・ザ・ライン）。

　実はこれも 2：1 心房粗動，しかも通常型ですが，先ほどの図 3-6 にはあったギザギザ感もまったくと言っていいほどありません。

　テッパンの V$_1$ 誘導でも，キャリアを積んでないと F 波を見抜くのは難しい？

　同じ心房粗動の心電図と言っても，だいぶ個人差がありますね。

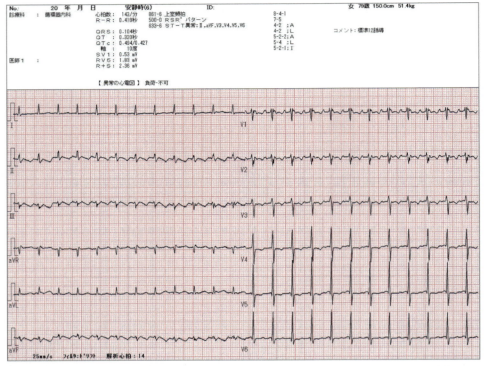

図 3-7　F 波わかりますか？──その②

79 歳, 女性。うっ血性心不全で入院時。波形の見た目もスッキリしており, 注意して見ないと心房粗動と気づかない!? 約 150/分の心拍数から"迎えに行く"べし。

　でもね, 私は「2：1 心房粗動は難しい」と言いたいのではなくって, 自分から積極的に疑ってほしいのです。心拍数 150/分前後の narrow QRS tachycardia を見たら「もしかして 2：1 心房粗動では？」のように考えるクセをつける。それだけで道は開けます。

　図 3-6 や図 3-7 の心電図も, "その目"で見ると, 見え方も変わってくるはずです, きっと。自分から"迎えに行く", その姿勢がダイジなんです。

　もちろん, 心臓手術やアブレーションを受けたり, 抗不整脈薬を常用されてる患者さんでは, 2：1 伝導でも 150/分よりだいぶ遅い場合もあるんです。

　でもね, 巷では圧倒的に「通常型」が多いですから, まずは"定石"を知るべきです。

Advice 心拍数150/分前後のnarrow QRS tachycardiaなら心房粗動を一度は考えるべし

　もちろん，2つ目の心電図（図3-7）などは，発作性上室頻拍が鑑別の候補で，後述するアデホスやワソランを打ってみる必要がある時もあるでしょう．

心房粗動＝整（レギュラー）はウソ？

　最初のA，心房細動はR-R間隔がとにかく不整なのが最大の特徴といいました．

　ともすると，残り3つがすべてR-R整（レギュラー）な頻拍のように思われるかもしれませんね．たしかに，洞頻脈と発作性上室頻拍はどこまでも，いつまでたっても整に見えるでしょう．

　後者のPSVTに関して，R-R間隔が不整な特殊型もあるんですけど，まぁ，かなり"重箱の隅"のさらに隅っこのハナシなんで，無視していいですよ（私が許可を出していいのかわかりませんが）．

　何事も例外をとことん突き詰めると，たいがいロクなことがありませんね．

　そして，意外かもしれませんが，心房粗動は基本はR-R間隔不整な不整脈です．

　ただ，とことん不整な心房細動とは違って，時と場合によっては整になることもある点がヤッカイです．教科書などで，とかくその点が強調されるため，心房粗動はすべて整と誤解している人が少なからずいるように普段から思っています．

　先に提示した心房粗動の心電図も，あえて整なものを選びましたが，現実世界では整"じゃない"心房粗動がたくさんあります．例えば次の心電図（図3-8），どうでしょうか？

　少なくとも，R-R間隔は整ではありませんね．QRS波は左の端から右の端までの10秒間に18個ですから，心拍数の概算値は108/分（検脈法）．

　ただ，心房細動かというと，そうじゃないです．

　例えば，Ⅲ誘導とV$_1$誘導をそれぞれ肢誘導，胸部誘導の代表として抜き出してみましょう（図3-9）．

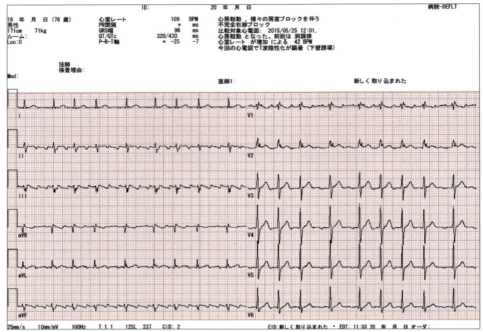

図 3-8 R-R 間隔が不整な心房粗動の一例

76歳，男性。通常型心房粗動。R-R 間隔は整ではないが，2：1 伝導と 3：1 伝導の混成であることがわかる。詳細は図 3-9 参照。

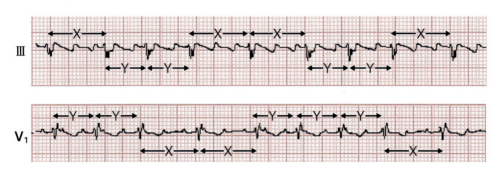

図 3-9 不整（イレギュラー）といっても心房粗動は"おとなしめ"

心電図（図 3-8）から抜粋（上段：Ⅲ誘導，下段：V₁誘導）。
R-R 間隔があいた部分に"ノコギリ歯"が確認できる（Ⅲ誘導）。X，Y については本文参照。

ちょっと見づらいかなぁ？

でも，勘のいい人は，実は R-R 間隔に 2 パターンしかないことに気づくはず。

図 3-9 で示す「X」と「Y」です，それは。しかも，上のⅢ誘導で，間隔が比較的あいた X の部分にノコギリ歯があると思いませんか？コレ，心房粗動の"証"ですよー。

房室伝導比 4：1 のままずっと一定だった心電図(図 3-4)のように，**R-R 間隔があいたほうが粗動(F)波は確認しやすい**のと同じ。QRS 波同士がつまっていると，T 波もつまって認識が難しくなるというワケ。

ここで，ノコギリの歯先の距離から F-F 間隔を割り出せば，X が「3：1」（F-F の 3 倍），Y は「2：1」（同 2 倍）だと判明します。F-F 間隔はほぼ 1 マス(5 mm)で，Ⅲ誘導で下向き，一方の V_1 誘導の F 波は上向きですから，「通常型心房粗動」の様相をしていますね。

別に難しいことじゃないんです。R-R 間隔は不整でも，よく見るとコンスタントな心房波(F 波)がある点，そして個々の **R-R 間隔が必ず F-F 間隔の何倍か**になるのが心房粗動の特徴です。これは次に述べる「心房頻拍」，通称エーティ(AT：atrial tachycardia)でも同じことです。

そして，房室伝導比がずっと同じだった時，たまたま全体で R-R 間隔が整になることもある。心房粗動のリズムはこうとらえたらシンプルでしょ。

心房粗動の R-R 間隔は整にも不整にもなり得る
スペースのあいた部分で固定の粗動波(F 波)を見抜けたら"勝ち"

「粗動か頻拍か」問題

心房粗動について少し詳しく話したので，だいぶイメージできてきましたか？「通常型」なら大丈夫そうだなぁ，そう思えた方は心強いです。

でも，通常型でない心房粗動（非通常型）とか，もともと「心房頻拍・粗動」でひとまとめにしてたうちの**心房頻拍はどうなのか**とかが気になってきたのでは？

『エーティ(AT)とフラッター(AFL)の違いって何なんですか？』

ふだん，私がよく受ける質問です。

でもね，実はコレ，今のご時世，真の"難題"といえる質問かもしれません。コタエがないんです。

　あ，もしかして，アナタの持ってる本に，両者を明快・容易に区別できるかのように書いてあるかも。

　だとしたら甘い。っていうか，古いわ，それ。

　そんなん言うけど，じゃあ先生，どうしてんのか言いなさいよ。……ツッコミ厳しいな（笑）。

　いや，だから"正解"はないですよ。でも，一応，私なりの見解は述べましょう。まず，最初に元も子もない結論からどうぞ。

体表面心電図のみでは心房頻拍と心房粗動とを明確に区別できない
臨床的に区別する意義に乏しく，「原則」に従った命名でOK

　「体表面」というのは，12誘導でもモニターでもホルター心電図でも，胸壁に電極を貼って記録する心電図という意味ね。

　『なーんかセンセイ，いつも教科書に書いてあることに，わざと反抗するようなことばかり言って……心電図界の"大御所"に睨まれますよ』

　うーん。だって，ホントのことなんだもん。

　でもね，若造ではありますが，一応，発言をひとまず聞いて下さいよ。

　「細動」の場合，心房興奮はランダムで，まさにカオス（chaotic）。心電図では，本来フラットなベースラインを，とらえどころのないf波（細動波）へと変貌させます。この"さざ波"は，どの部分をとっても定まった形をなしません。

　ところが，「粗動」や「頻拍」の場合は**一定（いつも同じ形）の心房波が規則正しく並ぶ**点が両者共通の特徴です。もちろん，P波の一種ですから，T波などの"影"に身を潜めたりはしますが，明確に1個ずつ，コレ，次はコレと指摘できるはず，心房頻拍・粗動ではね。循環器の世界では「オーガナイズ（organize）したP波」と言ったりしますね。わかりにくい言い方かもね，コレ。

　これが「細動」との決定的な違いです。

まずは，この大前提を理解してもらって，心房頻拍(AT)と心房粗動 (AFL) の波形的な違いを**図 3-10** にまとめてみました。

これが昔から言われてる教科書的な区別の仕方。さっき"古い"と言ったヤツです。

まず「波形」のイラスト，どうですか。一定の P 波，というか心房波はコンスタントにあるでしょう，どちらも。

これは共通なんですが，一つ目の違いは，その速さ，つまり**心房波のレート（心拍数）**です。

通常型心房粗動の場合，心房心拍数がだいたい 300/分だといいましたが，この値を中心に前後 50 の幅を持たせて"300 ± 50"，すなわち **250～350/分**が「粗動」ゾーンの心房心拍数とされます。

一方，心房頻拍の場合は，これよりもやや遅くて **100～250/分**です。

「頻拍(脈)」というからには，100/分以上で「粗動」の下限(250/分)には届かない，これが「頻拍」ゾーンです。

	心房頻拍	心房粗動
英語表記 （略称）	Atrial Tachycardia （AT）	Atrial Flutter （AFL）
心房心拍数 （P-P）	100～250/分 （100 以上で粗動以下）	250～350/分 （300±50）
波形	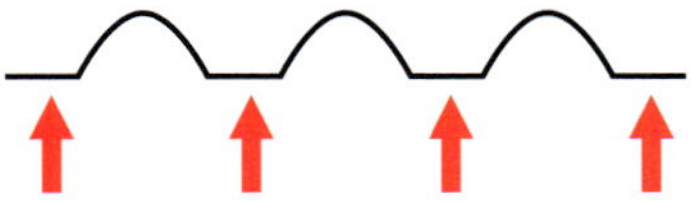	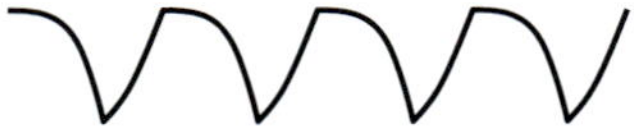
等電位線	あり（上欄 ↑）	なし
イメージ	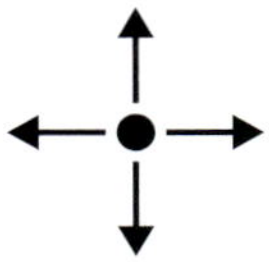	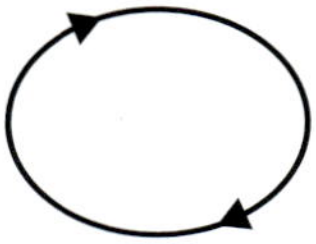

図 3-10　心房頻拍と心房粗動との比較
心房心拍数と等電位線の有無による古典的な分類。抗不整脈薬の使用やカテーテルアブレーション既往があると，きっちり区別できないケースも少なくない。

これはわかりますよね。計算の仕方は，隣り合う P-P 間隔で計算すると誤差も大きいので，心房波いくつかまとめて仮の心拍数を計算し，倍算しましょう（R-R 間隔を使って計算する方法などいくつかありますので，好みの方法で結構です）。

もう一つは「等電位線」があるかないか。でもこれは少しややこしいんで，心拍数だけで決めたらいいじゃないと思うんですがね，正直。

わかりやすく言ったら，"真一文字"のフラット・ラインのことです。P 波を見つけるための T-QRS 法で使ったのと同じ線が等電位線です。

これがあるってことは，心房筋がピタッとまったく動かない時間帯があるってことを意味すると考えて下さい。

この"静寂の時間"が「頻拍」のほうにあって，「粗動」のほうにないということは，図 3-10 の表最下段の「イメージ」にも関連してます。

「心房頻拍」のイメージ。それは"イカれた豆電球"。ものすごいペースで点灯しては消える「異常自動能」と呼ばれますが，この豆電球が消えてる間が等電位線になるのかな。この心房筋が止まってる時間帯があるというのが「心房頻拍」の特徴で，その結果，1 コ 1 コの心房波が認識しやすくなります。

一方の「心房粗動」の機序は，一般的に「リエントリー」，いわゆる"グルグル回路"とされてきました。電気が途切れず回り続ける以上，心房筋が"休むヒマなし"状態になるので，当然，等電位線はないというワケ。

言葉であれこれ言うより，実例で確認してみましょうか（図 3-11）。

症例は，1 年ちょっと前に心房細動のアブレーションを受け，しばらく調子の良かった方です。動悸，心不全疑いで紹介受診された際の心電図を示します（図 3-11）。ASAP 法ですと「心房頻拍・粗動」を疑うことになるでしょうか。

V₁ 誘導でも，Ⅲ誘導でもいいのですが，きれいな P 波が割合キッチリ確認できますね（図 3-11 中↓）。

隣同士の P-P の距離を眺めつつ R-R 間隔を見定めると，房室伝導比は 2：1 でしょう（R-R ≒ P-P×2）。2 心拍分の R-R 間隔が 60/分（5 マス）ですから，心房心拍数は 240/分，その 2：1 伝導で（心室）心拍数 120/分の narrow QRS tachycardia です。

そう。ビミョウですが，一応，心房頻拍の上限いっぱいで，少し自信ないです

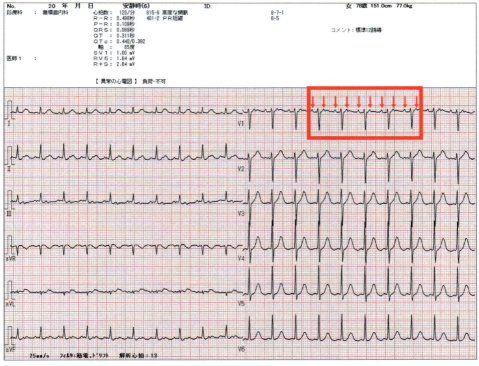

図 3-11 心房頻拍の心電図
78歳，女性。約1年半前に心房細動アブレーション歴あり。動悸持続を訴え，心不全で入院となる。2：1 心房頻拍。↓がP波。

が，等電位線も「あり」と考えれば，**心房頻拍**の基準に合致しますよね。

　この心房心拍数と等電位線の2つによる区別は，言われればフムフムと理解できます。でもね，ここで示した例（**図3-11**）はそれで良かったのですが，実際の世の中は，こんなに甘くないのです。

　現代の医療は，とても複雑化していて，昔の単純なモノサシでは測れない心房起源の不整脈がたーっくさんあります。

　不整脈の原因をカテーテルを使って焼いたり凍らせたりして治す**カテーテルアブレーション**や心臓外科医による**開心術**，そして心臓内の電気の流れるスピードを遅くしてしまう**抗不整脈薬**などなど……。

こうした治療を受けている患者さんでは，一見して心房粗動の波形に見えても，心拍数が心房頻拍ゾーンに入っていることもしばしばです（当然その逆もあり）。また，各種診断機器の進歩により，心房頻拍なのにリエントリー性だったり，心房粗動ゾーンの速い自動能が頻拍機序と判明するケースまであります。

また，心電図（図 3-11）もそうでしたが，心房心拍数を計算すると（240/分でした），ボーダーラインの 250/分前後となって，「頻拍」か「粗動」か悩む場面も多いです。挙句の果てには 350/分を明らかに超えるレギュラーな心房（P）波にも遭遇したりもします（一応「Ⅱ型心房粗動」という表現あり）。

ですから，最後に結論をもう一度。

心房頻拍・粗動の心電図を見た時の心構え

▶ まずは通常型の「心房粗動」でないか目を凝らす
▶ 心房心拍数（P-P）と等電位線による分類（図 3-10）を一応意識する
▶ アブレーション[*2]や心臓手術の既往あり，または"よくわからない"なら「心房頻拍」と言っておく

少し回りくどくなりましたが，まぁこんなモノですか，実際は。"よくわからない"状況でも，どうにかなる，これが私のスタンスの良いところ（笑）。

*　　　　*　　　　*

＊2　原則は心房細動に対するカテーテルアブレーションと考える。

残った発作性上室頻拍──"P"には何の特徴もなし

さぁ，少し心房頻拍・粗動の部分が長くなりました。最後の**発作性上室頻拍**はシンプルに終わりましょう。

心房頻拍・粗動との違いを表形式で述べた**図 3-3** のところでも言いましたが，PSVT には何の特徴もないんです，ホント。

私が珍しくオシャレした格好でデパートに行って，漆器かお皿のコーナーで，

「これといった特徴がないのが，美濃焼の特徴です」

という宣伝を聞いた時に度肝を抜かれた記憶がありますが，まさにそんなカンジ(笑)。

あ，以前から心電図で**デルタ波**が指摘されてるケースは別。**WPW 症候群**の患者さんが narrow QRS tachycardia なら，発作性上室頻拍でイッパツ正解。ただ，それだけじゃないのが発作性上室頻拍の難しいところ。

図 3-3 で波形の見た目も**"スッキリ・あっさり・主張しない感じ"**と書きましたが，ほんとそのまま。原則，シャープでキレイな波です。

一例でも示しましょうか(**図 3-12**)。

79 歳，女性で，お産以外には病院に行ったことがないという人が，たまらぬ動悸を訴え受診しました。

なんと，心拍数は約 200/分！

R-R 間隔は完全に整で，心房細動ではなさそう。

思わせぶりな T 波を誤って P 波と読んでしまいそうですが，(220 － 年齢)を優に超える心拍数から，洞(性)頻脈の線も捨てて下さい。

残るは心房頻拍・粗動か発作性上室頻拍か。

全体の波形を見渡しても，しつこくない感じのアッサリ波形だし，第一，心拍数 200/分で心房粗動の 300 とも縁遠い数字です。

臨床背景的には通常型心房粗動よりは発作性上室頻拍かな？

これだけ考察できたら，ほぼ満点。

さらにあれこれ考えるより，さっさか頻拍を止めてあげましょう。

アデホス(ATP)ですね。禁忌がなければ，ボーラス(急速静注)で 20mg(1A)な

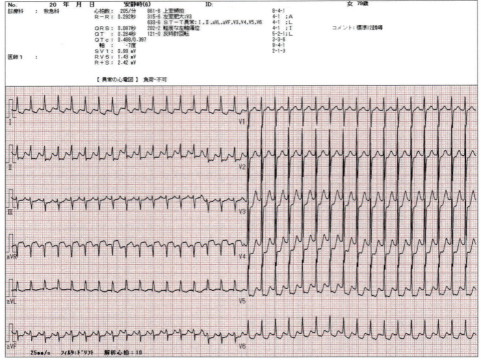

図 3-12 発作性上室頻拍の心電図
79歳，女性。既往なし。心拍数 200/分。突然の動悸で受診。

いし半分を打ってみましょう。「ちょっと気持ち悪いですよー。オエッとなります」と言ってね。

　これは診断的治療。**発作性上室頻拍なら停止する**ことが大半ですし，実際，この方でも停止が得られました（発作性上室頻拍と診断できました）。

　心房頻拍・粗動なら R-R 間隔がビューっとのびてノコギリ歯（F 波）が露呈するだけで，原則，頻拍は止まりません。こうした区別を要する人が時々います。

発作性上室頻拍を診断する最終手段はアデホス（なければワソランで代用）

冒頭症例の顛末

最初に提示した59歳の女性がどうなったか。

診断は **2：1心房頻拍**。「2：1」は房室伝導比でしたよね。

見た目的には心房粗動にも見えなくはないものの，開心術後ですし，まぁエーティ（AT）でいいかな。そんな風に考えました。

患者さんは少し神経質な方に見えましたが，一晩中，動悸に苦しめられて来院されたのと，採血でBNP値が500 pg/mL前後に上昇していることが判明しました。

ワーファリンの効きもよく，抗凝固療法の切れ間もないようでしたから，処置室で直流カルディオバージョン（cardioversion）を行いました。いわゆる"カウンター（電気）ショック"ですね。もちろん，鎮静下に。

幸い低エネルギーにて洞調律に戻り，抗不整脈薬の調整も行って帰宅してもらいました（翌週の再診時にはBNPも100弱の平常値に戻っていました）。

『なんか，本当にウソのように胸が軽くなりました。次の○○先生の外来まで我慢しようと思ったけど，思い切って受診して良かったです』

患者さんの多くは様々な思い・葛藤の中で受診を決意されていることを，あらためて思い知らされた瞬間でもありました。

私が尊敬するある身内のセンセイが，『PatientはPatienceなんだ。いろいろ我慢してるんだってことをわかる医師になりなさい』，そんな"医師道"の大切なことを教えてくれたことをふと思い出しました。

さいごに

長くなったnarrow QRS tachycardia鑑別セミナーも，これにて終了。
内容に満足いただけたでしょうか？
"ASAP"の語呂合わせで考える習慣，身につきそうですか？

はじめのうちは"できるだけはやく"（文字通りの ASAP）は無理にしても，ちゃんと続けていれば皆さんはきっとできる。『あなたは「頻拍」です』のような中途半端な診断で，何もせずに帰すような対応とは今日からサヨナラです。

　命には直結しないまでも，多くの narrow QRS tachycardia は患者さんを直接あるいは間接的に苦しめる元凶になります。それを見抜いてうまく対処できた喜びは，われわれ医師のやりがいにもつながると信じています。

3章の確認テスト

Q1 どんな心電図を見た時に「narrow QRS tachycardia」と診断するのでしょうか？

Q2 narrow QRS tachycardia で鑑別すべき主な不整脈4つを列挙できますか？（ヒント：便利な語呂合わせがありました）

Q3 narrow QRS tachycardia で最初に除外すべきは心房細動でした。ほかの3つと大きく違う点は何でしたか？また，ほかに診断の助けになる所見は？

Q4 洞（性）頻脈の大きな特徴は？「こんなに速いならサイナス（洞性）のはずがない」と思える心拍数条件はどんなでした？

Q5 心房頻拍・粗動の患者さんに高率に合併する不整脈は何でしたか？また，注意して聞くべき既往・手術歴は何でした？

Q6 心房粗動の約9割が通常型でした。ノコギリ状の心房波（鋸歯状波／F波）の向きがどうだったら，そう呼べるのでしょう？また，心拍数（R-R間隔）に見られる特徴も指摘できますか？

Q7 75歳，男性。降圧薬内服中で心疾患の指摘なし。心電図は心拍数が150/分前後でR-R間隔が整の narrow QRS tachycardia。考えるべき頻拍を2つ挙げるとしたら何になりますか？

Q8 「心房細動はR-R間隔が不整で，心房粗動は整である」・・・これって正しい？

Q9 心房頻拍と心房粗動を区別しようと思って注目するポイント2つは何？心房細動アブレーションや開心術の既往のある人で好まれる表現はどっちでした？

Q10 発作性上室頻拍の特効薬（静注）は？

【注】以下の症例 **Q11〜Q15** では，解答はすべて以下の選択肢①〜⑤の中から一つ選んで下さい。

　　　　①心房細動（AF）
　　　　②洞（性）頻脈（ST）
　　　　③心房頻拍・粗動（AT/AFL）
　　　　④発作性上室頻拍（PSVT）
　　　　⑤その他

Q11 49歳，女性。既往なし。数年前から不定期の動悸を自覚していた。今回は昼休み中に発作が出現し，持続するため来院。心電図（図 Q3-1）の読みとして適切なのは①〜⑤のどれでしょうか？

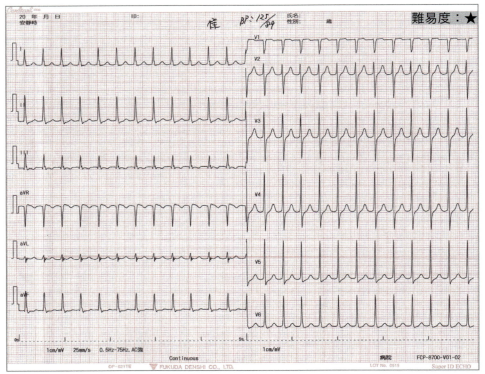

図 Q3-1 Q11（49歳，女性）の心電図

Q12 67歳，男性。高血圧，糖尿病を指摘されるも治療拒否。前夜からの胸部違和感を訴え外来受診。心電図（**図 Q3-2**）の読みとして適切なのは①〜⑤のどれでしょうか？

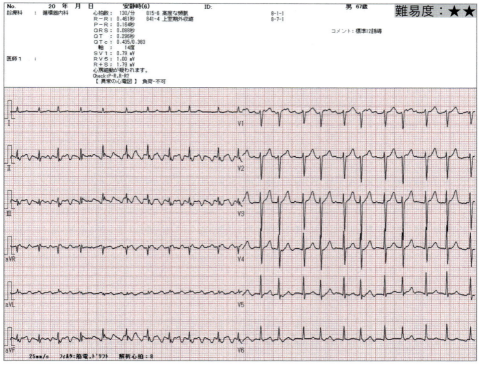

図 Q3-2 **Q12**（67歳，男性）の心電図

Q13 72歳，男性。冠動脈ステント留置，閉塞性動脈硬化症の既往あり。以前から近医で期外収縮の指摘あり。朝食後より動悸が出現。2時間してもおさまらないため来院した。心電図（**図 Q3-3**）の読みとして適切なのは①〜⑤のどれでしょうか？

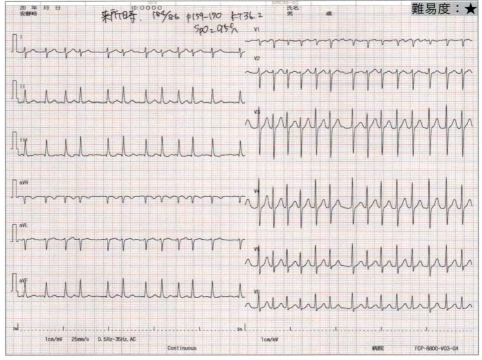

図 Q3-3 Q13（72歳，男性）の心電図

Q14 61歳，男性。僧帽弁置換術，メイズ手術後。動悸発作で救急受診した。心電図（図 Q3-4）の読みとして適切なのは①〜⑤のどれでしょうか？

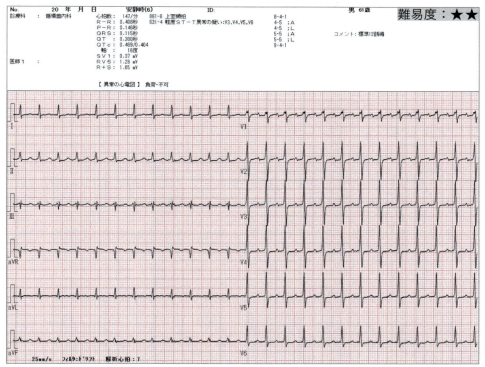

図 Q3-4 **Q14**（61歳，男性）の心電図

Q15 60歳，男性。5日前に心房細動・粗動に対するカテーテルアブレーションを受けた。退院して3日後，以前とは異なる強い動悸を訴え救急受診した。心電図(**図 Q3-5**)の読みとして適切なのは①〜⑤のどれでしょうか？

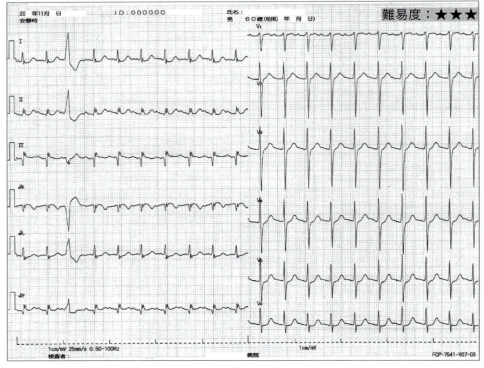

図 **Q3-5** **Q15**(60歳，男性)の心電図

解答例とコメント

A1 QRS 幅が正常(narrow)な頻拍(心拍数が 100/分以上)

▶ R-R 間隔は整でも不整でもどちらでも良い。

▶ QRS 幅が"狭い(narrow)"とは？ …… QRS 幅≦100 ms のこと。

A2 A：心房細動(AF)，S：洞(性)頻脈(sinus tachycardia)，A：心房頻拍・粗動(AT/AFL)，P：発作性上室頻拍(PSVT)の 4 つ

▶ "ASAP 法(メソッド)"として解説しました。次のように頭を整理しておくと良い (図 Q3-6)。

▶ 念のため 5 つ目の"その他"も入れるとなお良いが，ほぼ皆無といえる。

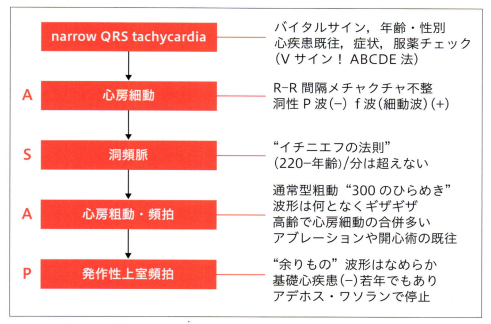

図 Q3-6 "ASAP 法"まとめ

A3 R-R 間隔がテンデンバラバラ(絶対性不整脈)，f 波(細動波)

▶ 心房粗動などでも R-R 間隔は不整となり得ることに注意(本文参照)。

A4 洞性 P 波 "イチニエフの法則"

▶ Ⅰ・Ⅱ・ₐVF・V₄〜V₆：陽性　ₐVR：陰性　を満たす P 波

▶ （心拍数の上限）220―年齢/分または×0.9（1 割減）でも OK

A5 心房細動，カテーテルアブレーションと心臓手術（開心術）

A6 Ⅱ・Ⅲ・ₐVF 誘導で下向き，V₁ 誘導で上向き（V₆ 誘導に向かってだんだん下向きへ変化していく），心拍数（R-R 間隔）が 300 の約数になる

A7 房室伝導比 2：1 の心房粗動，発作性上室頻拍

▶ その他（3 つ目）として心房頻拍なども考えられるが，可能性は低い。

▶ 「心拍数 150」と聞いたら反射的にニーイチ・ソドー（2：1 心房粗動）と言うくらいでちょうど良し。自分から疑わない限り正解にたどりつけない。

A8 前半（細動）は YES。後半（粗動）は NO。心房粗動では，むしろ R-R 間隔が整なこともある，くらいの認識がちょうど良い。

A9 心房心拍数（P-P）と等電位線の有無：実際の鑑別は図 3-10 参照，心房頻拍

▶ 心房粗動か心房頻拍かで悩んだら，ひとまず"エーティ"（AT：心房頻拍）と言っておくのが無難であった。

A10 アデホス-L コーワ注　または　ワソラン

A11 ④

▶ R-R 間隔：整，心拍数 150/分。鑑別に③心房粗動（通常型）も挙がるが，波形もなめらかで基礎心疾患，投薬などもなし。④が妥当。

A12 ③

▶ R-R 間隔：不整，心拍数 132/分（検脈法）。①心房細動と言えなくもないが，Ⅱ・Ⅲ・ₐVF 誘導の思わせぶりなノコギリ歯と実は R-R 間隔が 3 パターンしかないことに気づけば心房粗動と診断できる。粗動波の間隔（心房心拍数）も約 300/分，極性からも通常型と言える心電図。

A13 ①

▶ R-R 間隔：不整，心拍数 156/分（検脈法）。絶対性不整脈に加えて，ややおとなしめながら V₁ やⅡ誘導に f 波（細動波）が確認できる。

A14 ③

▶ R-R 間隔：整，心拍数 150/分。波形は全体的になめらかに見えるが，V₁ 誘導の QRS 波の手に P 波と思しき波形がある。発作性上室頻拍，2：1 通常型心房粗動も鑑別に置くが，開心術の既往に敏感になりたい。メイズ手術とは，心房細動に

対する外科手術。心房頻拍の1：1伝導と考えられる。

A15 ③

▶ 頻拍部分の心拍数 116/分（胸部誘導の検脈法なら 120/分）。肢誘導 3 拍目の心室期外収縮を除いて R-R 間隔は整であり，心房細動の再発とは考えにくい。病歴も合わせると③，特に心房頻拍と言ってしまうと気がラクになる。後にカテーテルアブレーションで根治。

▶ もちろん，理論的には②や④の線も 100％否定はできない。しかし，アデホス投与で頻拍は停止せず。洞調律時とは微妙に波形・極性の異なる P 波が顕在化し（図 **Q3-7**），③との確定診断に至った。

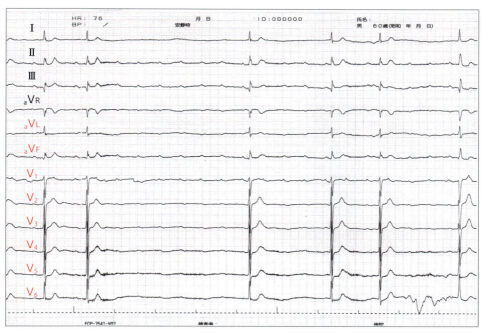

図 Q3-7 Q15（60歳，男性）のアデホス急速静注後の心電図

小笹流 私はこう読む — 3 章

本章では，narrow QRS tachycardia，すなわち AF（心房細動），sinus tachycardia（洞頻脈），AFL（心房粗動）および AT（心房頻拍），そして PSVT（発作性上室頻拍）の鑑別について学びます。それぞれの頻脈性不整脈の頭文字をとって，ASAP（as soon as possible）というのは，覚えやすいですね。

　私が研修医の頃，当時はスーパーローテーション制度が始まる前でしたが，1 年目から救急患者の初期対応を担当することがしばしばありました。1 年目の場合は 3 年目の修練医がバックアップにつきますので，不安があればコールして相談しますが，基本的には救急室での初期対応は研修医に任されていました。そんな救急当番の日に PSVT の患者さんが来ると，「やった！」という感じで嬉しかったのを覚えています。PSVT は派手な頻脈で，患者さんの症状も割と強いけれど，ワソランやアデホスの投与でさっと治まるので，初期対応をする医師としての「やりがい」を感じるにはもってこいだったのです。今でこそ推奨されませんが，当時は迷走神経刺激法として頸動脈洞マッサージも一般的に行われていました。自分が PSVT の患者さんの頸部に手を当てて，それだけでピタッとモニター音が静かになった時には，「ゴッドハンド？」なんて鼻高々に思ったものです。当時は，narrow QRS tachycardia の患者さんが来院したら，「まずは血圧を測って，その後はワソランかアデホス，診断的治療だ」と，上級医に教わりました。12 誘導心電図をしっかり読んで，AFL や AT との鑑別を考えることはほとんどなかったです。アデホスは数秒間心拍が止まるので，ちょっと怖がって研修医仲間は使いたがらなかったですが，"診断的治療"なんて，振り返れば，ほとんど頭を使っていなかったものだと反省します。当時の私がこの心電図講義を受けることができたら，もっと早く不整脈の本質に近づけたことでしょう。AFL と AT の違いについては，不整脈非専門医は混乱しがちなところですが，本章を読んですっきりしました。心拍数 150/分前後の narrow QRS tachycardia では必ず 2：1 AFL を疑えというのも，覚えておきたいポイントです。

　それにしても，本章の冒頭に登場する研修医は，積極性が低い感じですね。ワソランくらい打ってみてもよかったのでは・・・？

　救急当番を担当する新卒医師には本章を読み，narrow QRS tachycardia を診断できる力をぜひ身に着けてもらいたいところです。

4

P波の正確な認識ってダイジ
イチニエフと唱える前に

とっておき(!?)の失敗談

「弘法も筆の誤り」

なんて言葉，小学校か中学校くらいで習いましたよね？

もちろん，浅学菲才な私など，弘法大師の足元にも及びませんが，一応，循環器病の診断と治療を生業とする専門医です。世間的には，まぁ心臓に関しては"プロ"と思われてるんだからと，自身を鼓舞しながら仕事をしています(笑)。

なかでも，心電図への愛着は人の何倍も強いつもりです。

昔ながらの"研究肌"で頭のカタイ上司や同僚の評価はともかく，まったく独力でテキストを何冊か書いて世に問う活動をライフワークの一つとしています。

幸い多くの読者の皆さまからは温かい言葉・評価をいただき，それが次の"作品"を生み出す大きな原動力です(人知れぬ苦労も多々あります……)。

もちろん，日々の診療でも，とりわけ"プロ"の名に恥じぬ高精度の心電図判読をウリにしているつもりです。

ただ，もともと大のニガテさんからスタートしていますので，ほんとにたーっくさんの"失敗"もしてきました。おそらくそんじょそこらの人に負けません。何の"自慢"をしてるんだか(笑)。

医師として10年目くらいになってからは，少なくとも心電図に関して，ほとんどミスはないかなと思っていましたが，実は時々ポカやってるんです。ですから今回は，比較的最近，私が犯した心電図のミスのお話をしようかと思いまして。

基本"笑い話"の感覚で結構です。

皆さん自身が，私と同じ患者さんを診ている感じで読んで下さい。

よく私が**"イチニエフの法則"**と呼んで，

『Ⅰ・Ⅱ・aV$_F$・V$_4$〜V$_6$誘導で陽性，aV$_R$誘導で陰性のP波がコンスタントにある

121

時に「洞調律」って言います。いいですか，皆さん，これは"定義"なんです』

　なーんて，偉そうに言っちゃってるヤツです。本書でも「心房細動の診断手順」を説明する際に，バッチリ登場しています（→第1章参照）。

　ふり返ってみると，"言い訳"もなくはないですが（笑），そんなグダグダよりも，ミスを供覧するほうが，少しでも皆さんのお役に立つと思って。いつかどこかで何かの文章に使おうと温めてきたケースです。

クセモノ！術前コンサルト

　では，早速始めます。その日は私の外来日。

　当時の私の外来は，予約（再来）の患者さんとは別に，他科からのコンサルテーションの"窓口"のような役割も兼ねた枠でした。そう，若手のデューティー（duty）によくありますね。

　この他科受診のおよそ半分は外科系の診療科からのコンサルテーションで，何らかの手術を控えた患者さんのうち，心血管系疾患の既往や心電図異常のある方が回ってきます。

　術前リスクとか耐術性の評価とか……循環器医なら『なんで俺（私）が？』と一度は思ったことのある，アレです。

　ごくごく軽微な心電図所見で，あまり深く考えずに"No Problem！"と返答すればいいようなケースであっても，当日はじめて対面する患者さんの把握には何かと手間どるもの。

　問診・診察してひととおりの検査チェック，カルテ記載，依頼元の先生にお返事……という"流れ作業"でも，何人ともなると，まあまあストレスフルだと思いませんか？

症例提示：Aさん

　Aさんもそんな術前コンサルトでやって来た患者さんの一人でした。

　当日，特に多めの10件超のコンサルテーションと"格闘"した後，最後の最後に私のところに回って来ました。

4

P波の正確な認識ってダイジ

症例情報

いつもお世話になっています。

左外反母趾に対し，全身麻酔下で手術(○時間，出血量：○ mL)を予定している60歳代の女性です。

術前検査で心電図異常を指摘されました。過去に不整脈や心不全を指摘されているようです。周術期リスクと耐術性をご評価下さい。

整形外科　○○拝

シンプルな依頼文の中で「不整脈」と「心不全」という2つの単語だけが少しだけ気になりつつ，私は患者さんを診察室に迎え入れました。

Aさんの話では，炊事・洗濯や買い物は全部一人でできるが，ふとした時にドキドキやクラッとくる感じが以前からあるとのこと。

もともと「足がむくんだら飲みなさい」と近医で利尿薬を処方されていたようですが，オシッコが近くなるのがイヤで，あまり飲んでなかった様子。軽い不整脈とは前から言われているけれど，入院したこともなく，自分は心臓が悪いという認識はまったくないようでした。

ただ，1か月ほど前のある日，夜中に突然苦しくなって，近くの病院で点滴してもらったことがあり，その時に「心不全かも」と言われたけれど，割合すぐに症状が取れたため，それから受診しなかったそうです。

どうです？なかなかのツワモノの予感のする，そんな患者でしたよ，Aさんは。

心電図どうでしょう？

Aさんの胸部X線はというと，心胸郭比60％近い心拡大と太めの肺動脈陰影で，いわゆるハイモンリ(肺紋理)が"賑やか"な印象でした。

『たしかに慢性の心不全はありそうだなぁ。もう一つは「不整脈」か。やっぱり決め手はシンデンズかなぁ？』

のような感じ。私はナースが事前に印刷してカルテに挟んでくれた心電図を目にしました。実物を提示しましょう(図4-1)。

123

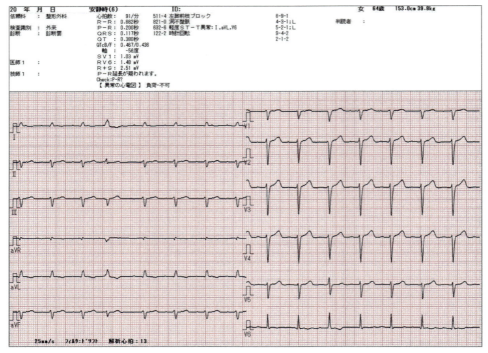

図 4-1 術前対診となった A さん(64 歳,女性)の心電図──その 1
肢誘導の心室期外収縮を除いて R-R 間隔は整。キャリブレーション(較正波形)に注目できた人は素晴らしい。

　さぁ,この心電図(図 4-1),皆さんならどう読みますか？
　ノーヒントでビシっと正解を言い当てられる人は素晴らしいです。心電図に関して私よりは数段ウワテ(上手)でしょう。

　後から反省してみると,実はこれがクセモノだったんです！
　もちろん,わざわざ紙に印刷してくれたナースは全然悪くないです。その日,だいぶ疲れてたとはいえ,僕の"不注意",ただそれに尽きるのです。

　なんか一人でつっ走ってゴメンなさい。後々,ちゃんと言いますからね。

いつもの手順で……調律わかりますか？

　最初からあれこれ言いましたが,あまり気にせずに"いつもの手順"で読むこと

がタイセツです，心電図というのは。

まずは R-R 間隔から。

これは完全には整でなく，ちょっと慣れた人なら，

『おおむね整ですが，肢誘導の 4 拍目がピーブイシー（心室期外収縮）なんで，こ
こだけ不整になっています』

などとコメントするかもしれません。

では次。心拍数はどうですか。

本書でも随所で紹介している"検脈法"ですと，90/分かな（→第 1 章参照）。

また別には，R-R 間隔が整な部分に注目し，かつ 2 拍まとめて見る方法（胸部誘
導 2〜5 拍）で，期外収縮以外のベース部分も 90/分くらいと読めた人もいるで
しょうか。

次は？

心電図があまり得意でない人たちに読み方を教える時，私がはこの段階で，R-R
間隔，Rate（心拍数）に続く 3 つ目の"R"として **Rhythm** をチェックしてもらいます。

リズムというのは「調律」，ここでは特に**洞調律**，いわゆるサイナスリズムかどう
かの確認をするプロセス。そのための方法が冒頭述べた"イチニエフの法則"なの
でした。

素直に見ますと，QRS 波のちょっと手前の"いつもの場所"に P 波がいるように
見えますよね。

同時相を目で追いかけてみても，Ⅰ・Ⅱ・$_a$V$_F$，そして V$_4$・V$_5$・V$_6$ 誘導とまぁ陽性，
$_a$V$_R$ 誘導でも P 波も陰性のように見えますね。

ということは，これはサイナス（洞調律）ですよね……？

ちょっと待って。ちょっとだけ冷静になって，遠目に眺めれば，Ⅰ や $_a$V$_L$ 誘導の
様子が何となくおかしいなぁと気づくべきです。

でも，疲労 MAX のためか，ただ単に早く処理しようと焦ったのか，私はその日
そう思わなかったのでした。しかも，さらに恥ずかしいことに，「左軸偏位」や「陰
性 T」などが所見としてカルテ記載されており，まったくいい加減にチラ見しただ
けとも言えない感じでした。もし，プレゼンしてみなさいと言われたら，

『心拍数 90/分前後の"洞調律"で，ピーブイシーを認めます。QRS 軸は左軸偏位で，$_a$V$_L$・V$_6$ 誘導に陰性 T を認めます』

と口走ってしまうかも。

でもね，ブッ，ブー。フセーカイ（不正解）でーす！

今なら自分にそう言います。正直，顔から火が出そうなくらい恥ずかしいことです。"エセ専門家"というご指摘にも，返す言葉がないくらい（笑）。

心電図のスケールに注目

めずらしく弱気になってしまいましたが（笑），何がマズかったのか，一緒にふり返ってみませんか？

反省点はいくつかありますが，まず，私が目にした心電図がオリジナルのサイズではなかった点。もう一度，よく見直して下さい（図 4-1）。

……皆さん，気づきましたか？

注目すべきは画像中央，オシロスコープでしたっけ，そんな人工的な"ピコ波"がありますよね（正式には矩形波とか何とか言うんでしょ）。

ふだんから心電図のスケール，気にしてますか？

実は，最初に提示した心電図（図 4-1）は，胸部誘導の波高がすべて 1/2 に縮小された，俗にいう"ハーフサイズ"の心電図だったのです。

ちなみに，"真"の心電図もお示しします。コレが原寸大なんです（図 4-2）。

どうでしょう？

全然，さっきのと見栄えが違うのではなでしょうか……？

はじめからこの心電図を見ていたら，どんなに疲れてても，もう少しまともな読みができたような気がします。でも，悲しいかな，当日ついぞ原寸大のこの心電図（図 4-2）が私の目にふれることはありませんでした。

なるほどね。で，結局，私はどうしたんでしょう？

幸い，手術までまだ 1 か月ほど日があったので，ひとまず心エコーと運動負荷心電図でもやってもらうことにしました。その結果も合わせて，リスク評価や耐術性をコメントしようかなと考えたようです。

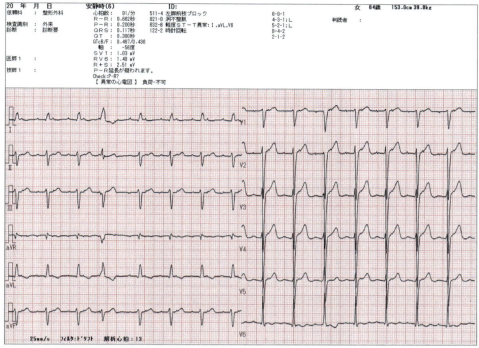

図 4-2　術前対診となった A さんの心電図──その 2
心電図自体は図 4-1 と同一。こちらが原寸大（オリジナルサイズ）だった。これを見たら，診断はどうなりますか？

　この時点では，まさか自分の心電図の読みが"不適切"だなんて，思ってもいませんでした。でも，翌週の再来診察のタイミングを待たずして，私は自分のミスジャッジに気付かされることになるとは……。

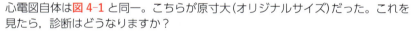

検査室からの電話

　その数日後，トレッドミル検査当番の先生から電話がかかってきました。微妙な心電図の判定や，検査中に何かしらの不整脈が起きた時にはよくことあることです。

検査を受けたのは，ほんの何日か前に自分でオーダーしたAさんだったのですが，私は当初まったく気づいていませんでした。

　『せ，先生，検査を始める前から脈が速めでしたが，運動をはじめて1分もたたないうちにいきなり頻拍になって……これって，ピーエスブイティー[*1]でしょうか？慌ててしまって，そこで検査を終了したんですけど，そしたら自然にまた元どおりの脈になったんです』

　その先生は，病棟にいた私のところに実際の検査記録を持ってきてくれました。その心電図を次頁に示します（図4-3）。

　これはたしかにビックリ心電図です。どうですか？

　心拍数200/分近いregular narrow QRS tachycardiaです。たしかに，この心電図1枚だけ見ると"発作性上室頻拍"と思うのも無理ないでしょう。

　『ふだんから，動くと時々こんなドキドキはあるんです。しんどくなって休むと，また大丈夫になるんです』と，Aさん本人は意外に平気な感じだったようですが，担当の先生がすぐに負荷をストップしてくれたため，大事に至らずにすんだのだと思います。

　検査冊子をザーッとめくり，何枚かの心電図を見てピンときた私は，『この方って，いつもはどんな12誘導だったっけかな……？』とチェックしてみようと思いました。

　そして，な，なんと，実は，パソコンの画面上で表示された画像が……実は図4-2に示した，オリジナルサイズの心電図だったのです！

　これを見た瞬間，ははぁと間髪入れずに，

　『先生，これはピーエスブイティーというよりも心房頻拍，エーティ(AT)だと思うよ。少しわかりづらいけど，外来の12誘導もエーティだもんね。今日の検査前は"ニーイチ"（2：1房室伝導）で，それが運動したから"イチイチ"（1：1房室伝導）になったんだね。たった1分くらい歩いただけでこんなになっちゃうんなら，レート・コントロールしたほうがいいよね。ベータ（β遮断薬）かワソランでどう？あと，アブレーションも検討かなぁ』

[*1]　PSVT：発作性上室頻拍

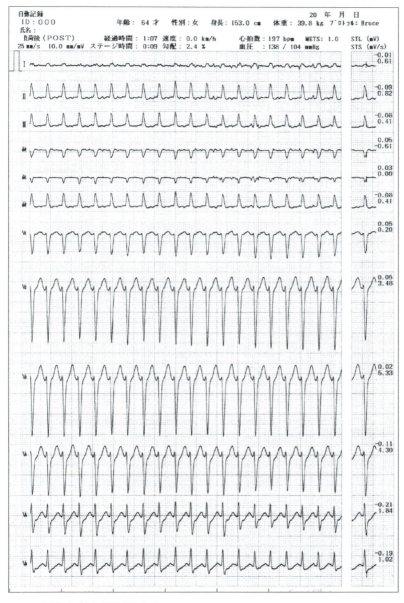

図 4-3 運動負荷心電図検査中の1コマ

Aさんの運動負荷試験（トレッドミル）の一場面。運動開始1分後に突然 narrow QRS tachycardia（200/分）となった。意識レベルや血圧は安定しており，強めの動悸の訴えのみであった。

のような感じでコメントしたのではないかと思います．実はこの時点でも，私は，この患者さんが外来で自身がコンサルテーションを受けたAさんであることに気づいていませんでした．

その場では患者IDと名前だけ控えておき，手のあいた時に少しだけコメントを記載しておくことにしたんです．その後，実際に電子カルテを開いた時……"すべて"に気づいて，異常なほどの恥ずかしさがこみ上げてきました．

『あっ，ヤバイ．ついこないだオレ診てんじゃんかぁー』

そう思ってもあとの祭り．

朝一番の体調万全の状態で心電図(図4-2)を見たためか，当然のようにおかしげなV₁誘導に着目し，きっちり2：1房室伝導の心房頻拍(AT)と診断できていたのです(図4-4)．

これは，少なくとも不整脈の"プロ"ならば，絶対に見逃しようのない所見です．"難しい"の範疇なんかには全然入らないレベルなんだと思います．

ほかに，Ⅰ誘導や aV_L 誘導を見たって，QRS波の直後なんかにもポッチ状の小波がハッキリと確認できます(図4-2)．

いったい，どこで頭に血がのぼったのか，これを「洞調律」と言ってのけた自分の愚かさが身にしみて感じられました．1日の疲れ，"外来疲れ"なんて，すべて言い訳にすぎませんね．

穴があったら入りたい，オレを埋めてくれ，そんな感じです(笑)．

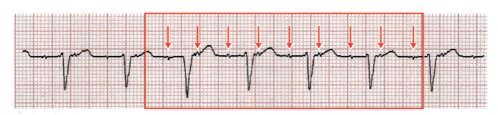

図 4-4　V₁ 誘導のみ(図 4-2 より抜粋)
QRS手前(T-QRSライン)以外に，T波の上行脚にも明瞭にP波が確認できる(赤矢印↓)．R-R間隔がP-P間隔の2倍で房室伝導比2：1の心房頻拍(ないし粗動)と診断できる．煩雑さを避けるため，↓は赤枠内のみで示した．

『P 波は QRS 波の直前の"定位置"にばかりあると思ってはダメですよ。T 波や，時には QRS 内に埋没してるんだから』

なーんて，いつも皆さんに P 波の"神出鬼没"ぶりを強調してるの，どこの誰なんだか……。

反省から見えた課題

ミスしたことを嘆いているだけでは何も始まりません。

どうしてこのような間違いをしてしまったのか，自分なりにあれこれ考察してみました。

まず，A さんの心電図がトリッキーで，一見，QRS 波やや手前のちょうどいいタイミングで，イチニエフの法則の基準に合致する P 波があるように見えてしまった点。なんたる思わせぶり！

このためイージーケースと勘違いして，いくつかの誘導($_aV_L$ など)ではっきり見えていた，T 波(上行脚)に刻まれた心房頻拍の P 波を見落としていました。基本がおろそかになっています。やはり弘法にはほど遠い，"筆の誤り"ばかりです(笑)。

イチニエフの法則はたしかに有用ですが，大前提として，P 波を正しく認識できたうえでのハナシだということ。QRS 波の直前に思わせぶりな波があっても，必ず"横方向"も見渡して，また周囲の誘導にも気を配るべきです。

また，"非"洞調律の際に診断の要となることの多い V_1 誘導の様子観察を怠ってしまったことも大いに反省すべき点でしょう。

いや，もしかしたら，一瞥をくれるくらいはしたかもしれません。もしかして，気づかなかったのでは？

その背景には，期せずしてハーフサイズの心電図を使って判読してしまった点があるのです。これも大きな要因だと思います。

心電図を紙に印刷する際，胸部誘導の QRS 波高が高いと自動的にハーフサイズで印刷される設定になっていることがあり，今回のケースもそうでした。もちろん，心電図中央の"オシロスコープ波形"の高さが 5 mm な点に留意すべきでしたが，時間に追われ，1 日の疲労もピークだった私は完全に油断していました。

ハーフサイズ心電図では，当然 V$_1$ 誘導の P 波高も半分になります。ただでさえ小さな波なのに，高さが半分ともなると……絶望的ですよね（笑）。

実際，最初に示した心電図（図 4-1），もう 1 回見て下さい。

そんな風に言われたら V$_1$ 誘導，かなり平たい P 波があるような気もしますが，やっぱ相当見づらい波形となっていますでしょ。図 4-1 は実物の心電図より小さいので余計にね。

やはりハーフサイズ心電図は"弊害"以外の何者でもありません。見た目がゴチャゴチャしなくて"目にやさしい"，よって，胸部誘導の「移行帯」が確認しやすい……って，それが何の役に立つっていうの??

もちろん，印刷して目の前に準備してくれた親切なナースには感謝しています。

いろいろ気づかなかった私の鍛錬が足りないだけ，そう思うことで次の一歩が踏み出せます。まだまだ私も"半人前"だなぁ……トホホ（泣）。

まぁ，何を言ってもすべて言い訳がましく聞こえますよね。でも，反省する過程でいろいろ考察することで，大事なことが見えてきました。往復ビンタされて，ハッと我に返ったような，そんな感じかもしれません。

誰もがはまる"落とし穴"かも？

実は，まだ興味深いことがあります。

実はこの A さん，1 年前にも反対の足（右）に対して同様の手術を受けていました。その際も今回同様，術前スクリーニング検査と循環器内科への対診がなされていました。実は，この時の心電図が入手できたので，それもここに示しておきます（図 4-5）。

R-R 間隔が整な部分が 100/分くらいの心拍数に相当しますから，油断しますと，

『心拍数 100 ちょっとの洞（性）頻脈で，心房期外収縮を頻回に認めます』

なんて読んだら，私と"同じ穴の狢"ですよぉー（笑）。

これも「心房頻拍」が正解（V$_1$ 誘導に注目）。1 年前から続いてるんですかね。

ちなみにですが，実は，この時コンサルトを受けた循環器の先生は，「sinus（rhythm）with PACs」と読んで，特に追加検査することなく「手術に際して問題な

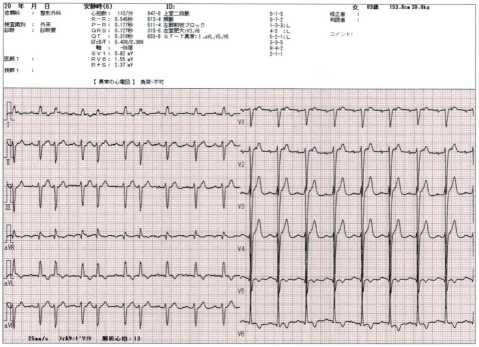

図 4-5　約 1 年前の 12 誘導心電図
心房頻拍は 1 年前から続いていた。肢誘導は 3：2 と 2：1 の房室伝導の混成，胸部誘導はすべて 2：1 伝導となっていることに気づくべき。

し」と返答しています。

　ふーん。この先生とは仲良くなれそうです。お互い傷をなめ合う感じで(笑)。

最後の教訓

　心エコーのほうはというと，左室内腔は拡大していて，収縮能もびまん性に低下していました〔駆出率(EF)40％〕。

　いろいろ振り回された私でしたが，最終的に選んだ方策は，A さんご本人，そして整形外科の先生とも相談のうえ，足の手術をいったん延期してもらうことでした。

　まずは心臓の精査・加療を優先しましょうとご入院いただき，精査した結果，「拡

張型心筋症」との診断に至り，臨床経過も概ね説明可能と思われました。慢性心不全の標準的治療薬に加えて抗不整脈薬を投与し，適応なタイミングで心房頻拍に対しては電気的除細動（カルディオバージョン）を行いました。

　その後，しばらく自分の外来でフォローしていました。頻拍の再発なく順調に経過し，当初の目的であった足の手術も無事に終えることができましたとさ。めでたし，めでたし。

　Aさんは最初の出会いから，ある意味ヒヤッとさせられた症例でした。でも，その後に何とか挽回して，『先生に見てもらって薬を飲んでから調子がええんよ。足も手術できたし，ありがとうな』と言ってもらった時には，いつも以上に医師としての誇りを感じた気がします。

洞調律の診断（イチニエフの法則）は，正確なP波の認識あってこそ

ハーフサイズ心電図は相手にしない。必ずオリジナルサイズで判読するクセをつけるべき。人にハーフサイズで渡されても，自分でそう気づくべし

　教訓めかして誠に恐縮ですが，この2点が私が本章で伝えたかったこと。Aさんにご登場いただき，自分の身を削ってお伝えしたつもりです。伝わりましたでしょうか？

　何事も基本が大切。そして，油断と焦りは常に禁物です。

　これは別に心電図の世界に限ったことではないですよね。そのことをあらためて教えてくれた，Aさんは私の大事な"先生"として頭の中に刻まれています。

4章の確認テスト

Q1 心電図用紙に描かれる(A)や(B)のことを何と呼びますか？また，それぞれどういうことを意味しているでしょうか？

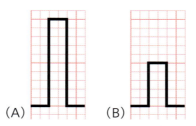

Q2 5 mm/mVの"2分の1スケール"で描画された心電図で診断・評価が難しくなるのは以下のうちのどれでしょう？すべて選んで下さい。
①脚ブロック
② ST変化
③心房頻拍・粗動
④ QT間隔
⑤左室肥大

Q3 5 mm/mVの"2分の1スケール心電図"のメリットがあるとしたら何でしょうか？

Q4 89歳，男性。慢性心不全，脳梗塞後としてフォロー中。定期外来受診時の心電図を示す（図 Q4-1）。この心電図の所見として誤っているものはどれですか？
　①完全右脚ブロック
　②心室期外収縮
　③左軸偏位
　④洞調律
　⑤心房粗細動

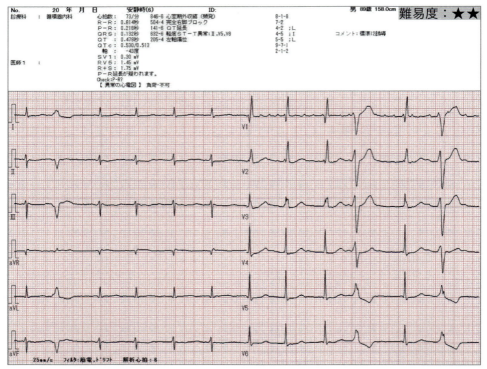

図 Q4-1　**Q4**（89歳，男性）の心電図

4 P波の正確な認識ってダイジ

Q5 75歳，男性。慢性心房細動でフォローされていたが，約半年前にアブレーションを受けた。外来受診時に次の訴えあり。

『いつも朝70弱でここんとこ調子良かったのに，何日か前から脈が90になったり100になったりする。特に体を動かすとダメな気がする』

受診当日の心電図（図 **Q4-2**）の正しい診断は以下のどれになるでしょう？前月に受診した際の心電図（図 **Q4-3**）も参考にして下さい。

①異所性心房調律
②心房細動
③正常洞調律
④心房頻拍
⑤頻発性心房期外収縮

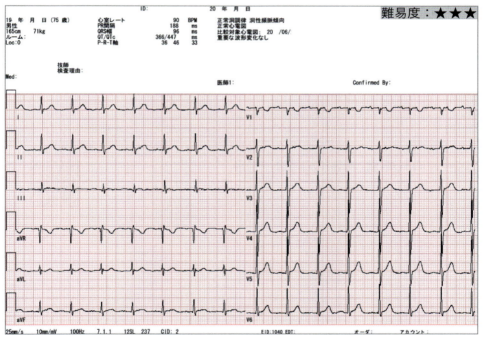

図 **Q4-2** **Q5**（75歳，男性）の心電図——受診時

137

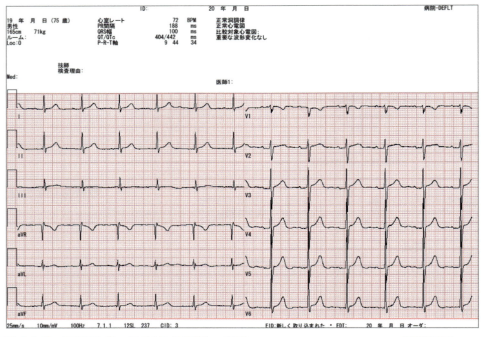

図 Q4-3　**Q5**(75歳，男性)の心電図──前月

解答例とコメント

A1 較正(キャリブレーション)波形
(A)波高 10 mm(1 cm)が 1 mV に相当(オリジナルサイズ)
(B)波高 5 mm が 1 mV に相当(ハーフサイズ)

A2 ②偏位が半分(過小評価),③心房(P)波が認識しづらくなる,⑤ QRS 波高が高い(高電位差)ことに気づきにくい・ST 変化もわかりづらい

A3 胸部誘導の移行帯がどこか見やすい(波形の重なりがないため)

▶ 通常はデメリットが移行帯を知るメリットよりも圧倒的に大きいため,基本的に心電図の判読には推奨されないというのが私の主張。

A4 ④

▶ PVC(心室期外収縮)の部分を除いて R-R 間隔が整となっている。"イチニエフの法則"を意識しないと,誤って「洞調律」と口走ってしまうかもしれない。

▶ では「異所性心房調律」と言ったらいい?否。これも間違い。P 波に困ったら"V₁様"にお伺いをたてるべき。明瞭な粗動状の波が確認できるはず(心房粗細動)。

A5 ④

▶ まずまずの難問。問題の心電図(**図 Q4-2**)だけで診断するのは難しい。R-R 間隔は整で,一見すると"イチニエフの法則"を満たしそうな P 波があるように見えてしまう(だいぶ平坦だが)。ちなみに,心電計の自動診断でも"正常洞調律"と判読されている。

▶ 調子の良かった前月の心電図(**図 Q4-3**)と比較して考えることが重要。肢誘導の P 波の違いはよくわからないが,胸部誘導は明らかに異なる(**図 Q4-3** は異所性心房調律:72/分)。

▶ ここでも P 波に困ったら"V₁様"の定石通り。QRS 波と T 波の間(ST 部分)に不自然なデコボコがあり,(**図 Q4-3**)にはない。これが"隠れ P 波"と読めたら素晴らしい(**図 Q4-4** 中↓)。房室伝導比 2:1 の心房頻拍(P-P:180/分)が心電図(**図 Q4-2**)の正しい診断。この症例では V₂ 誘導でも P 波が確認しやすい(**図 Q4-4**)。

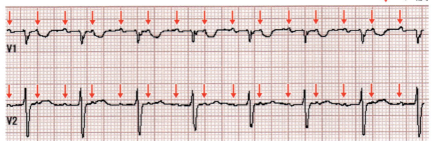

図 Q4-4　図 Q4-2 より抜粋—V₁・V₂ 誘導

小笹流 私はこう読む ― 4 章

　4章では，P波の識別について，特にハーフサイズの心電図（キャリブレーションが5 mm）では要注意であることを学びます．杉山先生ご自身が痛い思いをされたというAT（心房頻拍）患者の心電図ですが，たしかに循環器科医の私もパッと見ではATとはわかりづらいです．少なくとも心房に何らかの問題がありそうですが，P波が不明瞭な洞調律の患者さんもいますので，なんとも，というところでしょうか．心電図について杉山先生ほど自信がない私なら，ちょっとじっくり心電図を眺めて考えたかと思います．ついでに自動診断も確認したりして……ここでは，自動診断は「洞不整脈」，となっていますね．少なくともこのハーフサイズの心電図を見て，私もATであることには気づかなかったと思います．波形について，ハーフサイズの心電図では，左室肥大もマスクされてしまいます．しかし，「R波増高不良」のように見えてしまいますので，何らかの心筋障害を疑ったと思います．

　次にすることは，やはり心エコー，運動負荷でしょうか．術前対診の場合，心エコーによる心機能評価のみで済ませるケースもあろうかと思いますが，患者さんが労作時の症状を訴えた場合，私は必ず運動負荷試験をオーダーしています．ですから結局，杉山先生と同じ状況に追い込まれたと思います．本症例の場合，軽度の運動で頻脈発作が生じることがはっきりわかって結果的には良かった(!?)ですが，安静時の心電図で洞調律と思っていた患者さんが急に心拍数200/分の頻脈になると，検査に立ち会う医師・検査技師は驚いてしまいますよね．運動により交感神経活性が増加するため，AF（心房細動）やAT/AFL（心房粗動）の患者さんでは，しばしば運動負荷で高度の頻脈が誘発されます．私も以前に運動負荷で心拍数が突然250/分まで上昇したAFLの症例を経験しました．ただし，事前に不整脈の存在に気づいていれば，ある程度心構えができるので，そんなに慌てずに済みます．

　とにかく，どんな時も，心電図はフルサイズ（10 mmキャリブレーション）で評価しP波を確認せよ，というのが本章の一番大切なところでしょう．心電図のキャリブレーションは，必ず最初に確認する癖をつけたいところです．

5 実例で学ぶ wide QRS tachycardia
理想と現実の狭間で

患者さんは突然に

それはある年の9月のこと。秋だというのにまだまだ暑さが続き，台風が日本列島に接近し，各所に大雨を降らせていました。当時，大学院生の私は，隣県にアルバイトに来ていました。

当日その病院は"輪番日"。朝からたくさんの患者さんが救急で来院されました。いったん流れが途切れたかと思われた夜10時頃，ナースから1本の電話が……。

『つい先日までウチに心不全で入院していた患者さんの家族から「胸が苦しくて仕方がないと言うので受診したい」という依頼ですが，来てもらっていいですか？』

この気候で心不全がまた悪くなったのかな？
と何気なく思って，「いいですよ」と返答。次の話はそれに続く一コマです。

症例情報

【症例】82歳，女性。

【主訴】「とにかく胸苦しい」

【現病歴】中等〜重度の大動脈弁狭窄症，糖尿病ほかで加療中。
うっ血性心不全のため，5日前まで入院しており，退院後は平穏に過ごしていた。本日，夕食後から軽度のドキドキ感を自覚しており，入浴後の20時頃に突然，今まで感じたことのないひどい胸部圧迫感が出現し，持続した。1時間ほど安静にするも改善せず，家族に連れられ救急受診。

【理学所見】心拍数158/分・整，血圧87/74 mmHg，SpO$_2$ 94%。左胸部に広範な収縮期雑音（Levine IV度）を聴取。明らかな肺ラ音なし。下腿浮腫なし。

皆さん自身が救急外来を担当している体（てい）で考えてみましょう。ちなみに，当日私は循環器医としてではなく，普通の内科系当直医として勤務でした。つまり，一般の内科当直でもこういう患者さんは来るってことですね。

実例で学ぶ wide QRS tachycardia

まずはバイタルサインからですね。

自動血圧計の結果が出る前に，SpO$_2$ モニターを装着した時点で**異常な頻脈**であることに気づきました。値としては 150〜160/分でしたか。

な，なんか，強い根拠はないのですが，心房細動か粗動ベースの心不全かな……そんな診断が頭をよぎっていました。

血圧は低め，上（収縮期）が 90 mmHg もないですし。

患者さんの意識レベルは悪くなく，会話も可能なのですが，かなり不穏な様子。

橈骨動脈ではかろうじて脈拍が触知できます。速いけど整かな……？ 血行動態は保たれているのかなと考え，「頻脈性不整脈かなぁ」と漠然と考えて次にすることは？……そう，シンデンズです。

いつも**心電図**は"第 6 のバイタルサイン"と若い先生たちに言っています。あ，もちろん，私自身もまだ若いと思ってますが(笑)。

実際の記録をお示ししましょう（図 5-1）。

さぁ，この心電図（図 5-1），どう読みますか？

R-R 間隔は太線の 5 mm マス 3 つより短いですので，そう，100/分を超える「頻脈（拍）」は確実。

しかも，QRS 幅はワイド（wide）なようです。

ですから，"パッと見診断"で，この心電図がいわゆる **wide QRS tachycardia** であることがわかると思います。

この心電図の解釈と対処法が本章でのメインテーマです。

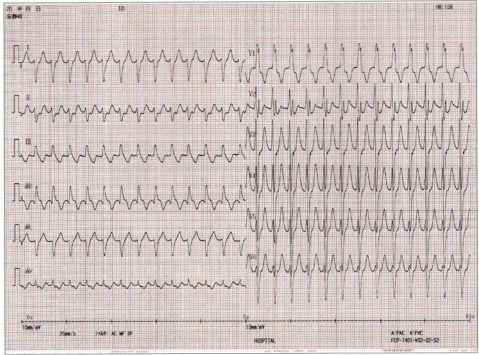

図 5-1 症例(82歳,女性)の来院時心電図
「今までに経験したことのない強い胸部躍動感」にて救急来院。

wide QRS tachycardia の可能性

　心電図(図 5-1)が「wide QRS tachycardia」,しかも R-R 間隔は整とわかりましたね。

　さて,wide QRS tachycardia を呈しうる不整脈の内訳をはじめに示します(図 5-2)。これは臨床的に大事な視点です。

　皆さんは,この円グラフ(図 5-2)を見て,どう思いますか？

　そうです。wide QRS tachycardia の 8〜9 割が **心室頻拍**,つまりブイティー(VT: ventricular tachycardia)なのです。一番大事なこと。

　「心室起源の興奮だと QRS 幅がワイド(wide)になる」と学生時代に習ったと思いますが,まさにそのまま。まずはこれを認識しましょう。

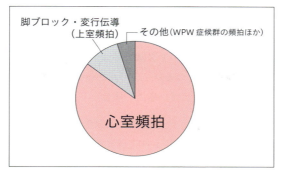

図 5-2 wide QRS tachycardia を見て何を考える？
wide QRS tachycardia の大半は心室頻拍（VT）である。特殊な状況の上室頻拍などは少ないのだという"常識"を身につけることがイロハのイ。

 wide QRS tachycardiaを見たら，まずは「やっぱVTでは？」と思え

ただ，少しだけ複雑なのは，wide QRS tachycardia の大半であっても，100％絶対 VT とまでは言えないということ。

残りはというと，房室結節より上方，すなわち心房側に頻拍の原因（首座）のある**上室（性）頻拍**，略してエスブイティー（**SVT**[*1]）です。

上室性であれば本来 **narrow** QRS tachycardia を呈するはずなのに，何らかの原因で wide となってしまうんです。

最も理解しやすいのは，平常時から**脚ブロック**を有する人が SVT になるケース。右脚でも左脚でもいいんです。"ふだんから脚ブロック"パターン。そりゃそうだ。

それには，過去の心電図を見て脚ブロックがあるかどうかチェックするのがカンタンですよね。

でも，少しヤッカイなのは，ふだんの QRS 波は正常（narrow）なのに，SVT が起こった時だけ，頻拍であわてて心室内での電気伝導がおかしくなってしまう**変行**

[*1] SVT：supraventricular tachycardia〔上室（性）頻拍〕。ときどき，「持続性心室頻拍」のことを sustained VT，これを略して「sVT」とか「SVT」と表記する人に出会います。個人的には避けるべきと考えます。その人は上室頻拍をどう表記するのでしょうか？

伝導という現象があるんです。最後の章でも詳しく説明しています（→第10章参照）。

この2つは良いとして，じゃあ，「その他」って何？

そんな風に気になった真面目なアナタはえらい！

これはですね，WPW症候群，つまり，ふだんからデルタ波があって"なんちゃってワイド（wide）"なQRS波を呈している人の場合。

R–R間隔が整という観点では，代表的なのは発作的に心房粗動となったり，普通とは反対方向に発作性上室頻拍〔より正確には「房室回帰（リエントリー）性頻拍」〕が回る時などですかね。

うーん，"重箱の隅"感満載でしたね，これは。

でも大丈夫。しょせん1〜2割のハナシなんです，全体の。

私はこう考える①──心電図以外の情報から

ここまでのハナシ聞いて皆さんはどう思いますか？

代表的な反応をまとめます。

（A）wide QRS tachycardiaなら大方VTというのはわかったけど，ホントにそんなんでいいの？なんかテキトーな感じが……

（B）教科書を見ると「VTかSVTの鑑別リスト」みたいなのがたくさん書いてあって難しそうだったけど……

（C）「この順に見ていけ」的な診断フローチャートみたいなのも見たことある……あんなの覚えられなーい。

（D）も，もう全然ついてけなーい（泣）

初学者ですと，（D）だって人も多いかも……？

wide QRS tachycardiaって重症で怖いし，接する頻度もあまり多くないですから，循環器医でも"バッチ来い"と思える人は少ないかもしれませんネ。

いつもあれこれ言ってるけど，じゃあ，アナタはどうなのさ。そういう声が聞こえてきそうですから，以下に述べます。別に真似しろというわけでないですし，一応，循環器・不整脈専門医なので，"みんなにやさしい"的な考え方ではないかも

146

しれません(そのあたりも最後に述べます)。

では，どうぞ。ここが頑張りドコロですね。

私は wide QRS tachycardia を見たらまず，自分なりの"VT メーター"を **80%**に設定することにしています(100%なら完全 VT，50%未満なら SVT かもと思う)。

それにいくつかの"追加情報"でメーターを増減して補正するような考え方です。

はじめの追加情報は，ほら，例の**"V サイン！ABCDE 法"**（図 5-3）で取得して下さい(→第 0 章参照)。

Point!			
V サイン！	…	**バイタルサイン**	重症感
A	………	**年齢**	性別も一緒に
B	………	**背景疾患**	どんな病気持ってる？
C	………	**主訴/冠危険因子**	今どんな症状ある？
D	………	**服用している薬剤**	どんな薬のんでる？
E	………	**心電図**	目前のと過去(以前)の

図 5-3 V サイン！ABCDE 法
重症そうな循環器救急患者さんほど，できるだけ急いで手に入れたい情報の備忘録と考えよう。

これは別に wide QRS tachycardia に限ったことではないのです。救急の患者で，ある程度重症かもって感じた時にはパパッとチェックすべき必須項目です。

緊急の時ほど，こうしたシンプルなルーチン・ワークが功を奏するのでした。

では，これを冒頭の wide QRS tachycardia の女性に適応してみます。

まずは「V サイン」，これは素直に**バイタルサイン**(**V**ital sign)でした。

救急では，何事にもましてバイタルが大事と研修医時代から教えられてきました。たしかにその通り。

「重症感」，もっと言えば「切迫感」を決める最大要素だから。

なかでも，血行動態が「安定」か「不安定」かで大切なのは**血圧**でしょう(もちろん意識レベルもですが)。

心電図(図 5-1)の女性は，意識レベルは大丈夫のようですが，血圧は 100 未満．
ショック(収縮期血圧 <90 mmHg)ないしそれに準じた状態ならば，VT を想定するのが普通でしょう．

「A」は年齢(Age)でした．

高齢者なら VT というのでは，やや言い過ぎの感があるので，私は，逆に「若年者なら VT "じゃない"（つまり上室性）のでは」という風に考えることが多いかも．次の基礎疾患の話にも通ずるでしょう(やはり若年者は器質的心疾患が少ない)．

お次の「B」は，患者さんの臨床背景(Background)でした．

心筋梗塞でも，拡張型心筋症や弁膜症などによる心不全など，何らかの心臓病があるっていう情報を聞くと，前述の"VT メーター"はアップです．＋ 5%ね！

例の 82 歳，女性は「シビア AS(重症大動脈弁狭窄症)で心不全入院歴あり」という前フリは，後述の細かい心電図所見あれこれよりもずっと大切な情報です．

> **VT（心室頻拍）は基本的に器質的心疾患のある患者さんに生じる**[*2]

「C」は主訴(Complaint)．これは自覚症状と言い換えても良かったですね．

この患者さんは『ミゾオチあたりをかきむしられる感じ』と言ってたかなぁ．「動悸」や「胸痛」など，人によって表現は様々ですが，"顔色(かおいろ)"とともに，訴えの程度が強いほど，VT に判断が傾きます．

ちなみに，オマケの「C」として，冠動脈疾患(Coronary)の存在を頭の片隅に置いておくのもタイセツでした．もちろん，心筋梗塞の既往なんかは「B」でチェックしてますし，ここでは冠危険因子を意識することで"選球眼"を高めましょう．今回は年齢と糖尿病ですか．

「D」は Drug，薬剤でしたね．心血管疾患の治療薬をふだん飲んでいる患者さんですと，初見でも病態を推察するヒントにもなります．

ほかに，抗不整脈薬はありませんか？

不整脈が起きやすいから抗不整脈薬を飲んでいると考えれば，ターゲットとなる不整脈が知りたくなります(もしかしたらカルテに書いてあるかも)．

[*2] 諸検査をしても心疾患を指摘できない「特発性(idiopathic) VT」もあるが，実は多くない．

それと"副作用"的に，治療標的とは別の不整脈として VT を生じることもあります。皮肉ですが。抗不整脈薬は"諸刃の剣"，ときに"毒薬"となった症例の経験が私には少なからずあります。

今回の患者さんは，不整脈薬は飲んでいませんでした。

最後に「E」。これはもちろん ECG，心電図です。

目の当たりにしてる「wide QRS tachycardia」の心電図はもちろん，以前（過去）の心電図はどうだったのか，また，それに比べてどうなのかという比較がメチャクチャ重要なのでした（→第 0 章参照）。

まったく初診の患者さんなら，比較心電図は当然ありませんが，右脚でも左脚でもよし，もともと脚ブロックが確認されていて，今回の QRS 波形がまったく同じカタチなら，私は"VT メーター"をやや緩めます。まぁ，それでも 10〜20％ぐらいかなぁ。とにかく VT の可能性を捨てないことです。

くれぐれも電子カルテで過去の心電図を探しに躍起になったり，患者さんを放って自分で別の場所に過去心電図を取りにいったりするのは"ご法度"ですよ。

 診断に悩んだ時ほど，過去の心電図との比較は有効！

どうですか？

ここまでは難しい暗記などは何もないでしょう。心電図波形を見てウンウン考えることも重要ですが，こと VT に関しては，こうした周辺情報が時に波形以上に有用なことを，循環器のプロは知っています。

私はこう考える②──心電図のみかた

ここまでは特別難しい話もないので，明日からでも取り入れていただける知識でしょう。

ただ，皆さんが気になるのは，やはり心電図の詳細では？

ええ，では今からはじめのほうで列挙した感想（B）や（C）など，教科書で見て"すっ飛ばし読み"してしまった（!?）**VT か SVT の鑑別手法**のハナシをします。

『えっ？専門医なのにこんなちょっとしか知らないの？』

『ほかにこっちの所見のほうが知っておくべきでしょ……』

など，様々なご意見もあるかと思います。

　まぁ，お世辞にも高いとは言えない自分の記憶力と相談したあげくの"集大成"の考え方を披露します。やや恥ずかしくもありますが(笑)。

　wide QRS tachycardia の時点で基本的に"VT メーター"は 80％に到達していますから，あとは，どれだけ"VT っぽい所見"を集めて確実性を高めるかということがポイントです。

　VT 心電図のポイントを一言で述べよと言われたら，いろいろな意味で"普通じゃない"，私はこう答えます。うーん，言い得て妙。自画自賛ですがね(笑)。

　この"普通じゃなさ"を端的に表にしてみました(図 5-4)。

①幅	が	普通じゃない	QRS 幅≧160 ms（4 目盛り）	暗記不要
②向き	が	普通じゃない	(a) ずっと上 or 下向き（胸部誘導）	暗記不要
			(b) おかしな電気軸（北西軸）	暗記必要
③タイミング	が	普通じゃない	房室解離	暗記不要
④カタチ（波形）	が	普通じゃない	(a) 融合波形	暗記不要
			(b) おかしな脚ブロック波形	暗記必要

図 5-4 "VT っぽい"心電図の特徴
心室頻拍(VT)は，4 つの意味で"普通じゃない"QRS 波形を呈する。なお，「暗記不要」というのは"覚えるなかれ"という意味ではない。細かいことを覚えず適用できるということ。

　そうです。VT とは，①〜④の 4 つの意味で"尋常ではない心電図感"を醸し出しているのです。まずは早速"まとめ"からどうぞ。

> **VTの"普通じゃなさ"を読みとけ！**
>
> 　今日　読む　タイミング　か　？
> 　　★　　①②　　　③　　　　④
>
> ★：きょう（きょうぶゆうどう）→胸部誘導
> ①：よ：（よこはば）→ QRS 幅
> ②：む→ QRS 波の向き
> ③：タイミング→房室解離
> ④：か→カタチ（波形）

どうですか？
な, なんとムダのない語呂合わせなんでしょう！！

"今日"というか, "いま"その目の前の心電図を読んでいる余裕はあるのか自問するような奇跡のゴロになっています（エッヘン）。

もちろん①〜④は, 上の VT 心電図の特徴を説明した図 5-4 中に登場する番号そのものになっています。

はじめの「今日（きょう）」には番号はなく★になっています。
これは, VT かどうかの判定では圧倒的に胸部誘導が便利ですよ。だから, きょうぶ誘導を見なさいねという"合図"ととらえて下さい。

切迫した状況で判断を迫られる時, 私はまず用紙の右半分（普通, 胸部誘導）に集中するようにしています。

 VT所見★──どこを見るのか？

VT か否かの心電図チェックでは胸部誘導がミソ！（特に V_1・V_6 誘導）

以下, 図 5-4 の①〜④について, 各項目ごとに解説しています。

① QRS 幅が普通じゃない

次の「読（よ）」は「よこはば（横幅）」の「よ」です。
QRS 波の横幅は, そう, QRS 幅そのものです。
普通 QRS 幅がワイドと判定する基準は, 心電図用紙の小さい目盛り 3 つ（3

mm）より幅広いかどうか．具体的な数値で言うと 120 ms（0.12 秒）でしたね．

ただ，VT の場合，QRS 波のワイドさが"筋金入り"だということ．

通常のワイド（120 ms）よりもう一目盛りアップの幅 4 目盛り（4 mm），つまり **160 ms（0.16 秒）**以上の wide QRS ならかなり"VTっぽい"ということ．

QRS 幅をチェックするだけならカンタンですよね……．

ただ，"医者泣かせ"な点として，実際には

『どこからどこまでが QRS 波なのかわからない』

という難点があります．この点は痛いです．

これは頻拍になればなるほど QRS 波と T 波がゴッチャになってわかりにくいです．

 VT 所見①──QRS 幅？

1) QRS 幅が 4 目盛り（160 ms）以上　……　"VTっぽい所見"

② QRS 波の向きが普通じゃない

②の「む」は「向（む）き」と考えましょう．QRS 波の「向き」というのは耳慣れないでしょうか？

これはパッと見で QRS 波が「上向き」（R 波）か「下向き」（Q 波，S 波）どちらの成分が優勢か，それだけです．難しく考えなくていいですよ．直感でとらえてくれて大丈夫です．

◆② -a "ずっと上 or 下向き"（concordant）パターン

wide QRS tachycardia と判断したら，私は反射的に胸部誘導を見て「幅」と同時に QRS 波の「向き」を見ます．V₁ 誘導から下方の V₆ 誘導に向かって目を動かして，"ずっと上向き"ないし"ずっと下向き"パターンでないかをチェックするのです．

難しい言葉では，「positive (or negative) concordant pattern」と言うそうです．コンコーダント（concordant）なんてふだん聞きなれない単語かもしれません．"一致して"とか"調和して"とかの，まぁ向きが"そろっている"というイメージの言葉でしょうか．

胸部誘導で一番上（V₁）から一番下（V₆）まで終始"上向き（ないし下向き）のまん

ま"というパターンは，原則として上室頻拍(SVT)ではありえず，がぜん VT の可能性が高くなります。

頻度的には決して多くはないですが，見た目にもわかりやすい"VT 所見"です。

◆② -b"アサッテ軸"

もう一つ。「QRS 向き」に関して，ニガテにしている人が多いと聞く「QRS 電気軸」に関連した VT 所見があるんです。

私個人は"アサッテ（明後日）QRS 電気軸"とかって呼んでいますが，I 誘導も II（または aVF）誘導がそろって下向きになる**高度の軸偏位**も VT 所見の 1 つらしいのです。**北西軸**という人もいますかね。

SVT の場合，電気の進む向きが多少狂っても，右(軸)か左(軸)かに偏位する程度で，アサッテ軸にはならないよという理解。

『えっ？ちょ，ちょっと待ってよ。胸部誘導じゃなくね？』

そうです。アナタの言う通り。QRS 電気軸は一般的に肢誘導でチェックしますもんね。もちろん，心に余裕がなければ忘れてもかまいません。

ですから，あくまでもオマケ。

正直言うと，私も焦っていつも忘れちゃってる所見の代表格です(恥)。

VT 所見②──QRS 波の向き？

2-a) 胸部誘導 QRS 波が"ずっと上（または下）向き"
2-b) "アサッテ QRS 軸"（北西軸）　　……　**"VT っぽい所見"**
　　　　　　　　　　　　　　　　　　　　（SVT では基本的にあり得ない）

③タイミングが普通じゃない

③の「**タイミング**」という語呂から連想するものは？

……それは心電図の世界では**房室解離**（ぼうしつかいり）と呼ばれる所見です。

QRS 波と P 波との関係のハナシです。まぁ，「タイミング」という表現が適切か，うんうん悩みましたが，"普通じゃない"シリーズでまとめるための苦肉の策です（甘めに見て下さい）。

もちろん，ストレートに「房室解離」と理解してくれて結構ですよ．

　VTとはいわば，洞結節（調律）の指令を無視して心室が勝手にドンチャン騒ぎしているような状況ですから，洞性P波とワイドなレギュラーQRS波がテンデンバラバラの"タイミング"で見られるのが「房室解離」です．

　房室解離を見つけるポイントとしては，場違いに出没したP波のためにQRS波形がゆがんだ部分はないか検索することです．特に，QRS波の間のT波付近がP波を見つけるのに適しています．

　具体例を示したほうが早いでしょう．突然の動悸を訴える56歳，女性の心電図です（図5-5）．今まで心疾患など指摘されたことはないようですが……

　さぁ，この心電図はどうでしょう？

　QRS幅は4 mmに届かず，向きも上でも下でも"ずっと〜向き"パターンではな

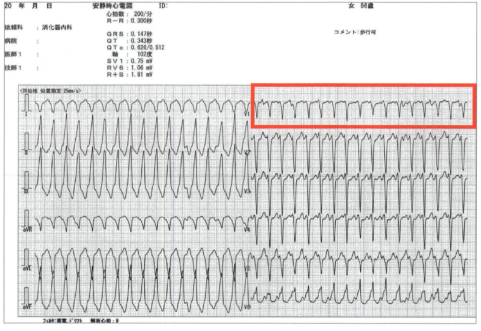

図5-5　心電図どうですか？

56歳，女性．動悸．V₁誘導に房室解離の所見を認める（図5-6参照）．もともと左脚ブロック型でもあり，心室頻拍の診断はほぼ確実と言える．

く，QRS 軸がアサッテの方向を向いたりもしてません。

ただ，V₁ 誘導に注目して下さい。な，なんか一部の QRS 波がゆがんでる！これは体動でもノイズのせいでもないんです。図 5-5 から抜き出してみました（図 5-6）。

この方は，V₁ 誘導の P 波が二相性の独特な波形なのが好都合です。

途中よくわからない部分もありますが（6〜12 拍），それ以外でコンスタントに P 波が確認できるので（図 5-6↓），房室解離の所見だと思います。

P 波が場違いなタイミングで時々顔を出しているようです。

房室解離が確認できるのは 4 人に 1 人くらい（25％）のようですが，この所見があったら "VT メーター" をほぼ 100％ にできるので，絶対にチェックすべき所見だと思います。特別な暗記なくチェックできる項目ですしね。

もともと P 波の確認しやすい，Ⅱ誘導ないし V₁ 誘導での確認がオススメです。VT かはまず胸部誘導の原則に従えば，V₁ 誘導での確認がベストだと私は思っています。

残念ながら，最初の心電図（図 5-1）では，P 波がよくわからず房室解離は指摘できません。

気ぜわしい QRS-T 間に埋もれてしまったのか，心房興奮までも心室に支配される状況（室房伝導）のためかは不明です。

このように，現実では「言うは易く行うは難し」なケースが多いのも VT 診断の真実ではないでしょうか。

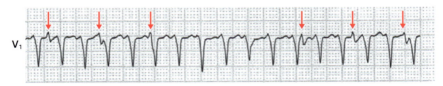

図 5-6　これが房室解離だ！
心電図（図 5-5）より V₁ 誘導のみ抜粋。特徴的な形をした P 波のため，房室解離が明瞭に確認できる。明確に P 波と思われる部分にのみ↓を示した。

> **VT所見③──タイミング（P波とQRS波の関係）？**
>
> **3）房室解離 …… ほぼ確実"VT所見"100％！**

ちなみに，少しこみいった話をちょっとだけ。

実は心房側は洞調律であってもなくてもかまいません。どういうこと？

例えば**心房細動**でもいいんです。実際，「double tachycardia」とかいって，VT時に心房は心房細動という状況があります。"double"とは，心房も心室も両方ブルブルふるえてますよという意味です。

これでも立派に「房室解離」と診断できるため，一発でVTと診断できます。

一例だけどうぞ。拡張型心筋症で通院加療中の69歳，男性です（**図5-7**）。

どうです，このwide QRS tachycardiaは？

とらえどころのないグニャグニャ**f波**（細動波）。これこそ，**エイエフ（心房細動）**の動かぬ証拠!! 決してノイズなどではありません，これはね。

えー，ただいま一過性に"最上級"のハナシになっています。難し過ぎると感じる方は潔く読み飛ばしてもらっても，実害はありません（笑）。

④カタチ（波形）が普通じゃない

だいぶお腹一杯ですか？

これで最後です。あと少しの辛抱。④は「カタチ（形）」の「か」。そう，**QRS"波形"そのもの**が"普通じゃない"のです。

これにも2つのチェック・ポイントがあります。

◆④-a 融合収縮

1つ目は**融合収縮**というVT所見。よく，"フュージョン"（fusion）とかって略しちゃってます。

ピュアなVTであれば，本来きれいに一定のワイドQRS波が並びそうなものですが，「ときどき**イビツなQRS波形**が混じる」というのが**融合収縮**の所見になります。前述の「房室解離」と紛らわしいのですが，P波が入り込むためではなく，**QRS波自体の波形が変化**します。

心室の勝手な"お祭り騒ぎ"のドンチャンQRS波と，多くは洞結節由来で房室結

実例で学ぶ wide QRS tachycardia ⑤

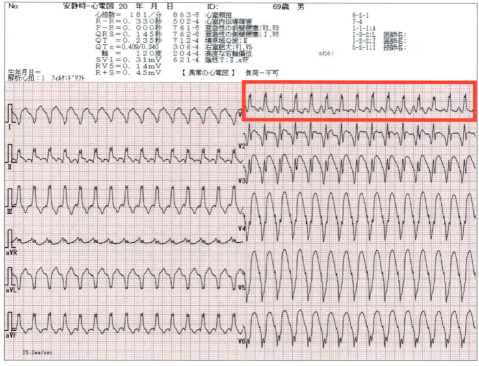

図 5-7 房室解離に気づきますか？
69 歳，男性。wide QRS tachycardia。V₁ 誘導に注目。f 波（細動波）が確認できる。心房＝心房細動，心室＝心室頻拍の，いわゆる「double tachycardia」。拡張型心筋症，慢性心房細動で加療中。

節を通って心室に入ってくる本来の正当なルートを経た QRS 波とがミックスされるために生じるとされます。

広い意味では房室解離の結果とも言えなくないですね。当然，この融合収縮があったら強力な VT 所見になります。実例を見てみましょう（図 5-8）。

この心電図はどうですか？

た，たしかに wide QRS tachycardia（心拍数 204/分：検脈法）ですが，幅や向きに決定打はないようです。

さて，胸部誘導をよーく見渡して，**V₂ 誘導**はどうでしょう。そこだけ抜き出し

157

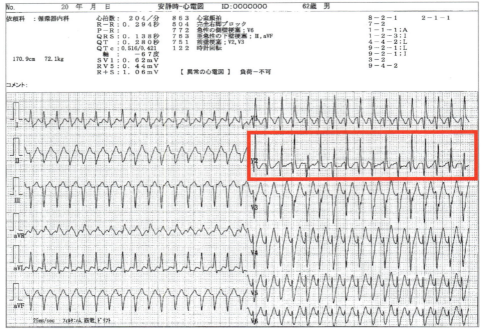

図 5-8 融合収縮がよくわかる wide QRS tachycardia

62歳,男性。2時間以上持続する動悸。眼前暗黒感を自覚し救急受診した。V_2 誘導に目をやって,QRS 波形の変化をどう説明するか？後述の右脚ブロック型に特徴的な VT 所見が見られる(V_1：qR 型,V_6：r<S)。慣れれば比較的容易に VT と心電図診断できる。

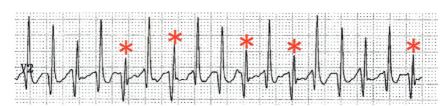

図 5-9 これが融合収縮だ！

図 5-8 より V_2 誘導だけ抜粋。心室頻拍と洞収縮との融合波形と思われる QRS 波形が散見される(図中＊)。

てみました（図5-9）。

　左から5，7，10，12，17拍目のQRS波はほかとは格好が違いますね（図5-9
中＊）。これは体動などで説明するよりも，融合収縮，ズバリこの所見でできたアナタは"勝ち組"。

　「＊」同士の間隔が一定でなく，いまひとつ洞収縮とのミックスかは判然としませんが，波形の変化自体は融合収縮と考えていいと思います。

　ただ，これも全例で見かける所見ではないです。

　また，SVTであっても，QRS波形がやや変動するように見えるケースがあるのも事実です。つまり，絶対的な所見じゃないのですね。

　興奮頻度的な面から，基本的には心室の異常興奮であるピュアVT波形が優勢なはずですから，洞収縮QRS波は日の目を見なかったり，心房興奮（P波）まで心室に規定されてしまったりとかで融合収縮がはっきりとしないことも多いんです。

◆④-b 一風変わった脚ブロックのカタチ

　さぁ，最後。

　今までのチェック項目の多くが，まったく～ほとんど暗記する必要がなかったのに対し，最後だけちょっと暗記チックになってしまい恐縮です。

　結局，「"VT所見"がなかなか覚え切れない」と言われる由縁は，ここらへんじゃないかなぁ。

　『はっ？……こんなん覚えるの，全然ムリなんですけどぉー』

　そういう声もごもっとも。恥ずかしながら，エラそうに皆さんに心電図を解説している私も，ほんのつい最近までは似たようなものでしたし……!?

　さぁ，ここが踏ん張りどころです。我慢しておつき合いを。

　極論言ったら，胸部誘導，なかでもV₁・V₆誘導の波形だけに注目すればいいんです。もしくは，"一つ隣"のV₂とV₅誘導にも同じルールを適用しても良しとします。

　まず，どんなwide QRS tachycardiaも右脚ブロック型と左脚ブロック型の2つに大別されることを理解して下さい。

　これはV₁誘導を見るだけで分類できます。何を見るのかと言ったら，②でも登場したQRS波の「向き」です。上向き（R波）と下向き（S波）とを比べて，上向きが

優勢なら「右脚ブロック型」ですし，逆に下向き優勢のパターンが「左脚ブロック型」として下さい。

なーに，これはそんなに難しくありません。VTではなく，ふだんの診療で脚ブロック診断をする時を思い出して。

その時，V_1誘導やV_6誘導の波形を見ますよね？それを頭に思い浮かべたらカンタン。

以上を踏まえ，wide QRS tachycardiaのQRS波形が左右どちらの脚ブロックパターンかで全体を2つに分けて，それぞれに特徴的な"VT所見"を表にまとめました（図5-10）。

◆**おかしな右脚ブロック波形**

まずは**右脚ブロック型**から。

最初のほうに話題にした，ふだん正常(narrow)なQRS波が頻拍中だけ幅広(wide)になってしまう「変行伝導」という現象。変行伝導を生じる際にはもっぱら右脚ブロックを呈することが多いとされます。

上室頻拍（SVT）の（心室内）変行伝導
→圧倒的に右脚ブロック型が多い

これは知っておいて損はない点です。

難しくいうと，左脚より右脚のほうが不応期が長い。えーい，カンタンに言っちゃえ。つまりは，右脚のほうが"切れやすい"んです，左脚よりも。

ですから，右脚ブロック型 wide QRS tachycardia を見た時には左脚ブロック型よりは SVT への注意が必要になるんだという印象を私は持つようにしています。

変行伝導を鑑別する必要があるぶん，右脚ブロック型には多くの"VT所見"が用意されていて安心(!?)です。

まず**V_1誘導**から。典型的な右脚ブロックのV_1誘導波形は「rSR′型」ないし「RR′型（S波なし）」とされます。つまり，小文字，大文字の大小関係(r<R′)そのままに，後半(2つ目)のR波のほうが背が高いのが普通なんです。

でも，VTは波形が"普通じゃない"ので，**最初（1つ目）のR波のほうが大きくな**

	右脚ブロック（RBBB 型）	左脚ブロック（LBBB 型）
QRS 波向き（V_1 誘導）	上向き優勢	下向き優勢
印象"頭の中"	変行伝導（上室頻拍）の線もありだなぁ	変行伝導は考えにくいから心室頻拍かなぁ
本来の脚ブロック波形（V_1 誘導）	2 個目の陽性波のほうが高い 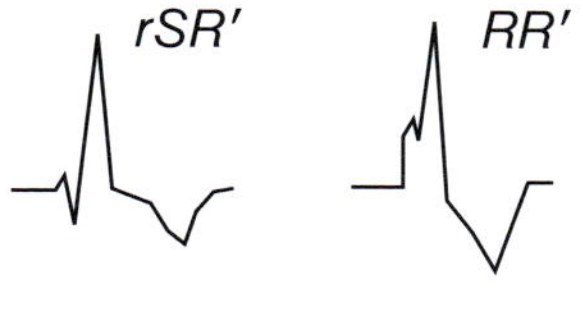 rSR′　　RR′	波形が滑らか（ギザギザなし） 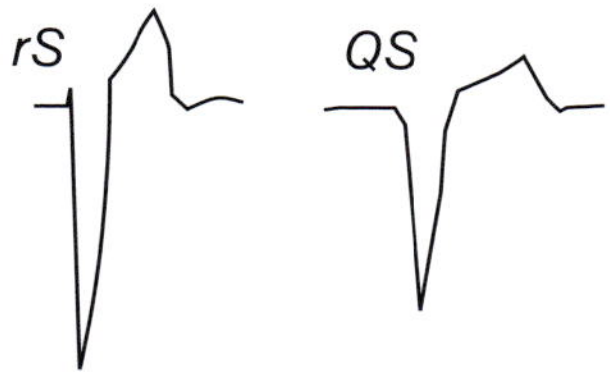 rS　　QS
VT 所見（V_1 誘導）	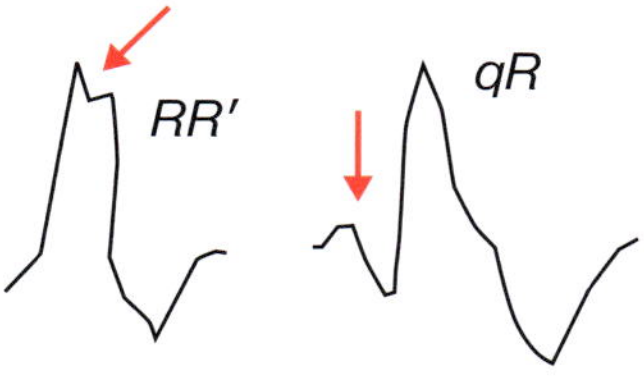 RR′　　qR ①1 個目の波のほうが高い　②qR 型（最初の r 波が欠如）	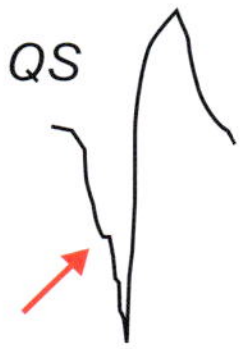 QS 途中にノッチ（"切れ込み"）あり
VT 所見（V_6 誘導）	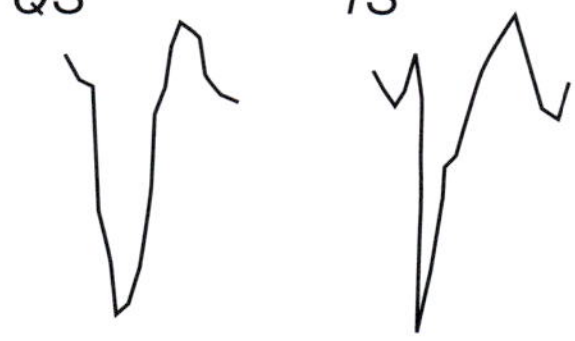 QS　　rS ①QS 型　②R＜S（下向き）（下向き成分が強い）	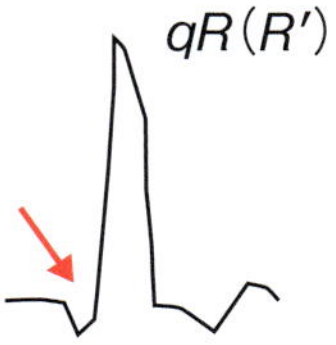 qR（R′） q 波から始まる（qR［R′］型）（通常の左脚ブロックでは q 波なし）

図 5-10　VT は脚ブロックでも"どこかオカシイ"

典型的な右脚・左脚ブロック波形を思い浮かべましょう。V_1 誘導と V_6 誘導に注目。循環器専門医ならまだしも，非専門医（一般内科医）には緊迫した状況でコレを正しく適用するのは難しい……？

るのです。全例ではないけどね，もちろん。

　もちろん全例ではないですが。これは有名な教科書の著者の名前をとって「マリオット（Marriott）サイン」と呼ばれるそうです。なにを隠そう，私自身も一時期必死になってマリオット先生の心電図の本を読みふけった時期があったなぁー。

　海外の教科書は，これを"ウサギの耳"に見立てて「どっちの耳が長いとどっちの頻拍」みたいな風に解説されていますが，私はあまり好みません。

　どっちの耳が VT だっけか，そうなるに決まってるから。だから，やめたほうがいいですよ。

　そこで最初の心電図（図 5-1）に戻って下さい。

　V₁ 誘導は陽性波しかないので右脚ブロック型（RR′ 型）ですよね。

　そして，よく見ると……さ，最初の R 波のほうが大きいではありませんか！

　実はマリオット先生は，これが VT だよとささやいてくれているのです。

　V₁ 誘導がらみでもうひとつ。

　ザ・右脚ブロックの「rSR′ 型」波形で**最初の小さい r 波がなくなって「qR 型」になる**（陰性波からはじまる）というのも，典型的な VT 所見です。余談ながら，この形は「右室肥大」で診断基準にもなっているので，循環器専門医なら馴染みの波形のはずです。

　rSR′ の最初の小さい r 波が"巨大化"したり，はたまた消えてしまうのが"普通じゃない"と理解したらいいでしょう。

　マリオットサインもこの「qR 型」サインも"VT メーター"を 5％ ぐらいアップする力は持っているかなという印象です。

　でも，房室解離や融合収縮に比べると弱めの所見で，SVT の可能性を完全には除外できません。

　右脚ブロック型の VT 所見について続けます。今度は **V₆ 誘導**。

　正常な（洞調律）波形の場合，V₅ や V₆ 誘導は左室収縮が最も華々しく表現され，しっかりとした R 波が立っていますよね？

　基本的には SVT の場合には，この性質は残っていることが多いとされます。イメージは V₅ や V₆ 誘導は心臓の先っぽ（心尖部）ですので，SVT なら興奮はココに向かってくるって感じ。つまり，R 波がしっかり出るハズってこと。

ですから，V₆（あるいはV₅）誘導でR波よりもS波のほうが大きい「R<S型」や，R波が完全に削れてなくなってしまった「QS型」など，**下向き成分のほうが強い**っていうのは明らかに"普通じゃない"，つまりVT所見だって考えるワケです。

ほれほれ，心電図(図5-1)でもそうなってますでしょ？

これでまたメーターを+5％しちゃって下さいな。

最後に来てグッと正解が引き寄せられました。

*　　　　　*　　　　　*

◆おかしな左脚ブロック波形

ではもう一つ。**左脚ブロック型**も扱っておきます。

変行伝導はもっぱら右脚ブロックとなるのでしたから，**左脚ブロック型** wide QRS tachycardia は，基本**それだけでVT-likely**と考えてOKなのです。これを見ただけで私の"VTメーター"は10％くらいアップします（もう90％）。

これで変行伝導を鑑別しようとする人は，きっと"天邪鬼"ですよね。それくらいのイメージが大切です。

もちろん，左脚ブロック波形にもわれわれの背中をやさしくポンと押してくれる"VT所見"はあります。参考程度に耳を貸して下さい。

左脚ブロック型のVT所見を一つ覚えるとしたらこれにしましょう。

左脚ブロックでは，通常V₁誘導はカタチ的にはあまり特徴のない「rS型」（ないしQS型）を呈します。

この幅広く深いS波の下り坂の途中に**ギザっとした"切れ込み"**が入るのが"VT所見"だそうです。これにも名前があって，「ジョセフソン(Josephson)サイン」と言うのだそう。

ジョセフソン先生とは，あの稀代稀な電気生理学者でしょうか。

あっ，マリオットとかジョセフソンとか，サインの名前は当然覚えなくていいですからね（毎日不整脈にどっぷりつかってる私ですらよく混乱します）。

そういう意味では，左脚ブロック型ならエイヤと割り切って，もうV₁誘導しか

見ないというのも一手かとは思いますが，一応 V₆ 誘導の"VT 所見"も知られていますよ。

完全左脚ブロックの V₆ 誘導では，正常でしばしば見られる「中隔性 q 波（septal q-wave）」，これを欠くとされます（というか定義です）。まぁ，でも，皆さんは（そして私も！）QRS 波の本丸というか，"火山型"ないし"サーベル（剣）型"の独特のカタチにピンと来ているので，ふだんあまり意識しないと思いますが。

この，左脚ブロックなのに，何を思ったか最初にちっちゃな q 波が出てしまっている所見を見つけたら，それはオカシイぞという"VT 所見"です。

……ハァ，もはやため息しかでない。そんな声も聞こえてきそうなので，VT 心電図の所見解説はここでやめます。80％スタートの"VT メーター"をいかにして100％に近づけるか，そのための小さな所見拾いができるかという話でした。

もちろん，これらの波形サインは，あったら VT っぽいとなりますが，"ないから SVT"とはならず，あくまで"VT メーター"は不変であることに注意して下さい。

 VT 所見④──カタチ（波形）？

4-a）融合収縮
4-b）"一風変わった（おかしな）"脚ブロック波形 → **図 5-10 参照**

はじめの症例に戻って

長々と述べてきましたが，知識を一応蓄えた時点で最初の 82 歳，女性の心電図（図 5-1）に戻ります。私なりの瞬間解釈です。

wide QRS tachycardia で，胸部誘導には 5 秒間に QRS 波が 13 個あるので，心拍数は概算で 156/分（13×12 で 1 分間に換算）ですか。これは検脈法というのでした（→第 1 章参照）。

次に **V サイン！ABCDE 法**をやってみて，

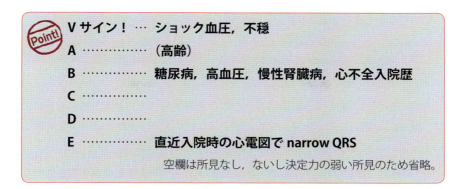

となるでしょうか．最後の過去（以前）の心電図などは手に入らないこともありますが，このケースではありました．

年齢だけではなんとも言えないと説明しましたので，VTの可能性を高める所見はショックバイタルと心不全の2つくらいでしょうか．

続いて『今日読むタイミングか？』チェックはどうかといいますと，

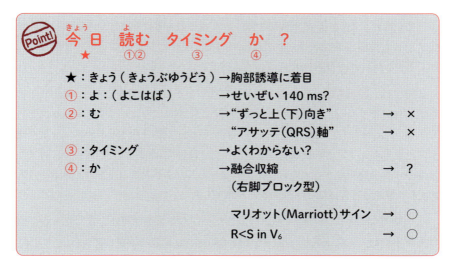

と，まぁ，こんなもんですか．

もし，時間無制限で冷静に心電図を読めるなら，きっとVTだと思う，そんな結論に到れるでしょうか．実際の逼迫した状況でできるかどうかは，個々人の経験

や能力によると思いますけれど。

種明かしと実際の対応

実際の顛末をお話します。

当時の私がどこまで核心に迫れていたのか詳細は忘れてしまった部分も多いです。過去の心電図波形と病歴，そして不安定なバイタルなどから総合的な判断で「VT っぽいな」と思ったように思います。

もちろん，右脚ブロックなんで，上室頻拍(SVT)の可能性を否定する自信もなかったですが，その除外のためにアデホス〔アデホス-L コーワ注，アデノシン三リン酸(ATP)〕を打ってみる勇気はもっとなく，実際には「えいっ VT だ！」と思ったようです。

そもそもアデホスを置いていない病院も多いですし，ええ，「じゃあワソラン！」とか言っても「ないです！」と言われたり……。ジェネリックのベラパミルならあったのかぁ，と後から振り返ったケースも何度かあったりします(笑)。

っていうか，こうした救急現場では，みんなそれなりに慌てていて，ついてくれるナースも循環器の猛者ばかりではないので，迅速かつ正確な"会話"が成立しないこともしばしばだと思います。

実際には，**除細動器**と**救急カート**を処置用ベッドに持ってきてもらいました。

まず自分でササッと除細動パッドを患者さんの胸にはり，いつでもショックを行えるようにしました。そして，救急カートから自分で静注用のリドカインを取り出して，素早くシリンジに吸って静注しました。鎮静薬(ラボナール)を持ってきてもらうのに多少時間がかかったのにしびれをきらしたようです。リドカイン 50〜100 mg まで静注してダメなら除細動する作戦でした。

……幸運なことに 25 mg くらい静注したところで頻拍は停止しました。胸部症状もすみやかに完全消失し，血圧も 137/84 mmHg にまで回復しました。

『す，すごい。なんか手品師みたいですね，先生！』

そんな風に言ってくれたナースが，実は気が張り詰めて冷汗ダラダラの私のようすにどこまで気づいたかは謎です(笑)。

直後に記録した心電図が次のものです(図 5-11)。

実例で学ぶ wide QRS tachycardia

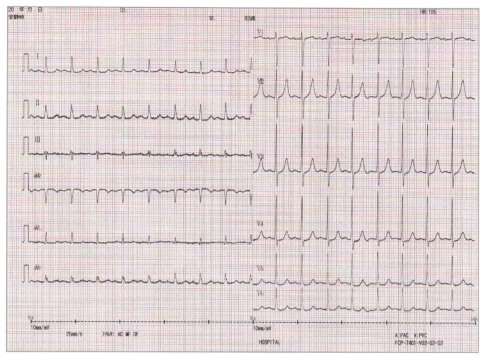

図 5-11 症例（82歳，女性）の頻拍停止後の心電図
リドカイン静注で心室頻拍の停止が得られ，血行動態も回復した。脚ブロックも認めない。

　リドカイン（キシロカイン）の薬効を考慮すれば，今回この wide QRS tachycardia は予想に違わず **VT** であったと思われ，とっさの対処は有効であったと言えると思います。しごく単純な私は思わずガッツポーズをしました。

　その後，胸部 X 線をとると少し肺うっ血傾向にあったこと，および高齢者の夜間受診で VT 再発の可能性もあったため，当日は入院していただきました。

現実世界ではどうなの？

いかにもどんな wide QRS tachycardia でも VT か SVT かを明確に鑑別できるといわんばかりの細かい情報をさんざん述べた後に恐縮ですが，最後に**私なりのホンネ（本音）**を吐露して終わりますね。

こうした患者さんが毎日のようにやって来る循環器センターの救急医でもない限り，今回述べた基準を覚える余裕，皆さんにありますか？自信ある……？

今回紹介した"VT 所見"は，実は一部で，世の中にはまだまだあります。使いやすさ，そして何より自分自身が暗記できないような所見はすべて省きました〔天下のブルガダ（Brugada）サインなど……興味がある人は成書や論文を参考にされると良いでしょう〕。

覚えないにしても，wide QRS tachycardia の鑑別チャートをポケットに入れておきますか？

いつどんな時に患者さんはやって来るのかもわからないし，大病院の循環器センターでも，メチャクチャ頻度が高い疾患ではないですしね……VT なんて。

実際，循環器医でも，今回取り上げた厳選"VT 所見"ですらビシっと言ってのける先生には，めったに出会いません（これホント）。

血行動態が破綻して脈拍が触れなくなったり，意識がなくなったら，細かな診断よりは **pulseless VT（脈なし心室頻拍）**として，心停止アルゴリズムに則って電気的除細動するのみでしょう。状況は深刻でも，逆に病態診断はスムースです。ある程度の訓練は必要ですが，慣れてしまったら，それほど悩むことなく体で反応できます。

私も含めて皆さんが悩むのは，今回の症例のように血行動態がギリギリ保たれているようなケース（pulsed/stable VT）。そうと相場は決まっています。

この"首の皮一枚"的な状況でどう振る舞うか。It's a problem.

そんな時，わざわざ自分の部屋まで教科書を取りに帰って，苦しむベッド上の患者さんの横でページを繰ってウンウン考えますか？

どこか机の奥か，書類の中に紛れたフローチャートを探しますか？

そういうのは現実的に難しいでしょうね。少なくとも救急患者さんを眼の前にして，そのような対応は絶対にできないはずです。

実例で学ぶ wide QRS tachycardia

何が言いたいか？

実際の救急現場で wide QRS tachycardia に遭遇する多くの臨床医にとって，複雑で難解な診断基準などはハッキリ言って"机上の空論"，"絵に描いた餅"です。実体が伴わないのです。

もちろん，能力的に可能なら，ぜひ覚えて下さい。ただ，命にかかわる判断ですから，正確な記憶でなければいけません。これは大きなハードルだと思います。どこか一つの勘違いで，VT を SVT と診断して治療方針をたてたりしてしまうと，最悪，致命的な結果を招く可能性もありますよね（当然その人の責任ですよね）。

『生兵法は大怪我の基』

まさにこの言葉以上のものはないです。

ですから，結論。大半の方にとって，VT 心電図の詳細に関しては覚える必要性は少ないというのが私の持論です。少しは気が楽になりましたか？

全体のまとめ（総括）

少し長くなりましたが，まとめをして終わりましょう。

最初の大前提として，wide QRS tachycardia の 8 割以上は心室頻拍（VT）です。原則 VT なんだと考えられる素直さが大切。緊急事案です。

もしアナタが百戦錬磨の循環器専門医でないのなら，すぐに"助け（Help）"を呼ぶべきです。循環器医，ないし指導医コールでしょうか。最悪，心停止までを見据えて人手，救急カート，電気的除細動器が必要になります。

これは narrow QRS tachycardia との違いです。

そして V サイン！ABCDE 法でしたね。

とにかくバイタルサインが最優先。不安定徴候があったら，詳細な診断よりも電気ショックが必要になります。

ABCDE はできる範囲で結構ですが，既往歴，そして何より以前・過去の心電図を入手できたらステキ。もともと脚ブロックがないのなら，"VT メーター"は限りなく 100％に近づきますからね。非専門医なら，ここまでを同時並行でやって速やかに循環器にバトンタッチしましょう。

心電図波形から上室頻拍（SVT）の関与を考慮するのは，原則，知識・経験豊富な"プロ"限定であるべきです。私の作法なら，「今日読むタイミングか？」でしたね。

169

使えるよ，コレ。本当に（笑）。

VT 診断の確実性をアップさせる所見はありますか？
（逆に SVT らしい所見を集めようとするのは本末転倒です）

心電図を見るなら，**胸部誘導**を特に注目しましょう。QRS 波の**幅**や**向き**，**房室解離**や**融合収縮**の所見はほぼ一瞬で確認できますね（自信なければスキップ可）。

そして最後に**具体的な波形**（カタチ）をチェック。"普通じゃない"波形がないか，**V_1 と V_6 誘導**をチェックするのでした。

左脚ブロック型なら，もとからでない限り SVT の可能性はほぼ捨てて OK。

右脚ブロック型の場合，ふだん QRS 幅が正常（narrow）でも「変行伝導」という現象が起きている可能性を頭の片隅に置いておきます（だいぶ端のほうで結構）。V_1，V_6 誘導に"VT っぽい"所見を見つけたら，上室（SVT）の選択肢は捨てましょう。

ここまでせいぜい数分，できれば **1～2 分以内**で結論を出して下さい。

それが無理なら，心電図を前にウンウン悩むよりもエイヤと VT と暫定診断して対処しまってかまいません。

心配しないで。仮に稀な SVT だったとして，切迫した状況でのアナタの判断を誰も責めたりしませんよ。

私たちの使命は「心電図を正しく診断すること」ではなく，あくまでも**患者さん（頻拍）を治す**ことだからです。

救急現場では，それを強く意識して下さい。判断を鈍らす中途半端な知識なら，今すぐ捨ててしまいましょう！「生兵法はナントカ」でしたよね。

最後のさいご

往々にして理想と現実は乖離します。wide QRS tachycardia の鑑別診断もその好例なのでは？

私も医師，循環器専門医，そして不整脈専門医になる過程で「どうやったら診断フローチャートが完璧に覚えられるのか？」と考えメチャクチャ努力してきました。でも，そのたびごとに挫折を味わってきました。

自分の能力面での限界を感じたのか，あるいはいろいろな立場の人に心電図を教える経験を通して，"絵に描いた餅"ではいけないと思ったのか，wide QRS tachycardia への現実的対処法を意識するようになりました。

　ある意味，少し肩の力を抜いて接することで，むしろ wide QRS tachycardia に対する苦手意識は少なくなった気がします。もちろん，状況から緊張感はそのままに。患者さんのためとはいえ，何でもかんでも覚えるのはムリ，無理です。

　ちなみに，AHA（アメリカ心臓協会）の推奨する ACLS（advanced cardiovascular life support）で扱われる心停止やそれに準じた不整脈救急でも，細かな理論よりも基本的にパターン認識，そして何よりバイタルサインを重要視した対応が推奨されています。

　『If in doubt, treat as VT！』（疑わしきは VT として罰せよ）

　緊急時こそシンプルに考える。それが wide QRS tachycardia 診療の本質だと思います。

了

🖊 5章の確認テスト

Q1 wide QRS tachycardia とは，心拍数が（　ア　）/分以上の「頻拍」のうち，QRS 幅が（　イ　）ms 以上とワイド（wide）の波形となっているものをいう。R-R 間隔は，おおむね（ウ）（①整　②不整）であり，原因の 8〜9 割は（　エ　）であるという認識が大事である。

Q2 上室頻拍（SVT）では，洞調律時と同じ幅の狭い（narrow）QRS 波形を呈するのが原則である。しかし，時に上室頻拍であっても wide QRS tachycardia となる症例がある。もともと（　ア　）が確認されている場合や，頻拍時にだけ（　ア　）波形となる（　イ　）という現象などが知られている。（　イ　）の場合，QRS 波形は（ウ）（①右脚　②左脚）ブロック型となることが多い。

Q3 wide QRS tachycardia を見た時，まずバイタルサインの把握が重要である。「血行動態が不安定」とは，意識レベルか（　ア　）の低下を伴う場合である。また，患者背景として，器質的な（　イ　）の有無と内服薬をチェックしておく。特に（　イ　）の治療薬や抗不整脈薬など。

Q4 wide QRS tachycardia の心電図を見た時，「心室頻拍（VT）」の診断を強烈に後押ししてくれる"＋α"の情報として適切なものはどれでしょう？次のうちから 2 つ選んで下さい。
　　①ペースメーカー植込み後
　　②陳旧性心筋梗塞
　　③徐脈頻脈症候群（洞不全症候群，発作性心房細動）
　　④植込み型除細動器（ICD）移植後
　　⑤発作性上室頻拍アブレーション後

Q5 wide QRS tachycardia の心電図は，1 枚のみで診断するのではなく，できれば（　　　　）の心電図と比較して考えることが大事。（ヒント：V サイン！ABCDE 法の E は？）

Q6 心室頻拍（VT）の心電図は，いろいろ意味で"普通じゃない"のが特徴でした。まず注目すべき誘導は肢誘導，胸部誘導のどちらだったでしょう？また，注目ポイントを 4 つ挙げられますか？（ヒント：私自慢の語呂合わせがありました）

Q7 心室頻拍（VT）を決定づける（　ア　）所見。ポイントは，コンスタントかつレギュラーな P 波を指摘すること。注目誘導としては，（　イ　）誘導がオススメ。心房細動だったら（　ウ　）波が観察されることもあった。

実例で学ぶ wide QRS tachycardia ⑤

Q8 次の心電図（図 Q5-1）を以下の手順で読んでみましょう。

(A) 心拍数：（　ア　）/分の「wide QRS tachycardia」を呈している。

(B) QRS 波形は（イ）（①右脚　②左脚）ブロック型で，QRS 幅は（　ウ　）ms である。

(C) concordant pattern：（エ）（①あり　②なし）

(D) 房室解離：V_1 誘導に注目して，明らかに（オ）（①ある　②ない）ことがわかる。

(E) 以上の考察を総合して，本頻拍は（カ）（①上室頻拍　②心室頻拍　③その他）である可能性が高い。

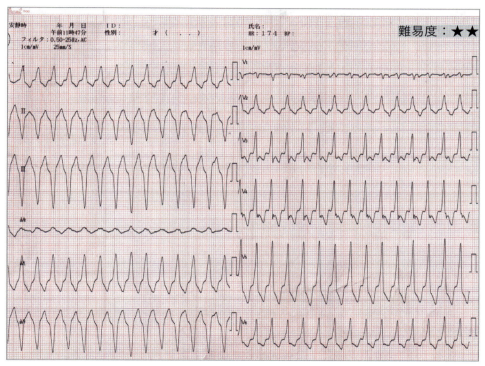

図 Q5-1　Q8（65 歳，男性）の心電図

173

Q9 83歳，男性。約20年前に冠動脈バイパス術が施行された。ここ数日，頻繁に強い胸部拍動感と動悸を感じるようになり，緊急入院。冠動脈・バイパス造影では，血行再建を要する狭窄病変はなし。入院翌日，トイレに立って数歩歩いた後に意識消失，そのまま転倒する様子が同室者に目撃された。同時間帯のモニター心電図波形を示す (**図 Q5-2**)。左室駆出率 (LVEF) 40%。

【質問】本症例の治療方針として，適切なものを2つ選ぶとしたら，どれでしょうか？

　　　①ペースメーカー植込み
　　　②β遮断薬減量
　　　③アンカロン開始 (一般名：アミオダロン)
　　　④植込み型除細動器 (ICD) 移植術
　　　⑤ティルト・トレーニング

5 実例で学ぶ wide QRS tachycardia

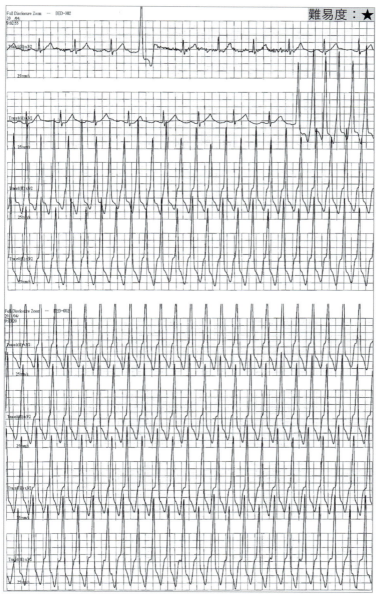

図 Q5-2　**Q9**(83歳，男性)のモニター心電図

Q10 78歳，男性。脳出血による右半身麻痺，高血圧などでフォロー中。夕食がとれず，21：00に発熱（38℃），倦怠感の訴えあり。そのまま就寝するも解熱せず。呼吸促迫，息切れも出現したため，夜中1：00に家族が救急要請して来院。
体温39.3℃，脈拍数128/分・整，血圧134/85 mmHg，酸素飽和度（SpO₂）92％。
胸腹部CT検査からは急性胆嚢炎の診断。絶食，抗菌薬にて加療され解熱するも頻脈が持続。翌朝，循環器内科に以下のようなコンサルテーションがあった。
「入院時心電図が"VT"様の波形に見えます。一度，貴科的ご高診お願いします」
頻脈時の心電図波形（図 Q5-3）および，約1か月前の心電図波形（図 Q5-4）を示す。

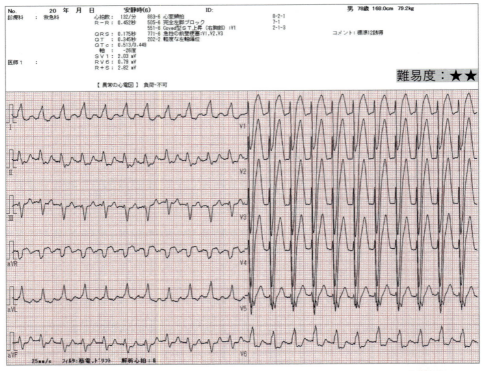

図 Q5-3 Q10（78歳，男性）の心電図—受診時

【質問1】まずはコントロールとして比較する心電図（図 Q5-4）を読んで下さい。

【質問2】心電図（図 Q5-3）は wide QRS tachycardia です。次の空欄を埋めて下さい。
(A) 心拍数：（　ア　）/分と頻拍を呈している。
(B) QRS 波形は（イ）（①右脚　②左脚）ブロック型で，以前の心電図（図 Q5-4）の波形と（ウ）（①まったく同じ　②ほぼ同じ　③まったく違う）。
(C) QRS 幅：（　エ　）ms（V₆ 誘導）
(D) concordant pattern：（オ）（①あり　②なし）
(E) 房室解離：（カ）（①あり　②なし　③わからない）
(F) 病歴に以上の心電図考察を考え合わせて，図 Q5-3 の頻拍心電図の機序は，（キ）（①上室頻拍（SVT）　②心室頻拍（VT）　③その他）である可能性が高い。

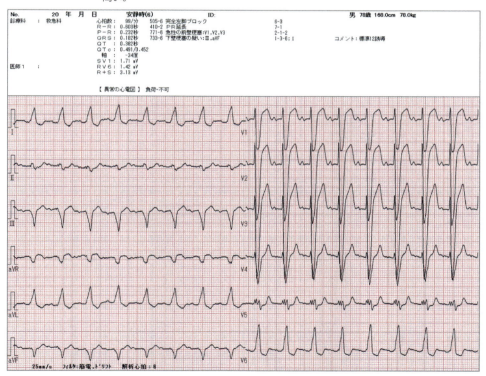

図 Q5-4　Q10（78 歳，男性）の心電図―約 1 か月前

解答例とコメント

A1 1) ア：100　　イ：120　　ウ：①　　エ：心室頻拍（VT）

A2 ア：脚ブロック　　イ：（心室内）変行伝導　　ウ：①

A3 ア：血圧　　イ：心疾患

▶ 実は波形ウンヌンよりも器質的心疾患の有無のほうが即座の判断には役立つことが多い。

A4 ②，④

▶ キーワードは「器質的心疾患」。ほかの 3 つ①，③，⑤では，左心機能を落とす心疾患の"香り"がせず，VT らしくない背景である。

A5 過去（または以前）

A6 "今日読むタイミングか？"

胸部誘導　①QRS 幅（よ）　②QRS 波の向き（む）　③タイミング　④波形（か）

▶ それぞれのチェック項目の詳細に関しては，**図 5-4** 参照のこと。ただし，これらは"VT っぽい"所見であって，100％決定的な所見でもないことにも注意。

A7 ア：房室解離　　イ：V_1　　ウ：f（細動）

▶ 注意して見て 4 人に 1 人（25％）の割合とされるが，「あり」なら心室頻拍の診断はほぼ確実となる。

A8 ア：180（検脈法だと左右 10 秒間に QRS 波 30 個）

▶ 肢誘導の一番最初の心拍をカウントせずに 29 個と考えて 174/分でも OK。

イ：②　　ウ：160（V_5 誘導）　　エ：②　　オ：①　　カ：②

▶ V_1 誘導で以下のレギュラーな（おそらく洞性）P 波に気づけば（**図 Q5-5 の↓**），これだけで「心室頻拍」と診断してしまってよいくらいの所見。

▶ V_1 誘導のみだと QRS 波と P 波の区別が少しわかりにくい印象がある。V_2 誘導の QRS 波と一緒に見て，同時相が QRS 波，それ以外の部分で P 波を探すのがコツ（**図 Q5-5**）。

実例で学ぶ wide QRS tachycardia

↓：P 波

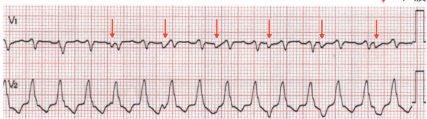

図 Q5-5 心電図（図 Q5-1）より抜粋──V₁，V₂ 誘導：房室解離

A9 ③，④

▶ 失神・転倒時に一致するモニター心電図は，いわゆる「wide QRS tachycardia」である．本文でも強調したように，もともと 8〜9 割は「心室頻拍（VT）」で決まり．加えて冠動脈疾患の病歴，血行動態の破綻（意識消失）もあり，シンプルに考えれば診断は容易．④では患者年齢や希望も考える必要があるが．

A10 【質問 1】洞頻脈（心拍数：100/分），左軸偏位，PR（Q）延長（1 度房室ブロック），完全左脚ブロック

【質問 2】ア：132（検脈法）　イ：②　ウ：②（Ⅱ・aV_F・V₂ 誘導などで若干異なる波形を呈している）　エ：160　オ：②　カ：②（または③）　キ：①

▶ wide QRS tachycardia の定石として「心室頻拍（VT）」を想定したいところだが，既存の左脚ブロックがあり，かつ頻拍時の QRS 波形も平常時に酷似している〔"VT っぽい"所見の V₁〜V₃ 誘導の QRS 波内のノッチ（切れ込み）所見もなし〕．

▶ 正確な診断は困難な面もあるが，「心房粗動・頻拍（2：1）」ないし「洞頻脈」か．いずれにせよ，SVT の機序が推察される．

小笹流 私はこう読む ― 5章

　　wide QRS tachycardia ―― 循環器専門医を，最も緊張させる心電図です。VT（心室頻拍）なのか，あるいは変行伝導を伴う SVT（上室頻拍）なのか，専門医のプライドにかけて（？），この両者を迅速に鑑別したいところです。しかしながら，救急受診した患者さんを目の前に，わずかな時間で正確に心電図診断を行うことは，専門医であっても，実は決して容易ではありません。実診療においては，心電図診断は後回しで，診断的治療として薬剤投与や電気的除細動が行われることも多いと思われます。苦しがる患者さんを前に，覚えきれていない診断フローチャートを取り出して悩んでいる時間はありません。

　　しかし，これまで VT と SVT の鑑別について，実例を通してこんな風にわかりやすく丁寧に解説している本はありませんでした。そのため，成書や論文を参考に勉強するほかなく，多くの労力を必要としました。また，なぜ心電図をとったのか，現病歴まで十分に述べられている本もあまりなかったと思います。実際，研修医や修練医は，やるべき診療業務が山のようにあり，自分の発表や診療と直接関連のない本を読んで勉強する時間は限られています。このため自分自身が主体となって診る機会も少ない wide QRS tachycardia の診断法についての勉強も十分できないうちに，実際の患者さんに遭遇してしまうことになりがちです。本章には豊富な症例の 12 誘導心電図と要約された現病歴が掲載されており，wide QRS tachycardia の症例を"経験"できます。また，杉山先生によって厳選された VT 診断のエッセンスが記載されています。"今日読むタイミングか？"の語呂合わせはユニークですね。

　　VT はできるだけ速やかに緊急治療が必要な不整脈です。循環器専門医に限らず，すべての医療者は，wide QRS tachycardia に遭遇する可能性があります。すぐには循環器専門医にコンサルトすることができない場合もあるでしょう。明日からの診療のために，循環器以外の医師やコメディカルの皆様にも本書で勉強することをお勧めしたいです。

6

房室ブロックの正しい理解
"真ん中"が一番ムズい？

※ P 波と QRS 波をつなぐ線とその長さが「PQ 部分・間隔」と表記されることがありますが，本書
では原則 PR(Q)部分・間隔という表現を使っています。

相談からはじまるストーリー

『おーい，あの。先生さぁー。ちょっとね，見てもらいたい心電図があるんだけ
ど。たしか，心電図が専門だよね，センセって』

こういう相談，まあまああるんです。

シンデンズ専門……？

私は循環器と不整脈の専門医で，別に心電図の専門家じゃないんだけどな……。
むしろ，"学者だぞエッヘン"チックとは真逆の，"非専門家でもきっちり読めるぜ"
的なスタンスでやってるのになぁ。

心では一瞬そう思いつつも，こうした相談には，いつもニコニコと応じるように
しています。今までの私の活動をアイデンティティ（identity）の一つと認めてくれ
る人がいるのなら，それは嬉しいことですから。

新しい職場で外来を始めた当初，隣で外来をされていただいぶ先輩（偉い）の先
生からのお声がけでした。少し緊張している私に提示されたのは次の心電図（図
6-1）です。

患者さんは 71 歳，男性。

数年前，大腸癌術後に深部静脈血栓ができて肺塞栓を起こしてから循環器内科
に通院中のようです。パッと見たところ，ほかには心疾患の既往はないようでした。

『高血圧と腎臓が少し悪いくらいで，ここ最近の心電図も別に普通なのさ。なの
に，なぜか今日に限って AV ブロックとかって出ちゃってさ。しかもモービッツっ
て機械が言ってるんだ。それでどうかなぁって思って。ゴメンな』

181

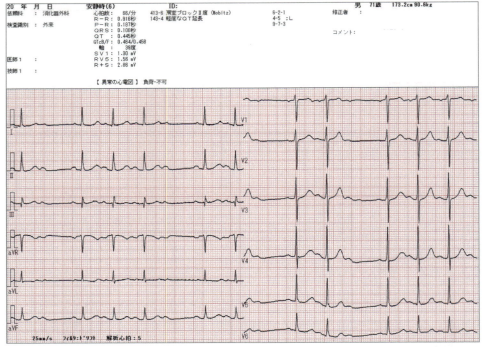

図 6-1 心電図どうでしょう？
71歳，男性。ここ最近，失神，めまいやふらつきはないと。『言われてみると息切れは階段とかで感じるような気もするけど，前からあるよ，それは』と本人談。

とのこと。なるほど，自動診断で「モビッツⅡ型」なんて出ちゃったので，一応，確認しとこか，という意図だとわかりました。

（心の中で「いい質問ですね！」と言いながら……）

『たしかに，先生のおっしゃる通り房室ブロックっぽいですね。しかも，まあまあビミョーな感じで難しいですね』

私の一言目はそれでした。

房室ブロックの"分類"わかってます？

今回のテーマは房室ブロック。

英語では Atrio-Ventricular block と表記されるので，エーブイ・ブロック（**AV block**）とも呼ばれます。質問された先生も，そう言ってましたね。

心「房」と心「室」との間で電気の流れが遮断，つまり文字通り「ブロック」されてしまうという異常です。刺激伝導系のイラストを思い浮かべて下さい。心房と心室の間といったら……そう**房室結節**でしたね。房室ブロックは，このあたりで電気の流れが滞ることで起きるんです。

この房室ブロックは，洞結節のはたらきがおかしくなってしまう洞不全症候群〔心電図的には洞（結節）機能低下ないし障害〕とともに，代表的な**徐脈性不整脈**の一つです。

一言で「房室ブロック」と言っても，実はいろいろな“種類”があるの，ご存知ですよね？

最も有名なのは，「1 度」，「2 度」，「3 度」という分類ですね。私は勝手に“**123 分類**”と呼んでいます。

この 123 分類が重宝される理由は，まぁ，おおむね数字が重症度を反映しているから。1 度よりも 2 度のほうが“重い（重症）”ですし，3 度には「**完全**」**房室ブロック**という名前がついているように，“最重症”としてペースメーカー植込み適応となるケースが大半です。

では，心電図診断の難易度はどうかといいますと，必ずしもこの順じゃないんです。ある程度の経験・慣れは必要ですが，慣れると 3 度（完全房室ブロック）の診断は意外とシンプルです。

123 分類では，「**2 度**」**房室ブロック**の診断ができるかというのが一つのハードルのように思います。ですから，この **2 度房室ブロック**を正しく理解してもらうのを，今回の主なテーマに設定しました。

それと，単純な 123 分類以外に「○：○」という房室ブロックの表現もありますね。最も頻用されるのは 2：1 房室ブロックという言葉。ほかにも，

『教科書なんかで「3：2」とか「4：3」，そして「3：1」みたいな房室ブロックもありますよね。正直，オレ，何をどう表現してんだか，まったくわかんないんすよ。センセイ，わかりやすく教えてもらえません，このあたり？』

なんて言う若手の先生方にも，少なからず出会います。……たしかにね（笑）。

123分類だけでも正しく診断できるか不安なのに，さらに「3：1」だ，やれ「3：2」などと言われても，たしかに混乱しますよね。まったくその通り。

いま登場したなかでは「3：1」だけは別格です。これだけ「高度」房室ブロックというグループに属します。こちらの詳しい解説は，別の機会に譲りましょう。

後述するように，これら「○：○」というのは「房室伝導比」という概念になります。本来は"123"の程度分類と同一線上で議論されるものではないのですが，臨床の現場では，特に2：1など，一緒くたにして語られるので，ややこしい限りです。

ただ，「3：2」，「4：3」，「5：4」，「6：5」，……など「n：n–1」の様式のものは，n＝2の「2：1」も含めて広い意味では「2度」の一形（細分類）と考えることができます。ですから，メイン・テーマである「2度房室ブロック」の解説の一環として，この房室伝導比についても解説することにします。

『ぼ，ボウシツデンドーヒ？もはや，外国語だなぁ……トホホ』

読者の方々のため息が今少し聞こえたような気がします（笑）。気のせい？

正直，もう頭がこんがらがって，何がなんだか整理できない方も結構いるのでは？

でも，大丈夫。

考え方さえわかってしまえば，実は房室ブロックなど恐るるに足りないと思います。明快に解説してみせましょう。まかせて下さい。エッヘン。

本章を読み終える頃には，今まで中途半端，テキトーにとらえていた房室ブロックがビシっと診断できるようになると思いますよ。他のどの本よりわかりやすい解説，これを目ざします。

悩んだら心電図は長くとれ

房室ブロックについて説明していく前に，いくつか準備をさせて下さい。

やや長くなりますが，ここをいい加減にすると，わかるものもわからなくなりますので。"心構え"というか"お作法"に近い話で，当たり前だと思う人は読み飛ばしてもらって結構です。

さぁ，最初の相談症例（図6-1）に戻りましょう。

不整脈心電図の相談された時，私の返答2言目は，たいがい次のものです。

『もう少し長い記録ありましたっけ？』

いわゆる通常の A4 フォーマットの 12 誘導心電図では，肢誘導と胸部誘導とが 5 秒ずつ記録されているだけですよね（オレンジ・ピンク太枠 5 つで 1 秒です）。

でも，不整脈の解析をするうえでは短いんですね，コレでは。波形診断の場合，原則として 1 心拍分の心電図波形があれば十分なのと対照的です。

もちろん，不整脈でも，パッと診断できてしまうカンタンなものならいいですが，複雑な不整脈ほど長い心電図記録が必要になるんです。そのほうが情報量が多いから。

 わかりにくそうな不整脈ほど長い心電図記録で勝負せよ
できるだけ P 波が識別しやすい誘導を選べ／Ⅱ誘導か V_1 誘導か他か

これは別に房室ブロックに限ったことではありません。「できるだけ長くとる」──これは不整脈心電図全般に通ずる鉄則です。

自分で記録する時はもちろんですが，心電図を記録してくれる臨床検査技師さんも，何らかの不整脈が疑われる状況では，長めの記録をとってくれているはずです（少なくともそうすべきです）。慣れた人ほど，そうです。実際に，この方の記録もありました（図 6-2）。

これはⅡ誘導ですね。

不整脈の心電図を読み解くための誘導は 1 つで十分なんです。これも 12 誘導全体をくまなく見渡す必要のある波形診断との大きな違いです。

じゃあ，何も考えずに適当に 1 コ決めた誘導でいいかって……？

ノンノン，それじゃダメ。

大事なのは，いかに P 波がきれいに見える誘導を選べるかで勝負が決まるってことを知っておいてほしいです。

 P 波が"見やすい"誘導を選べるかが不整脈読解のカギ

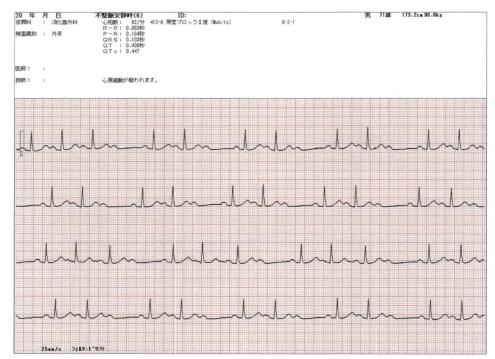

図 6-2　不整脈は心電図を長くとろう
心電図(図 6-1)と同一症例。Ⅱ誘導のみの延長記録。通常の記録時間(10秒間)で 4 行分，計 40 秒間の記録である。P 波が識別しやすく(QRS 波とコントラストがついている)，不整脈解析に適している。

　　　不整脈は，いわば P 波と QRS 波との並び(配列)の異常です。異常のパターン数など，心電図がニガテな人が頭に思い描くほど実は多くないんです。

　　　一番目立つスパイク状の QRS 波がどれかを見失ってしまう人はいませんね。

　　　でも，小さくて"神出鬼没"な P 波は，しばしば"行方不明"になります。それをきちんと見つけ出せた人だけが，その心電図を正しく読むことができるです。

　　　でも，不整脈ってムズカシイ，ニガテだって人，多いじゃないですか。
　　　この作業ができていないからかもしれませんね。私は常にそう思ってます。

　　　ここではⅡ誘導を選びましたが(実際きれいに P 波が認識できます)，別の誘導でもオッケーですよ。私が好むのは，特に **V₁ 誘導**です。いろいろな意味で不整脈

の心電図を読む時のファースト誘導にしています，ブイワンを。実はね。

P波は"ある"んじゃない――"探す"んだ

ところで，皆さんはP波をどうやって探していますか？

……先生，えっ，探す？QRS波のちょい前にあるのがP波ですよね……

そうですね。ふだん目にする心電図の多くでは，この"そこにある"的な認識でOKです。

でも，こういった"QRS波のすぐ前"的な認識しかしてないと，不整脈の世界では歯が立ちません(→第4章参照)。あえてここで言うのは，房室ブロックがその好例だから。

なぜって，不整脈心電図に"勝つ"か"負ける"かは，ほぼP波との1本勝負なのでね。P波って，とかくフラフラしてアッチ行ったりコッチ行ったり……

何が言いたいかって？

ええ，P波は"ある"んじゃなくて"探す"んです。自分でね。

そもそも見やすい誘導を選んで，1個たりとも逃さずP波を見つけるのです。

それにはコツがちゃんとありますよ。

P波探しのコツ

コツ①　T-QRSラインを意識せよ。"T-QRSライン法"
コツ②　T波やQRS波に紛れた"隠れP波"はいないか？空いたスペースに注目。
コツ③　P波のカンカク(P-P間隔)とカタチ(波形)に気をつければ勝利は近い！

では，P波の探し方を順番に説明します。

まずはコツ①。これはP波に対する認識を根本的に変えること，"意識改革"です。次の図をご覧下さい(図6-3)。

私は"T-QRSライン法"というヘンテコな呼び名をつけています(笑)。

なーに，やりかたは単純ですよ。いま注目しているQRS波と，その"1拍前"の

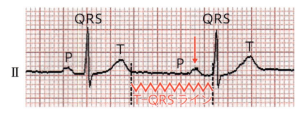

図 6-3 P 波の探しかた（T-QRS ライン法）

心拍に注目して下さい。**T-QRS ライン**とは，1 拍前の T 波のおわりと次の（注目している）QRS 波のはじまりとを結ぶ線（ライン）のことです。

大事な認識は，T-QRS ラインは基本フラット（平坦）だということ。収縮を終えた心室が休憩しながら次の心拍に備えている時間帯といったところですか。

このフラットなはずの T-QRS ライン上に小さな波があったら，それはほぼ確実に P 波です。

『何を当たり前のこと言ってんだ！』

怒らないで下さい。もちろん，"QRS 波のちょい手前"と認識できる，いわゆる"普通の"P 波にも当てはまりますでしょ。ただ，これは複雑な不整脈の心電図でも通用するやり方なのがスゴイのです，T-QRS ライン法はね。

実例で示しますね。次の心電図を見て下さい（図 6-4）。

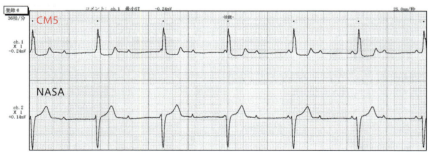

図 6-4 "P 波探し"の練習問題

88 歳，男性。歩行時息切れ，易疲労感。ホルター心電図からの抜粋記録。完全房室ブロック。正しく P 波を指摘できるか？上段（ch.1）は波形的には V_5 誘導，下段（ch.2）は V_1 誘導のように思ってよい。

これは歩行時息切れを訴える 88 歳，男性のホルター心電図からの抜粋です。最初の症例とは別ですので，ご注意を。

（本題ではないので）最初に診断を言っておくと，これは「完全房室ブロック」です。

この場合，心房と心室が協調せずにバラバラに収縮するので，心電図では，P 波と QRS 波とがランダムに並びます。いまは病態を問題にしたいのではなくって，この状況は"P 波探し"の練習にもってこいなのです。

まずは誘導の選択。いつもここから。

上下の誘導とも P 波は識別しやすそうなので，どちらを選んでもいいですが，私なら下段（NASA 誘導）を選ぶかなぁ。なんとなく尖った形といい，向きも QRS 波とコントラストがついて識別しやすいです。これがプロの視点（笑）。

あ，ホルター心電図の誘導に関しては難しく考えなくていいです。「NASA 誘導」というのは，12 誘導でいったら，V₁ 誘導を抜き出したと思って下さい。

そして，T–QRS ラインに注目します（前掲コツ①）。

どうです？あるわ，あるわでしょう？悩ましいところでも，特徴的な形状のためか，比較的自信を持って P 波と指摘できるのでは？

ひとまず赤矢印（↓）で示した 9 個は見つけられると思います（図 6-5A）。

こうやって，T–QRS ラインを意識するだけで容易に指摘できる P 波を私は"ごっつぁん P 波"と呼んでいます。力士が「ごっつぁんです」と言ってるイメージ。ふざけてばかりですいません。長ければ"ゴツァ P"で OK（笑）。

で，勝負は次。"隠れ P 波"を探しましょう。

P 波は，しばしば QRS 波や T 波の影に姿をくらまします。露骨な"ゴツァ P 波"を眺めながら，付近に"隠れ P 波"がないか意識します（コツ②）。

"隠れ P 波"は"ゴツァ P"同士のスペースが空いた部分にいることが多いです。図 6-5 なら後半に比べて前半が怪しいです（図 6-5B の赤矢印 ←?→ 部分）。

P 波は同じカタチでしたら，基本はほぼ等間隔に並ぶハズ。これがミソです。

さらに，前半の"ゴツァ P"の間隔（P₁–P₂，P₂–P₃ など）が後半の"ゴツァ P"同士の間隔（P₄–P₅，P₆–P₇ など）の 2 倍になっていると気づけば，もう勝利は間近。

そう，"真ん中"ですよ。P₁ と P₂，P₂ と P₃ のちょうど間，そう QRS 波に重なるように"隠れ P 波"は埋もれているんです（コツ③）。P₃ と P₄ の間にある"隠れ P 波"

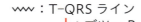
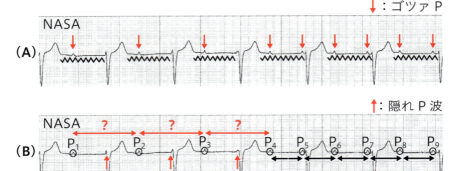

図 6-5 "P 波探し"の実際
図 6-4 から下段（NASA 誘導）のみを抜粋。
A：T-QRS ラインを意識して"ごっつぁん P 波"（ゴツァ P）を見つける。
B："ゴツァ P"以外にあいたスペースに"隠れ P 波"（図中↑）がいないか探すクセをつけよう。

は QRS 波からちょっとシッポを出していますよ。なんか最初の形がオカシイですもんね（図 6-5B）。

　こうやるんです。これで全部同じカタチをした 12 個の P 波が指摘できました。ちゃんと等間隔に並んでいますね。スゴイでしょう？

　この例はやや特殊で，P 波は QRS 波よりもずっと幅の広い **T 波**の内部に潜むことのほうが確率的にも高いんです。**ほかと違うカタチをした T 波**にはご注意あれ。

房室ブロック心電図の本質

　心電図の世界においては，心房興奮（収縮）は P 波で表現されます。これは皆さん，知ってますね？では，心室については……？
　そう。QRS 波ですね，心室の興奮を表すのは。
　一方，**房室ブロック**というのは，心房と心室の間にある房室結節のあたりで電気の伝達が障害を受けるのでしたね。じゃあ，房室ブロックが起こった場合，心電図では，どこの部分に影響が出てくるでしょうか？
　心臓内を電気刺激が流れていく順番と，正常な P-QRS-T の 1 セット波形を頭

に思い浮かべていただければ……

そう，P波とQRS波とをつなぐ部分というのが正解。P波とQRS波とのキョリ（距離）と言っても良いでしょう。

ところで，Q（または3mm未満ならq）波は，QRS波が陰性波からはじまる時だけなので，あったり，なかったりです。一方，R波はほぼ100%ありますから，P波とQRS波をつなぐ部分は **PR(Q)部分**〔PR(Q) segment〕と呼ぶほうが現実的なのです。

ですから，以下の説明では，基本的にこの表現を使います[*1]。

私があまり好まない，細かい用語のことで恐縮ですけどね。

ですから，いろいろな房室ブロックがあっても基本すべて **PR(Q)間隔** がおかしくなるんです。「1度はPR(Q)延長で，2度はQRS波が時々脱落して3度は補充調律でP波とQRS波がテンデンバラバラ」みたいに房室ブロックをとらえている人は本質が見えていないのです（だから，房室ブロックはバラエティに富むため難解みたいな話になるのでは？）。

当然，PR(Q)間隔が正常よりも長くなるでしょうし，また，通常「QRS波の脱落」も，P-QRSの間が遮断された結果と考えれば理解できるでしょう。

もちろん，数学的なモノの考え方が好きな人でしたら，PR(Q)間隔が無限大に発散(!?)した結果ととらえてもOKですよ……これは逆にヤッカイかな（笑）。

もちろん，今回の本題たる「2度」の房室ブロックはこれで100%理解できます。

ちなみに，房室ブロックも「高度」ないし「完全」となってしまうと，"非常灯"のQRS波（補充調律・収縮）が登場するため，ともするとPR(Q)間隔の変化が忘れられがちです。ただ，それも，本質はP-QRS間が遮断されることにあります。

ここら辺，ちょっと難しく感じるのならば，ひとまずは忘れてもらって結構です。

2度房室ブロックはこう理解せよ

少し長くなりすぎましたが，準備はだいぶ整いました。ここからが本題。

『2度房室ブロックの心電図って何でしょう？』

簡単そうで実は意外に難しい，この根源的な質問を正しく解答できる人はなか

[*1]　実際の波形を使った解説で，q(Q)波がある場合に「PQ部分」と表記した部分もある。

なかいません。"定義"ですかね。たいがいは，

『ウェンケバッハとモビッツでしたっけ，その 2 コがあって……ピーキュー（PQ）間隔が延びていくか，ずっと一緒かで決まるヤツですかね……？』 ……（★）

くらいの解答。でもね，これは"本質"をついた答え方ではないと思います。

研修医の頃でしたか，当時まだまだ不勉強で心電図もニガテだった私に，ある先生が次のように教えてくれました。

この一言が，今まであいまいで（★）と似たり寄ったりの理解だった私の意識を大きく変えました。それをここでヒロウしましょう。

 2 度房室ブロックとは？

連続する複数（n 個）の洞性 P 波に対して 1 個だけ QRS 波が脱落する病態
　　　　Ⓐ　　　　　　　　Ⓑ　　　　　　　　　Ⓒ

一応，これで定義，述べられていますでしょうか。

あんまり，こんな風に解説したテキストはなかったのでは？

最後まで読んでもらったら，スカッと理解できると思います。

エッセンスを抽出すると，**複数**の（洞性）P 波のうち **1 個**が QRS 脱落。こうなります。言葉で表現すると難しく聞こえますが，全然ですよ。

3 つのポイントⒶⒷⒸに解説を加えます。

まずⒶ。「複数」というからには「n」は 2 以上ですよね。

n＝2 の場合は"つながる"，つまり房室伝導する（心室に伝わる）P 波と"落ちる"〔房室伝導できない（遮断される）〕P 波が交互となり，これには後述する **2：1 房室ブロック**という名称があります。

拡大解釈すれば，「2：1」も広い意味では「2 度」と言えなくもないです。

でも，別個の呼び名がある以上は基本的に別の病態と考えるべきですよね。ですから普通は「複数の」という部分は**「3 つ以上の（n≧3）」**と言い換えて OK。

2 だったかな，3 だったかなとかなる人のために。

2 だったら「2：1」ですから，あー，3 つ以上かぁ。そんな感じに理解して下さい。別に"3"という数字を暗記してほしいのではないです。考え方ですね。私がいつも

重要視するのは。

次に⑧を飛ばして，先に⑥がわかりやすいです。

「1個だけ QRS 波が脱落」という表現のミソは，それ以外は全部"つながる"ということ。

いま，n＝4，つまり 4 連続の P 波を一組（セット）として着目しているとします。

QRS 波がついてこない（脱落する）P 波は必ず最後にして下さい。そう，この例でしたら 4 個目が"落ちる"P 波です。

いつだって QRS 波を伴わない P 波をラストにするんです。それ以外の 3 つの P 波は"つながる"結果，QRS 波を伴います。

PR(Q)間隔が変化することもあれば，そうでないこともありますが，この場合，「P-QRS」セットが 3 つ続いた後の P 波だけ QRS 波を伴いません。

そして，その後はまた再び「P-QRS」セットが続いていく……。

これが 2 度房室ブロックのパターンです。

残るポイント⑧は，基本調律を反映する P 波が洞性 P 波でないといけないんです。

12 誘導でしたら，"イチニエフの法則"よろしく，Ⅰ・Ⅱ・aVF・V4～V6 誘導で陽性，aVR 誘導で陰性の P 波であるべきですし（→第 1 章参照），（P 波の）心拍数もおおむね 50～100/分であるのが普通です。時折，50/分未満（徐脈）や 100/分以上（頻脈）となる場合もありますが，それでもやっぱり洞調律でなくっちゃダメ。

4：1 伝導の心房粗動や，房室伝導しない心房期外収縮（非伝導性［ブロックされた］）の場合には，「房室ブロック」という診断にはならないのです。実はこれも案外ダイジなポイントだと思います。

* * *

2度房室ブロックの"その先"——機序までわかれば満点

皆さんはもう2度房室ブロックが何かはわかりますね。ポイントは3つでした。

そして，きちんと解析すべき誘導が選べて，P波もキッチリ探せれば，実際の心電図でも間違えずに指摘できるでしょう。

房室ブロックは徐脈性不整脈ですから，基本的にはR-R間隔が一定以上空いた時（目安は1秒＝オレンジ太枠5個），できたスペースにP波がいる時，必ず想起すべき不整脈になります。

鑑別すべきほかの不整脈よりも，臨床的重要性が高いでしょうし。

R-R間隔が不自然に空いたスペースにP波がポツン……
→房室ブロックでは？と考えよ

ここで最初に相談を受けた症例に戻って下さい。図6-2のⅡ誘導心電図が定期的に起きる2度房室ブロックだと見抜けますか？

そこまでできたら50点。

では，残りの50点とは？そう，その通り。

『ウェンケバッハ型　か　モビッツⅡ型　か？』

この問題です。この"その先診断"は，「1度」にも「3度」にもない，「2度」房室ブロックにユニークな追加事項です。「機序」と言い換えてもいいでしょう。

つまり，最初の心電図（図6-1，図6-2）に対するアンサーは，

「2度房室ブロックが周期的に起きていて，その機序は○○型[*2]です」

と答えることです。まずは特徴をまとめた表をお示しします（図6-6）。

おおむね"**善人**"なウェンケバッハさんと，見るからに"**悪人**"のモビッツさんという理解です。

も，もちろん，人柄のハナシではないですよ。病気としての良性，悪性のこと。徐脈性不整脈の観点では，**ペースメーカー植込み**が必要になるかどうかという点ですね（これを「ペースメーカー・リスク」として図6-6に記載）。

---

*2　○○にはウェンケバッハまたはモビッツ（Ⅱ）のどちらかを選ぶ。

	ウェンケバッハ型 （Wenckebach）	モビッツⅡ型 （Mobitz type 2）
イメージ	善人（良性）	悪人（悪性）
頻度	多い	少ない
ブロック部位	房室結節 （ヒス束上）	心室近く （ヒス束下）
ペースメーカー・ リスク	低い	高い
心電図の特徴	PR（Q）間隔が**漸増**して QRS 脱落 "前触れあり"	PR（Q）間隔が**不変**のまま QRS 脱落 "前触れなし"
心電図の例	図 6-7A	図 6-7B

図 6-6　2 度房室ブロックは 2 種類
一般的に良性とされるウェンケバッハ型と悪性のモビッツⅡ型がある。ウェンケバッハ型を「モビッツⅠ型」という別名で呼ぶ人は少ない。「Ⅰ型」と呼ばない以上，あえて「Ⅱ型」と言わずに「モビッツ型」と呼んでも臨床的には問題なく通じる。

　もちろん 100％絶対ではありませんが，心電図から両者をキッチリ区別（診断）することは大事です。当然，患者さんのフォローの仕方が変わってきますよね。

　ところで後者の「モビッツ」に関してですが，私もふだんつい「モービッツ」と言ったり，書いたりしてしまいます。ところが，日本循環器学会の用語集（第 3 版）では「**モビッツ**」と記載されているようで，おそらくこの表現が無難でしょうか。

　まぁ，世の中には「ペースメーカー」か「ペースメーカ」かうるさい輩もいますが，個人的には"どーでもよろしい"という内容ですがね（笑）。本質のだいぶ外側ですから。

　以下では，一応「モビッツ」という表現で統一しておきます。

ウェンケバッハとモビッツの心電図の特徴

　ウェンケバッハ型とモビッツⅡ型の違い，図 6-6 の表から概念的にはわかったでしょうか？

　話としては理解していても，実際には心電図を見て区別するわけです。

私としては，ココが最も大事と思っていますので，丁寧に述べますね。

どちらも「最後の1拍が落ちて，そして次からまたつながる」という点は共通なのですが，問題はQRS波が脱落するまでのプロセスです。実例を次に示します（図 6-7）。

ウェンケバッハ型の場合，「落ちるぞー」「落ちるぞー」「次落ちるかもなー」と宣言するように，PR(Q)間隔がだんだんのびていって，最後にQRS波が脱落します。つまり，"前触れ"的なPR(Q)延長サインがあるのです。

房室ブロックは心電図でPR(Q)間隔がのびると言いましたが，まさにイメージの通りです。

サンプル心電図（図 6-7A）を見て下さい。注目してほしい部分を赤太枠で囲っておきました。ね，のびてますでしょ，PR(Q)間隔が。

ですから，ウェンケバッハ型はこちら側が心の準備をしやすいです。周囲の人への気遣いのできる"善人"ウェンケバッハ型の場合，臨床的にも良性で，これを見ても普通はペースメーカー云々と騒がなくて良いケースが多いというのが定石の考え方（全例ではありませんが）。

一方のモビッツⅡ型のほうはというと，何の宣言もなくいきなりQRS波が脱落します。こちらは"前触れ"がないので，心の準備もできずにビックリします。だか

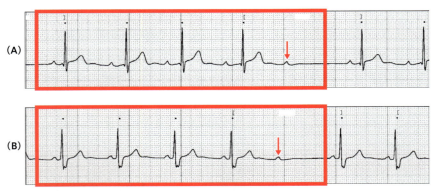

図 6-7 ウェンケバッハ型とモビッツⅡ型の心電図例
(A)ウェンケバッハ型，(B)モビッツⅡ型。いずれも赤矢印↓のP波の房室伝導がブロックされている(QRS波が脱落)。脱落する前後でPR(Q)間隔を比べるのがポイント。

196

ら，臨床的にも悪性（多くがヒス束下ブロック）とされるんですよね。

サンプルで提示した心電図でも，赤太枠の部分を見て下さいね。ブチッという音が聞こえんばかりに，ずーっと一定のPR(Q)間隔から，突然にQRS波が脱落している様子がわかると思います（図6-6B）。

そう，モビッツは"危険な香り"のする男。できれば近づきたくないヤツなのです。

実際に私達の目に触れる頻度がウェンケバッハのほうが多いというのが，せめてもの救いでしょうか。

では，ウェンケバッハとモビッツで何が違うのかというと，電気が遮断（ブロック）される場所が少し違うのですよね。図6-6の表にも少し書きましたが，心房と心室のつなぎ目の"上のほう"で切れるか，"下のほう"かと言うことなんです。正式用語では「ヒス束上」か「ヒス束下」といいますけどね。頭がこんがりそうなら，ムシするのも一手（笑）。

心臓内の電気の通り道"刺激伝導系"での心室の入り口は「ヒス束」という場所だとされ，房室結節のちょっと先にあるとされます。

皆さんの多くも直接は目にしたことはないと思いますし，恥ずかしながら，私もありません（心臓病理はかなりニッチな分野）。

心臓電気生理学的検査，通称イーピーエス（EPS）という，かなりマニアックな検査（私の専門の一つではありますが……）をすると，房室ブロックが実際に起きる瞬間が記録できれば，両者のどちらかがわかります。というか，逆に言うと，これだからヒス束がメルクマール（目印）になっているんですけどね。

逆に言えば，正確なところは心臓にカテーテル電極をつっ込んでくわしく見ないと，普通の体表面心電図を目を皿のようにしていくら眺めてもわからないのです。だから，不整脈専門医でもなければ，「ヒス束」の名前はもちろん，"上のほう"や"下のほう"以上の理解は不要ではないですかというのが，私の持論です。

幻のモビッツⅡ型

ウェンケバッハか，モビッツⅡ型か。

その違いはQRS波が脱落するまでのPR(Q)間隔の挙動でした。

多くの2度房室ブロック，最後に「○：○」のところで解説する「3：2」ないし「4：

3」タイプの場合，素直に前からPR(Q)間隔を見ていく作戦でも，たいがいウェンケバッハかモビッツかを難なく判定できます。

走り幅跳びですか。"ホップ・ステップ・ジャンプ"のように，あっという間に"落ちる"パターンなら，まぁなんでもいいです。ある程度慣れたらカンタンなんで。

ただ，そうじゃない時もあるんです。

それは"ジャンプ"，つまりブロックによるQRS脱落までの"助走"が長い場合，通常の"前から作戦"ではわかりづらいのです。実例を出します。

例えば，次の心電図(図6-8)はどうですか？
間歇的な動悸を訴える46歳，男性のホルター心電図での一場面です。

ウェンケバッハ型ブロックの場合，PR(Q)間隔がだんだんのびていって最後にQRS波が落ちるのでした。

この例(図6-8)はどうでしょう？

あまり深く考えず，素直に前からPR(Q)間隔を見ていってしまうと，どうですか？

あまりPR(Q)間隔がのびていないようですね。少なくとも私にはそう見えます。
QRS波の脱落するP波の直前と一番左とを比べても，なかなかPR(Q)間隔の変化は指摘できないのではないでしょうか。微妙にのびているようにも見えるけれど，いまひとつ自信がないと，

『これが変化せず落ちるモビッツ・パターンかな……？』

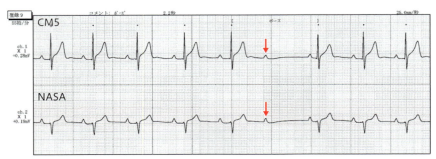

図6-8　ウェンケバッハ型かモビッツⅡ型か？
46歳，男性。ホルター心電図。房室ブロックに見えますが……。

と思ってしまったり……しますかね？

特に，横着して最後の2〜3拍しか見ない人は痛い思いをするかも。だって，PR(Q)間隔はまったく変わらないように見えますし。

こうした心電図を，文字通り"近視眼的"に眺めてしまった結果，

『先日施行しましたホルター心電図にて，症状は判然としませんが，モビッツⅡ型の(2度)房室ブロックを認めました。ペースメーカー植込み検討をよろしくお願いします』

的なヤバイ紹介状を作ってしまうこともあるのでは!?

……実際に私のところに，時には"緊急"入院依頼のような形でこうした紹介例がやってきたのは一度や二度ではありません。"冗談"ではないんです，これはホントの話です！

素直に"前から見る"なかれ

心電図(図6-8)が2度房室ブロックなのはOKです。左から6個目のP波(図6-8中↓)にはQRS波が続かずに次のP波が来てますもんね。

ただ，モビッツⅡ型ではなく**ウェンケバッハ型**が正解です。

『あ，ピーキュー(PQ)のびてました？なんかビミョーにのびてる印象あったんですよ。これくらいでも，やっぱのびて落ちるっていうんですね。もう覚えました』

こういう反応する人，多いんです。でも，本当ですかねえ。

こういう人が次に類似のケースで正しく読めるかははなはだ疑問です(多分無理)。

私は，QRS波が脱落する前のPR(Q)間隔を1コずつ手前から見ていくやり方を**"素直に前から派"**と呼びます。このやり方は非常に素直。

たしかに，「ウェンケバッハ型」の「PR(Q)間隔がだんだんとのびてQRS波が落ちる」という定義そのものをチェックしているから"素直"でしょ？

皆さんは2度房室ブロックをどう見ていますか？

このやり方ですか？

実はプロの先生がたの多くは，もう一歩先，いや別の考えかた・見かたをしてるんです。名付けて**"落ちた前後派"**。

カンタンに言えば，QRS波が脱落した前後の(つながっている)PR(Q)間隔を見比べましょうというやり方。これ最強。もちろん，私もそうしてます(だから勧めるわけです)。

"素直に前から派"と"落ちた前後派"の視点の違いを，先ほどの実例の心電図で示してみましょう(図6-9)。どうぞ。

"落ちた前後派"のミソは何でしょう？

それは，ウェンケバッハ型の特性にあるんです。"ホップ・ステップ・ジャーンプ"の走り幅跳びに例えた場合，ウェンケバッハ型の場合にはPR(Q)間隔がだんだん延長していくわけです。つまりは一番最初のPR(Q)間隔は1サイクルの中で最も短いというわけですね？

一方，逆にQRS波が落ちる(脱落する)直前の，最後につながった(房室伝導した)P-QRSでのPR(Q)間隔が最も長いはず。そこで，QRS波脱落をはさんで直近(最長)と直後(最小)のPR(Q)間隔を比べるんです。そのほうが差が顕著ですからね。コントラストがつく条件で比べるのがポイントです。

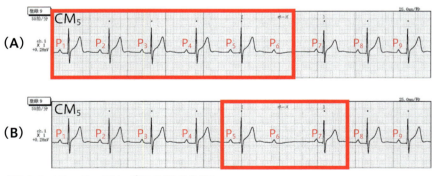

図6-9 アマチュアとプロの視点の違い

同じ波形を見ても，赤太枠で示した視点が違うのが面白い。
(A)アマチュア(非専門医)の視点。"素直に前から派"で，房室ブロックが起きる以前のPR(Q)間隔だけを見ているため，わずかな増加の場合には気づきにくい(モビッツⅡ型と誤診するリスクあり)。
(B)プロ(循環器医)の視点。"落ちた前後派"は，ブロックされたP波の前後のつながったPR(Q)間隔の比較を重視する。もちろん手前も見つつも，文字通り，先も見据えるのがプロたるゆえん。

これを，心電図（図 6-9）の例で説明します。

上段（CM$_5$誘導）を選んで，左から 1 → 2 → 3 → 4 → 5 拍目と PR 間隔をチェックしていこうとする"素直に前から派"は，その差分に気づきにくいでしょう。

しかし，"落ちた前後派"は違います。房室ブロックの被害にあった P 波（P$_6$）を挟んで，P$_5$ と P$_7$ に対する PR 間隔を比べたら，その差は歴然だと思ってもらえるハズ。

……なんだか，急に視界がひらけた感じがしませんか。

何も別に特殊なハナシをしているんじゃありません。しごく当然のことを言っただけです。

この味を知ってしまうと，2 度の房室ブロックの機序診断は，"落ちた前後派"でしかできなくなってしまうと思います（少なくとも私にはムリです）。しかも，この作戦はオールマイティ。ここで例で取り上げたような，何拍もかけて PR(Q)間隔がのびてのびて，ようやく落ちるような非典型例だけでなく，2，3 拍の短い"助走"で落ちる場合でも使えます。すごいでしょう。

もちろん，より慎重な人は，まずは"落ちた前後"でどっちかアタリをつけておいて，一応"素直に前から"的な状況も確認するでしょう。そうして，PR(Q)間隔が漸増している様子までおさえたらカンペキですからね。

この考え方が理解できたら，次のホルター心電図（図 6-10）も読みこなせるハズ。どうですか？

このホルター心電図は，端から端まで 20 秒間（通常の 25 mm/秒の 2 倍）です。2 段目はどうです？

赤矢印（↓）をつけた P 波の次には QRS 波が続きません。しかも，ずっと同じ形で P-P 間隔も一定なので，これは 2 度房室ブロックと思われます。

このように 20 秒近くかけて最後の 1 拍が落ちるような，以上に長い"助走"をしてから落ちる 2 度房室ブロックの場合，もはや"素直に前から派"では対応できないでしょう。

その点，"落ちた前後派"的に考えれば，この例だって，わざわざ拡大せずに遠目に見てもウェンケバッハ型だと瞬時に診断することができるはずです。

どうです？これって目からウロコ（鱗）じゃないですか……？

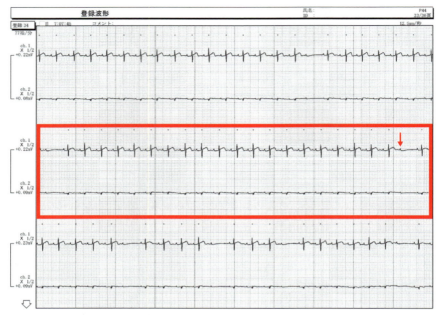

図 6-10 QRS脱落までが異常に長い2度房室ブロック
2段目に注目。左端から右端まで約20秒，20拍以上つながった後にQRS波が脱落している（赤矢印↓）。ウェンケバッハ型の2度房室ブロックである。

ウェンケバッハ型かモビッツ型か

"素直に前から"ではわからない。"落ちた前後"のPR(Q)間隔を見て比べるのだ！

○：○は房室伝導比と理解せよ

　さて，ウェンケバッハ型とモビッツⅡ型とが区別できるようになったら，この章のゴールは近いです。

　残りは最初のほうに登場した「○対○（○：○）」という言い方。

　最後にこれをマスターしちゃって下さい。ここまでキチンとついて来られた人には，もはや難しい話なんかじゃないんです。

この「○：○」という表現は，**房室伝導比**という概念なんです。つまり，何拍中何拍が心房から心室に**"伝わる"**のか，ただそれだけなんですよ。

研修医やレジデント初期の頃，房室ブロックだから「何拍中何拍が"落ちる"のか？」という表現と誤解（？）していたのか，ただ単に頭の中がゴッチャになってたのか定かではありませんが，私はよく，「4：3」房室ブロックというべきところを「4：1」房室ブロックと言ってしまい，『おっと，勝手に「高度」房室ブロックを作ってるヤツがいるぞぉー』と当時の指導医にバカにされました。

でも，「房室伝導比」というたった5文字のコトバ・考え方を理解してからは，2度と間違うことはなくなりました。逆に，なんでこんなシンプルな概念を間違えてたのか恥ずかしくもなりますが（笑）。

でも皆さんの中にも同じような勘違いしてた人，いませんか？

「○：○」はズバリ「房室伝導比」と理解せよ
何拍（P波）のうち何拍が心室に"伝わる"か

ですから，今回のメイン・テーマである2度房室ブロックの場合，最後の1拍が落ちるんでしたから，**「n：n-1」の形式**になるわけですね。

ちなみに，ウェンケバッハ型の場合には，心電図を長い時間記録すると，ずっと同じようなサイクルをくり返すことが多いので，「ここは3：2が優勢，こっちはほとんど4：3」など，「○：○」という表現がよく登場します。

一方のモビッツⅡ型の場合には，こうした周期性はないので，あまり「○：○」が云々と表現されません（もちろんしてもOKですが）。

これが理解できたら，「3：1」や「4：1」という**高度房室ブロック**が，2個以上連続してP波が房室伝導せず，3，4個に1個しか伝わらないという超あやうい状況であるとの印象も持たれるのではないでしょうか（それは「その通り！」です）。

* * *

答え合わせ——はじめの症例はどう考える?

ここまで必要な知識はすべて伝授しました。

はじめの症例に戻りましょうか。そう、Ⅱ誘導のみを抽出した例の長めの心電図(図 6-2)です。2 行目と 4 行目は同じパターンですね。

QRS 波が 2 つずつ組になってそうで、P 波同士は同形で間隔も一定のまま続いてます。だから、これは伝導比 3:2 の 2 度房室ブロックです。

QRS 波の脱落する前後で PR 間隔を比べてみると……そう、かなり微妙ですが、やっぱり前のほうが、後、つまり再度つながり出す 1 拍目より長いように見えます(図 6-11)。ということは?

では、1 行目のほうはどうでしょう?

最初だけ、おそらく 4:3 房室伝導、それを除いて 2 行目と同じパターンの房室伝導比が 3:2 の 2 度ブロックです。最初の 4:3 と次の 3:2 のところで QRS 波が落ちた前後の PR 間隔を比較してみると、やはり後より前が長いように見えるでしょう。そうなると、一元的に説明できる機序はウェンケバッハ型かなぁと思います(図 6-12)。

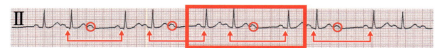

図 6-11 心電図(図 6-2)より抜粋(2 行目)
図 6-2 から 2 行目を抜粋(4 行目も同じパターン)。P 波 3 個に対して QRS 波が 2 個で一組になっている(房室伝導比 3:2)。赤枠内に注目した場合、ブロックされた P 波(赤○)の前後で PR 間隔を比べると、前>後であり、ウェンケバッハ型が示唆される。

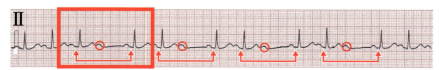

図 6-12 心電図(図 6-2)より抜粋(1 行目)
赤枠内に注目。ブロックされた P 波の前後の PR 間隔は、明らかに前>後であり、図 6-11 よりもわかりやすく、ウェンケバッハ型の診断はほぼ確実。

房室ブロックの正しい理解

そこで，私なりの最終返答は，次のようにしました。

『せ，先生，大変ビミョー，というか難しい心電図ですね。

心電図的には2度房室ブロックで，機械はモビッツと読んでますけど，やっぱウェンケバッハなんじゃないですかね。

ピーアール(PR)間隔はわずかですが，延長傾向があってQRS波が脱落してますし，こうした周期的なリズムを奏でている点も，ウェンケらしいように思います。

まぁ，でも，ほとんど無症状とはいえ，日中にこんな房室ブロックが起きるというのは，やっぱおかしいですよね。若い人で夜間に起きるような単純な迷走神経機能亢進で説明するのははばかられると思います。

今まで心疾患はもちろん，失神・意識消失などの自覚症状もないようですので，ひとまずは外来で慎重に経過観察するのがいいのではないですか』

やや歯切れ悪いコメントですけどね。まぁ，往々にして世の中こんなものでしょう。

"素直に前から波"でしか見ていないと，機械(心電計)の意見も尊重してモビッツⅡ型と口走ってしまうかもしれないので注意して下さいね。ココがキモでした。

まあ，でも，実はほんの少し自信もあったんです。

皆さんとここまで勉強してきたので，それについても一応ちょっとだけお話ししましょうか。

あ，別に出し惜しみをしているのではありませんよ。慣れない初学者の方には，かえって混乱を招くのではと思っての配慮です〔あくまでもPR(Q)間隔の挙動を観察するのが房室ブロックの基本です〕。

房室ブロックでは，とかくPR(Q)間隔が注目されがちですが，実はプロはもう一つ，R-R間隔も同時に見ているんです。特にウェンケバッハ型。PR(Q)間隔が徐々にのびながらQRS脱落に向かっていく過程で，逆にR-R間隔はどんどん短縮していくという性質があります。

一方のモビッツⅡ型では，性質から考えてR-R間隔も一定となります。

この例もややその気がありますが，P波が一部T波に重なってしまって正確な

205

PR(Q)間隔が測れなかったりすると，のびてきているのか不安になりませんか？

「3：2」のようにすぐに QRS 波が脱落してしまう場合にはわかりませんが，図 6-12 の最初の「4：3」伝導に着目すると，最初の R-R 間隔よりも次の脱落直前の R-R 間隔のほうが明らかに短いように見えます。

だから，やっぱりウェンケバッハ型かな，と私は考えたのです。

R-R 間隔の場合は，特にわかりにくいということもないですし。

もちろん，この「4：3」での結果をほかの「3：2」の部分に演繹できるかは正確に言うと難しい話ですが，まぁ普通，ここがウェンケバッハ型なら，ほかの部分も一緒の機序で QRS 波が脱落すると考えたくなるのが人情だと思います。

ま，でも，これでメデタシ，メデタシ。

一見複雑な 2 度房室ブロックも，正しい心電図診断とともに，将来のペースメーカー・リスクなど危険性などについてもコメントできるようになったのですから。

キチンとここまでついて来られた人は，十分"合格"といえるでしょう。

まとめ──理想の先輩像とともに

今回は房室ブロック，なかでも"真ん中"の 2 度房室ブロックについて学習しました。

根本に戻って定義を確認することで，自分から 2 度房室ブロックに気づくことができます。そして，いったん 2 度房室ブロックとわかったら，ウェンケバッハかモビッツか区別して下さい。あえてⅡ型とは言わなくていいかも。そのためには，そう，PR(Q)間隔を近視眼的に"素直に前から派"で見ていくのではなく，少し視点を広げて"落ちた前後派"にて比べることで視界がひらけるのでした。

また，"つながる"ことなのか，"落ちる"ことなのか，どちらを表現するのかわかりにくかった「○：○房室ブロック」という表現も，もう大丈夫ですね。

ポイントは「房室伝導比」，その言葉を理解して下さい。

何個のうちいくつの P 波が心室に"伝導"，すなわち"つながる"のか。それを表しているのかに気づけば，もはや全然難しくないはず。

最後に，後輩に次の心電図（図 6-13）を相談されたらどう答えますか？

これが本章の"卒業試験"です。キッチリ勉強した人ならば，次のようにビシッと答えられるハズ。

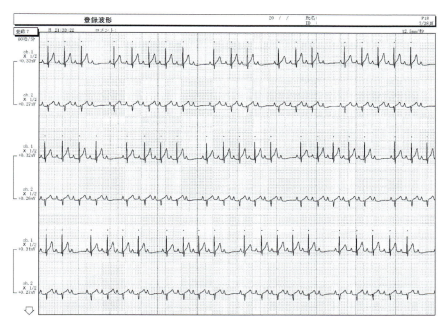

図 6-13 本章の総括にふさわしい心電図

46歳，男性。実は図 6-8 の心電図と同一症例。本章で学んだアナタなら，後輩にきっちり説明できるでしょう。

『おっ，これは 20 秒 × 3 行でトータル 1 分間のホルター心電図記録だね。

上下どちらの行でも P 波ははっきり見えるよね。

P 波はずーっとほぼレギュラーのようだね。でも，トトトンときて時折 1 拍だけ QRS 波が抜けるパターンだから，これは 2 度房室ブロックだ。

脱落しちゃった(見えない)QRS 波の前後で PR(Q)間隔を比べるんだ。落ちた直後よりも落ちる直前のほうが全然長く見えるから，ウェンケバッハ型だよ。なんかこう，QRS 波が"群れ"をなしてるように見えるでしょ。こうしたサイクルを刻むのもウェンケバッハの特徴の一つなんだよね。

"群れ"の一つずつの QRS 波に注目してごらん。

複雑そうに見えて，よく見りゃ QRS 波が 3, 4, 5 個の 3 パターンしかないじゃ

ない？3個のヤツは「4：3伝導」，5個なら「6：5伝導」と言えばいいよ。

1行目には時々「4：3伝導」があるけど，その他大部分ではおおむね5：4伝導，ないし6：5伝導が優勢だね。

最終診断をまとめるね。ズバリ，これだ。

「2度房室ブロック（ウェンケバッハ型：房室伝導比4：3／5：4／6：5)」

心拍数は各行60/分前後だし，1分全体で見てもQRS波がちょうど60個なんで，あまり徐脈にもならないようだから，症状もないのかな？

もしそうなら，ひとまず経過観察でいいと思うよ』

～～～～～～～～～～～～～～～～～～～～～～～～～～～～～～～～～～

……どうです？

さ，さすが"先輩"。私の伝えたいこと，全部かわりに言ってくれました。

心電図診断をビシっと正しく言い当てる鋭さと，言葉の端々に後輩に対する優しさとがにじみ出ているような気がしますね。こうした優しさ・親切さの背後に豊かな知識を携えた先輩像は私のみならず皆さんの永遠の理想なのでは？さぁ，みんな頑張りましょう！

了

6 房室ブロックの正しい理解

6章の確認テスト

Q1 第6章のメイン・テーマである「房室ブロック」に限らず，不整脈の心電図を正しく読みこなすコツは，できるだけ（ア）（①短く ②長く）記録することである。また，（イ）（①P波 ②QRS波 ③T波）が見やすい誘導を選んで解析することも大事で，そのためにはⅡ誘導ないし（ ウ ）誘導が適していることが多い。

Q2 房室ブロックの"123分類"について，以下の質問に答えて下さい。
（A）ブロックの名に反して，QRS波の脱落を伴わないのは何度でしたか？
（B）「3度」の別称は何でしたか？

Q3 P波の見つけ方。まずは，本来フラットな（ ア ）ラインを意識して，わかりやすい"ごっつぁんP波"を見つけることから始める。次に"隠れP波"を探しにいく。いくつかの心拍を見渡して，ほかと形状の異なる（ イ ）波やQRS波がないかチェックする。そのうえで，わかりやすい最短のP-P間隔の（ ウ ）性も意識すれば，"隠れP波"も上手に見つけることができるはずである。

Q4 次の房室伝導比のうち，「2度房室ブロック」を2つ選んで下さい。
　　① 3：1
　　② 3：2
　　③ 2：1
　　④ 5：1
　　⑤ 5：4

Q5 2度房室ブロックには2種類の様式（パターン）がありました。それらの特徴に関して，以下の空欄を埋めて下さい。

　　ペースメーカー植込みを要する症候性徐脈や心停止のハイリスクとされるのは（ ア ）型のほうである（つまり悪性）。一方の（ イ ）型のほうは一般的に良性のことが多く，ブロック部位は（ ウ ）とされる。健常若年者などを中心に夜間などに好発する。この場合，（ エ ）神経の機能亢進に関連した（オ）（①器質 ②機能）的な房室ブロックであることが多いとされる。

　　2度房室ブロックでも，（ イ ）型の場合，ペースメーカー適応はないことが多いが，単純に型だけで判定せずに，（ カ ）（日中か夜間か）や，めまい・ふらつき，労作時の息切れや倦怠感などの（ キ ）症状の有無，そして服用薬剤との関係など広い視点で考えることが必要である。

Q6 2度以上の房室ブロックとなると，時々，"非常灯"的な心拍（QRS波）が出て心停止を防ごうとします。心臓に備わった，この安全機構（システム）を何と呼びましたか？また，これが2拍以上連続した場合の呼び名はどうなったでしょうか？

209

Q7 68歳，男性。動悸と労作時息切れを主訴に来院。以下の心電図（図 Q6-1）内で認められない所見はどれでしょうか？2つ選んで下さい。

①右軸偏位
②完全右脚ブロック
③2度房室ブロック（モビッツⅡ型）
④2度房室ブロック（ウェンケバッハ型）
⑤左室高電位

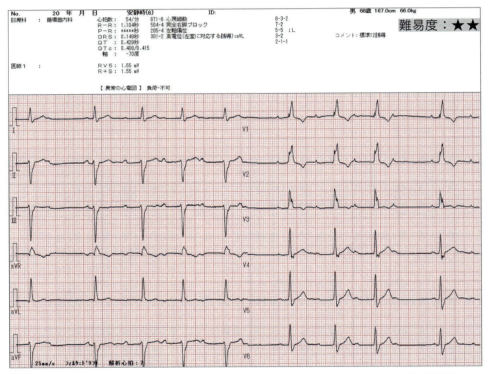

図 Q6-1　Q7（68歳，男性）の心電図

Q8 87歳，男性。徐脈精査で入院中。以下の心電図（図 Q6-2）内で認められない所見はどれでしょうか？2つ選んで下さい。
　①洞房ブロック
　②2度房室ブロック（4：3）
　③2：1房室ブロック
　④2度房室ブロック（3：2）
　⑤完全房室ブロック

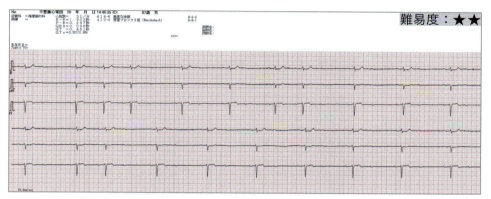

図 Q6-2 Q8（87歳，男性）の心電図

Q9 86歳，女性。不定期のめまいを訴え来院。問診してみると，1か月前に失神した様子。「最近なんとなく体の調子が悪くて」と来院。心電図(**図 Q6-3**)の所見として，正しくないものを1つ選んで下さい。
　①右軸偏位
　② ST 低下
　③ 2 度房室ブロック-ウェンケバッハ型
　④ 2 度房室ブロック-モビッツⅡ型
　⑤陰性 T 波

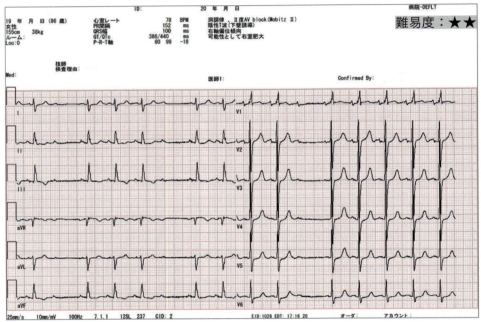

図 Q6-3　**Q9**(86歳，女性)の心電図

6 房室ブロックの正しい理解

Q10 94歳，女性。前月まで健脚，ADL自立であった。ここ最近，一過性めまいを訴え，意識消失イベントも家族に2回目撃されている。精査として行ったホルター心電図の代表波形を示す（図 Q6-4）。

【質問1】上段で認められる心電図所見として正しいものを2つ選んで下さい。
①2度房室ブロック（3：2）-ウェンケバッハ型
②2度房室ブロック（3：2）-モビッツⅡ型
③2度房室ブロック（4：3）-ウェンケバッハ型
④2度房室ブロック（4：3）-モビッツⅡ型
⑤2：1房室ブロック

【質問2】下段の奇数（1，3，5，7，9）拍で認められる波形は何でしょうか？

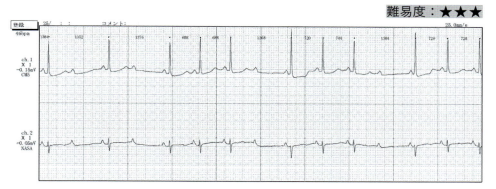
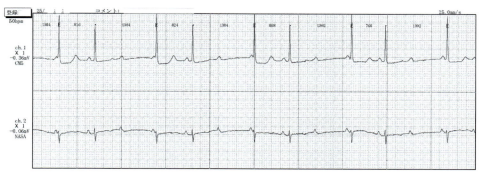

図 Q6-4　Q10（94歳，女性）のホルター心電図

【質問3】本症例に関する以下の記載のうち正しくないものを1つ選んで下さい。

①電解質異常の有無や房室伝導を抑制しうる薬剤の服用をチェックする。

②ホルター心電図で1日総心拍数が保たれて，かつロング・ポーズがなければ
ペースメーカーは不要である。

③下段の心電図からは「高度房室ブロック」が示唆される。

④意識消失イベントの際には，補充収縮が出なかった可能性が高い。

⑤めまいや意識消失の原因として「房室ブロック」が疑われ，可逆的な原因がない
限りペースメーカー植込みが検討される。

6 房室ブロックの正しい理解

解答例とコメント

A1 ア：② イ：① ウ：V_1

A2 Ａ：１度（PR［Q］延長のみ） Ｂ：完全（房室ブロック）

A3 ア：T-QRS イ：T ウ：等間隔

A4 ②，⑤
> 複数（３個以上）のＰ波に対して１個だけ QRS 波が落ちる伝導比 n：n-1（n ≧ 3）が２度房室ブロックになる。n＝２の２：１房室ブロックは２度ではなく別個に扱うほうが良い。①，④は「高度房室ブロック」の範疇。

A5 ア：モビッツⅡ イ：ウェンケバッハ ウ：房室結節 エ：迷走 オ：②
カ：発生時間・タイミングなど キ：徐脈関連・自覚など

A6 補充収縮，補充調律

A7 ①，③
> ①は「左軸偏位」が正しい。②とともに「左脚前枝ブロック」を合併していると思われる。
> どうやら「２度房室ブロック」らしいことはわかるが，本来はどうすべきか？……そう，もっと長い記録で判定すべきです！胸部誘導のはじめの３拍を見ると④の「ウェンケバッハ型」であることは容易にわかる。一番右（４個目の QRS 波）と３個目の QRS 波の PR 間隔と比べるのがわかりやすい。
> 右脚ブロックの時には V_5，V_6 誘導のＲ波高が縮小されるため，⑤「左室高電位差」の所見は出づらい。「RV_5≧15 mm」ないし「R_aV_L ≧ 13 mm」（左脚前枝ブロック）をきちんと拾える人は前途有望です。

A8 ①，⑤
> この問題がキッチリ正しくできた人は房室ブロックを正しく理解できていると思う。4:3 伝導が１回（**図 Q6-5 中 A**），3:2 伝導が２回（**図 Q6-5 中 B**）ある以外，すべて２：１房室ブロックを呈している。
> ２：１房室ブロックの部分を完全房室ブロックと間違えてはいけない。
> ① QRS 波形が房室伝導している２度房室ブロックの部分とまったく同一（完全房室ブロックで見られる補充調律だと若干異なる）
> ②房室伝導する時の PR 間隔（P-QRS）が一定（２度房室ブロックの１拍目とほぼ同じ）
> 以上の２点が「完全」ではなく「２：１」と判断する理由である。

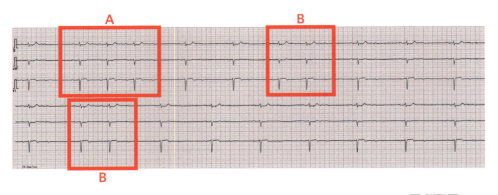

図 Q6-5　心電図（図 Q6-2）の解説
A：4：3 房室ブロック。
B：3：2 房室ブロック。

A9 ③
- ▶ 心房レート（P-P）は 95/分とやや速めだが，"イチニエフの法則"の洞性 P 波の条件も満たすため，洞調律と判断した。
- ▶ P-P 間隔はほぼ一定で，PR（Q）間隔の延長もないまま QRS 波が脱落をしており，典型的な「モビッツⅡ型」の 2 度房室ブロックを呈している。精査の結果，後日，ペースメーカー植込みとなった。
- ▶ ①，②，⑤などの付随所見も指摘できる漏れのない心電図判読を私は推奨しています。

A10 【質問 1】④，⑤
- ▶ 正確な心電図判読を要求する良問。最初だけ⑤（2：1）で，残りはすべて④（4：3，モビッツⅡ型）となっている。

【質問 2】補充収縮
- ▶ ch.2（NASA）だと気づきにくいが，ch.1（CM₅）では，QRS 波高も ST-T 部分も明らかに異なる波形。正常房室伝導した後，2 つ目の P 波の伝導もブロックされそうなタイミングでエスケープされている（"非常灯"のようなもの）。

【質問 3】②
- ▶ ②のような判断が散見される。循環器医であれば，"失格・退場"レベルと思う。
- ▶ ③については，「3：1」か，それ以上の「高度房室ブロック」の可能性を考える（補充収縮が出ているため，正式な判定は困難）。

小笹流 私はこう読む — 6 章

　第6章では，房室ブロック，特に2度房室ブロックについて学びます。モビッツ型の2度房室ブロックや高度房室ブロックの場合は，ときに症状がなくてもペースメーカーの適応を検討する必要があるため，ウェンケバッハ型との鑑別は非常に大切になってきます。

　本章の最初に登場する症例のように，循環器外来ではしばしばウェンケバッハ型かモビッツ型かで悩ましい房室ブロックの症例に遭遇し，ドキッとします。ほかの心電図異常にも言えることですが，心電図の自動診断は必ずしも正確ではありません。診断に悩んだ時，杉山先生のような"生き字引"ならぬ，「心電図の専門家」（この呼び方をご本人はあまり好まないようですが……）が近くにいればラッキーですが，そうそううまく専門家がつかまるとも限らないですから，自分で鑑別できる力をつけなければなりません。

　循環器専門医でも，少し構えてしまう房室ブロックですが，本章に述べられているいくつかのプロセスを踏まえるだけで，自信を持って診断できるようになると思います。本章を読んで，こんなに簡単なの？と思う方も多いのではないでしょうか。肝心なのは，心電図を読むプロセス，例えば長い記録を確認することや，V_1 などP波のわかりやすい誘導を選んで読むことであって，判読そのものは特別な難しさはないのです。こうした"心電図を読むための準備"の大切さは，杉山先生が常々強調されていることだと思います。

　余談ですが，私自身は目にした12誘導心電図がウェンケバッハ型であっても，基本的には心エコー・ホルター心電図・運動負荷心電図の3つの検査を追加でオーダーするようにしています。心エコーで正常，ホルター心電図でウェンケバッハ型の房室ブロックのみで著明なポーズがないこと（2秒以上）・総心拍数が極端に少なくないこと（8万/日以下），そして運動負荷で伝導が悪化することなく心拍数が上昇することが確認できれば，さらに安心ですものね。

7 肺塞栓症における心電図の立ち位置
"脇役"に過剰な期待するなかれ

肺塞栓の心電図所見とは？

いきなりですが，皆さんは「肺塞栓（症）」と聞くと，どんな病態を思い浮かべるでしょうか。

『あー，ピーイー（PE）でしょ，ハイソクセンって。足の静脈にできた血のカタマリが何かの拍子に心臓に戻ってきて，勢いそのままで肺動脈をつめちゃうんです。よく言う"エコノミークラス症候群"ってヤツ。知ってる，知ってる』

そうそう。略語的には"PTE"って言ってる人もいますか。間のTは「血栓」（Thrombo-）を表していて，下腿や骨盤内の静脈にできた血栓がピューッと飛んでいくことは皆さんご存じかと思います。

ほかに脂肪とか空気でつまっても肺塞栓ですが，頻度で言ったら，下肢静脈にできた血栓が飛散するケースが圧倒的に多いと思います。

今回は，この肺塞栓の心電図について考えてみたいと思います。肺塞栓で一般的に見られる多様な心電図所見につき，まずは列挙してみました（図7-1）。

ね，まあまあたくさんあるでしょ？

大きく分けて4つですが，2つ目の「右室（圧）負荷」という所見がワンサカ5個もあるので，一応カウントしてみますと……なんと9個も！

所見の詳細に関しては後で解説しますが，実に多様ですよね。

そうしますと，皆さん，肺塞栓の診断では心電図がさぞ重要な位置を占めると思いませんか？

何なら，これらの所見がなけりゃ肺塞栓は否定できる，なーんて思ってしまう方がいても不思議ではありません。

でも，悲しいかな，現実はそうじゃないんです。

> 1. 洞（性）頻脈
> 2. 右室（圧）負荷
>   ①右軸偏位
>   ②右脚ブロック
>   ③時計回転
>   ④$S_I Q_{III} T_{III}$（S1Q3T3）パターン
>   ⑤高い R 波（RV_1 5 mm 以上または $RV_1 > SV_1$）
> 3. 右房拡大（右房負荷，肺性 P）
> 4. 心筋虚血所見
>   ①右室：右前胸部誘導（V_1〜V_3）での陰性 T（波）
>   ②左室：虚血性 ST 低下（II，III，aV_F，V_4〜V_6 誘導が中心）

図 7-1　肺塞栓で認められる心電図所見
すべての所見が同時に認められるわけでなく，経過や重症度によってバリエーションがあることに注意。

『そういえば，肺塞栓って，最後は**造影 CT 検査**で確定診断しようねって習ったや。あと **D ダイマー**とかもダイジだって。そうなると心電図の意義ってどうなの？』

こんな風に思えたアナタ，鋭い。冴えてますねぇー。

もちろん，肺塞栓の診療において心電図が"大事じゃない"とは言うつもりは私にはありません。

万全の信頼がおけるわけでもなく，かといって邪険にもできない……そういう人いますでしょ，皆さんの周りにも。そんな人とのつき合いで大事なのは，そう，"適度な距離感"です。

ですから今回は，一筋縄ではいかない**肺塞栓の心電図との適度な接し方**，そんなテーマでお送りします。

肺塞栓の心電図の特徴

個々の所見の説明に入る前に，肺塞栓で見られる心電図の大まかな特徴からお話しします。ポイントは 3 つです。

まずポイントその 1。心電図所見が時々刻々と変わっていく点。経時的に変化し

ます。この点は心筋梗塞と似ていますが，ステミー(STEMI)ほど一定のパターンではないのがヤッカイです。

ポイントその2。肺塞栓になると，図7-1 に示した心電図所見がいつも全部出るわけではないことです。この人ではこれだけ，また別の人ではこれとこれ，はたまた何にも出ないという人まで。とらえどころがない，そんな言葉がピッタリです。

肺塞栓って，症例ごとに実にバリエーションが大きいですよね？

小難しいコトバでは「臨床スペクトラムが幅広い」とかってなりますが，聞いてもわかったような，そうでもないような……うーん，微妙。

要は，肺塞栓という疾患は，起こり方や重症度によって患者さんがたどる経過は実に様々ですよね，ってこと。

失神や心肺停止にまで至るヤバい例から，ひょんなことで偶然発見される症状に乏しい例まで……。

この差はきっと，患者さんの臨床背景やもともとの全身状態はもちろん，急性か慢性の発症か，血栓量が多いか少ないか，はたまた，肺動脈のどこが詰まるのかなどの違いから生まれるんだと思いますが，同じ病名で呼ぶのがためらわれるくらいの違いだと思います，正直。

当然ですが，心電図はこの差をある程度反映しているのだと思います。

肺塞栓の心電図所見が出たり出なかったりなのは，こうした千差万別な臨床像に呼応したものと考えればいいのではないでしょうか。

ポイントその3は，これ言っちゃうと元も子もない気もしますが，どれもこれも肺塞栓に特異的な所見ではないということ。これは割と核心で，肺塞栓でも見られる，という言い方が正しいのです。

右心系，特に右室負荷を生じる病態なら，肺塞栓とは別の疾患でも，同じような心電図をきたします。これについては「S ₁ Q ₃ T ₃」という有名な所見を例に後ほど解説します。

心電図が私たちに与えてくれるのは，「肺塞栓ですよ」というアンサー(答)ではなく，「右心系に負荷がかかってますよ」という"ささやき"のようなヒントだと考えてほしいのです。これでだいぶ気の持ちようが違うと思います。

> **肺塞栓の心電図の特徴**
>
> 1) ダイナミックな経時的変化
> 2) 症例ごとに所見が出たり出なかったり（バリエーション大）
> 3) どれひとつ特異的という所見はない

慢性血栓閉塞性肺高血圧に学ぶ

ところで話は変わりますが，皆さんは「CTEPH」という病気を知っていますか？

循環器専門医でなければ，ご存知なくても無理はありません。これはシーティーイーピーエッチと読むのかと思いきや，"その道"の人達はシーテフとか呼んでいるんだそう。うーん，なんか独特。

PH は Pulmonary Hypertension，すなわち肺高血圧をきたす病気ということ。C は慢性（Chronic）の C，TE は PTE の時と同じく血栓閉塞の意味です。

足や骨盤内でできた血栓が肺の血管にドンッとつまって発症するスタンダードな肺塞栓とは違い，機序は何だかよくわからないけど，肺動脈にウニウニ血栓が熟成され，結果的に慢性の肺高血圧をきたすという難病です。

しかし，どうしてこんな稀少疾患を，わざわざここで取り上げるのか？

それは肺塞栓の心電図所見を学習するのに適していると，前々から思ってたから。ついに念願かなったり。そんなテキスト，今までにあったかしら。

機序や発症様式は違っても，肺動脈に血栓塞栓症を生じている点では同じなので，シーテフ（CTEPH）の心電図は，一般的な肺塞栓症で見られるパターンとよく似た所見になるんです。

所見の名前だけを羅列したリスト（図 7-1）だけでは実感がわかないと思うので，シーテフさんの心電図を何例か提示して，肺塞栓の心電図を一緒に確認していきたいと思います。

実際の CTEPH 症例

最近，シーテフ（CTEPH）患者さんを対象に，血栓でつまった肺動脈をバルーンで広げる治療が登場しています。その道では"BPA"と呼ばれるとか。日本語では，

「バルーン肺動脈形成術」になります。

ここで提示する 3 名は，いずれもこのビーピーエー（BPA）適応とされた重症の CTEPH 患者さんばかりです。

◆症例 A（75 歳，女性）

まず一人目。75 歳の女性の心電図からどうぞ（図 7-2）。

この方は BPA 治療を既に何度か受けています。労作時息切れが最近ひどくなったとの訴えで入院された時の心電図です。

心エコーから計算される三尖弁逆流圧較差（右房-右室）を「TRPG」と略したりしますが，これが 64 mmHg。この値に 10〜15 mmHg を足すと右室圧（収縮期）です

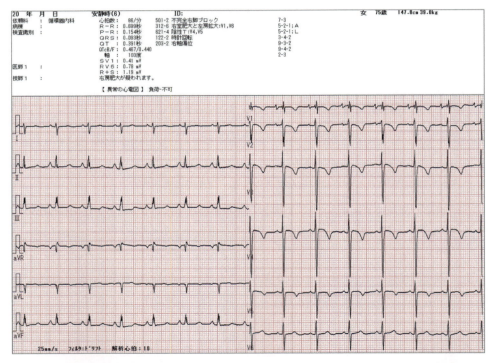

図 7-2 CTEPH 心電図（症例 A：75 歳，女性）
労作時息切れ。右軸偏位，陰性 T 波（V_1〜V_5 誘導），時計回転，右房拡大（肺性 P）あり。ほかにやや非典型的ながら不完全右脚ブロック様の波形も認める。

から，もともと左心系の 1/4〜1/5 の低圧になっているはずの右心系としては，破格の値ということになります。

さて，肝心の心電図はどうかといったら，典型的な所見の宝庫です。所見リスト図 7-1 での番号も示しましょう。

まず目立つのが左列の一番上。I 誘導の QRS 波が下向き（rS 型）になっています。II 誘導の QRS 波の向きは正常のようですから，これが**右軸偏位**（所見 2-①）です。心臓を真左から見る I 誘導から離れていくので，刺激興奮が右方向に向かうイメージを持って下さい。

右軸偏位は若年者ですと正常でも認められる所見ですが，高齢者では不自然で，右心系負荷のサインと受け取りたいところ。"右室の虚血"のような書かれ方もしますが，「負荷」でも「ダメージ」でも何でもいいです。

お次は胸部誘導。右前胸部誘導といったら，普通 **V$_1$〜V$_3$ 誘導**を意味します。ここの T 波は，正常でも陰性な人は一部にいますが，この方は V$_1$〜V$_5$ 誘導まできれいに陰転化していて，病的な香りがします。右室が拡大して，もはや左室領域にまで及んだか，私はそう考えます。

一般的には胸部誘導の上半分（V$_1$〜V$_3$ 誘導），**右前胸部誘導の陰性 T 波**（所見 4-①）と覚えて下さい。

ちなみに，ほんのすこーしだけ脱線してから話を戻します（笑）。

リストではあえて触れませんでしたが，肺塞栓の急性期で，V$_1$ や V$_2$ 誘導で ST 上昇が見られることがあるんです。どう説明されると思いますか？

ヒントは右冠動脈の心筋梗塞。わかりますかね？

答えは**右室梗塞**です。右冠動脈近位部の閉塞で右室梗塞が起きると V$_1$ 誘導で ST 上昇が出現しますが，私はそれと同じだと，自分に都合よく考えることでムダな暗記事項を減らしています。

さらに，通常は V$_2$ 誘導は右室を担当する誘導ではないですよね？

V$_2$〜V$_4$ 誘導で左室前壁ゾーンを担当するのでしたから。でも，今もしも急激かつ高度の圧負荷により右室が拡張して左室の領域まで張り出したら……実際に心エコーでそのような所見が出たりもしますよ。その方の右室はパンパンなのです。

それなら，V_2 誘導 ST 上昇が見られてもおかしくないでしょう。

えっ，何が言いたいのかって？
なんで陰性 T 波の話をしたかと思ったら，急に右室梗塞なんだって？

いや，私は V_1〜V_3 誘導の「陰性 T 波」を"STEMI シークエンス"の一つと考えたらラクだなあと思っているから。
ごめんなさい，"STEMI シークエンス"ってコトバは私の造語です（笑）。

ST 上昇型の心筋梗塞で，T 波がピーンとたって，ST が上昇して，Q 波が出て……最後は T 波の陰転化（冠性 T）みたいなヤツあるでしょ。あれあれ。

V_1〜V_3 誘導の陰性 T 波も，右室梗塞の所見があったら"STEMI シークエンス"（実際，T 波の所見は急性期でもやや時間がたってから出現します）と考えます。そうでなかったら，右室の不安定狭心症みたいな陰性 T 波ととらえるんです。

肺塞栓も，**右室（圧）負荷**と低酸素による**右室の心筋虚血**と考えてしまったら，別に覚えることなんて多くはないんですよね。

これに気づいてから，私は肺塞栓の心電図で悩むことはなくなりました。あ，都合のいい解釈でも，要は"覚えた者勝ち"ですから，世の中。

もうひとつ，少しわかりにくいかもしれませんが，胸部誘導の**移行帯**という概念，ご存知ですか？

イコータイなどという言葉の響きが難しくも聞こえますが，実は簡単です。

胸部誘導では，普通 V_1 → V_6 誘導にかけて R 波（陽性波）はだんだん高くなり，反対に S 波（陰性波）のほうは浅くなっていきます（→第 2 章参照）。そして，ちょうど真ん中あたりの V_3〜V_4 誘導あたりで QRS 波の向きの上下が逆転するため，そこが移行帯と呼ばれます。

この方はどうでしょう？
V_1 誘導は rsR'S' 型の風変わりなカタチですが，V_2 誘導以下，すべて rS（またはRS）型の下向き QRS 波が V_6 誘導まで続いています。移行帯は V_6 誘導よりも先ということになり，この所見を"業界用語"で**時計回転**（所見 2- ③），クロックワイズ ローテーション（clockwise rotation）と呼んでいます。

ちょっと物知りな方なら「反時計回転」という所見も聞いたことがあるでしょう。

これは V₁ か V₂ 誘導で既に QRS 波の向きが逆転(R>S)してる場合です。

少し余談ですが，私はその昔，トケイかハントケイか覚えられずに苦労した時期がありました。でも，頭に時計板を思い浮かべ，正常な移行帯(3-4：V₃，V₄ あたり)と比べて 1-2(V₁，V₂)は「反時計方向」(時計の針が進むのと逆)，5-6(V₅，V₆)なら「時計方向」とこじつけて以来，一度も間違ったことはありません。

ほら，もう「時計回転」も理解できたでしょ？

V₅ とか V₆ 誘導まできても，R 波よりも S 波がガッツリ深い状態ですね。

勘の良い方なら，"イチエルゴロク"(Ⅰ・ₐV∟・V₅・V₆)の左側の仲良し誘導をイメージして，

『ハハァーン，右軸偏位でⅠ誘導がネガティブ(下向き)になったのと一緒か』

そう思えたら大勝利(笑)。

ちなみに，右軸偏位とともに，この時計回転は「右室肥大」という心電図診断でキーとなる所見の 1 つです。

ここまでの所見 3 つはすべて，QRS 波形の変化であり，基本的には右室負荷を反映したものと考えられます。

肺塞栓では肺動脈に血栓がつまるわけで，血行動態的に肺動脈弁狭窄と同じような右室の圧負荷所見が前面に出て，その影響が心電図の QRS 波に反映されていると考えるのがスマートです。

さらに，この方には右房の負荷を表す所見もあります。Ⅱ・Ⅲ・ₐV𝖥 誘導で尖鋭化した P 波があって，Ⅱ誘導で 2.5 mm を越えています。**"肺性 P"** というニックネームもありますが，正式には，**右房負荷**，最近は **右房拡大**(所見 3)という表現が推奨されます。肺動脈→右室→右房と"ドミノ倒し"的に右房に負荷がやってきた結果になります。

◆症例 B(71 歳，女性)

次は 71 歳，女性です(症例 B)。本題ではないため，以後は圧の細かい数値は省略しますが，皆かなりの肺高血圧を呈するシーテフ例です。では，心電図を示します(図 7-3)。

この方は心拍数 85/分くらいの洞調律，2 拍ほど期外収縮が出ています。

波形診断は，もちろん洞収縮のほうでやりましょう。

既に扱った項目はサラッといきますが，この方も「右軸偏位」(所見2-①)はありです。上下が重なってわかりづらいですが，移行帯はV₅誘導だと思います。これだと「時計回転」とは診断するには及ばないかもしれませんね。

症例2で取り上げたい所見は，まず**右脚ブロック**(所見2-②)。これは教科書通り，典型的な波形です。"右つながり"で，右心系負荷のサインでもおかしくないです。

QRS幅がワイド(120 ms以上)なら「完全」，それに若干足りなければ「不完全」という"枕詞"がつきます。でも，負荷の強弱や容量負荷ならドッチで，圧負荷ならコッチみたいな話とは無関係のように思います。

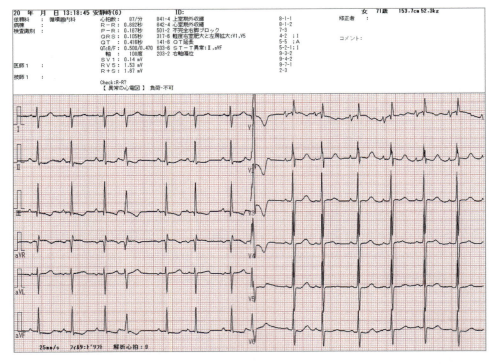

図 7-3 CTEPH 心電図（症例 B：71 歳，女性）
労作時息切れ。右軸偏位，(不)完全右脚ブロック，下壁誘導（Ⅱ・Ⅲ・aV_F）のST-T変化あり。なお，期外収縮は心室内変行伝導を伴う心房性。

もう一つの所見はⅡ・Ⅲ・aVF 誘導で見られる **ST 低下**と**陰性 T 波**です。

これらの所見がもともとあったのかどうか，可能なら過去の心電図と比較してみる必要がありますが，新出だとしたら，低酸素血症に伴う心筋虚血（所見 4- ②）は一つ有効な説明の仕方です。

ニサンエフ・ブイシゴロ（Ⅱ・Ⅲ・aVF・V₄～V₆）って，トレッドミル検査などの運動負荷試験で虚血性 ST 低下が起きやすいキー誘導だと知っている人なら，スムースに理解できるでしょう。この症例では，Ⅱと aVF 誘導で有意な ST 低下がありそうです。T 波の異常に関しても，ST-T 変化とひとまとめで理解して大丈夫です。

◆症例 C（61 歳，女性）

症例はいくらでもありますが，紙面に限りもありますので，これで最後にしましょう。61 歳，女性（症例 C）の心電図です（図 7-4）。

まず軸はどうですか？

Ⅰ誘導もⅡ誘導も QRS 波は下向きですので，定性的には「高度軸偏位（または北西軸）」と言えれば十分です。

ほかの所見はどうですか？

「時計回転」（所見 2- ③）
「陰性 T 波：Ⅱ・Ⅲ・aVF・V₂～V₆」（所見 4- ①②）
「ST 低下（同上誘導）」（所見 4- ②）

ちゃんと漏れなく読めた人，ナイスですねぇ。

とくに最後の「ST 低下」はだいぶ広範で，そして程度も強いですよね。症例 B と比べてみて下さい。

普通低酸素がかなり強いのかなぁと推察したりできます……たしかにたしかに，在宅酸素療法まで導入されている方でした。

残った所見──特に S1Q3T3 パターン

シーテフ（CTEPH）さんの具体例を通して，だいぶ肺塞栓の心電図所見に馴染みができてきましたか？

同じ病気ですから，共通点が一部にはありながらも，結構バリエーションがあ

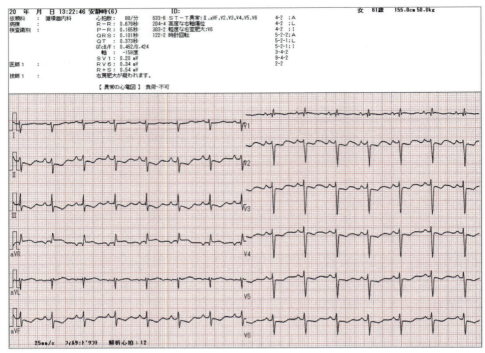

図 7-4　CTEPH 心電図（症例 C：61 歳, 女性）

在宅酸素療法中。平均肺動脈圧 60 mmHg。高度軸偏位（北西軸），時計回転，陰性 T 波・ST 低下（Ⅱ・Ⅲ・aV_F・V_2〜V_6）を認める。いわゆる「S1S2S3 パターン」を呈している。

るという感じもおわかりいただけたかもしれません。残る所見について，ここで少しコメントしておきます。

　まず**洞(性)頻脈**（所見 1），いわゆるサイナス・タキ（sinus tachycardia）です。実は，これが肺塞栓の患者さんで最も高率に認める心電図所見です。"緊急事態"にカテコラミンがドバっと出て心臓が速拍するイメージで OK。

　もちろん**特異性はない**ですから，呼吸苦を生じるほかの疾患，例えば肺炎なんかでも入院時心電図が「洞(性)頻脈」なことはしばしばです。これは皆さん，わかってもらえるでしょう。

　もう一つ，「高い R 波（V_1 誘導）」（所見 2-⑤）というのはここではパス。これも

228

右室負荷の所見の一つで，「右室肥大」の診断要件にもなっています。肺塞栓の急性期に散見される所見です。

最後に **S₁QⅢTⅢ**(所見2-④)という所見について，ここで述べておきましょう。最初のほうで述べたと思います。ローマ数字は活字にすると見づらく，S1Q3T3 のように表記されることもあるので，以下でもそうしようと思います。

(「Ⅰ」とか「Ⅲ」とかは，肢誘導のⅠ誘導やⅢ誘導という意味です。この点，「1」や「3」の数字を使うと，元の意味がわかりづらくなるという難点もあります。)

むかーし，むかし。遠い昔。まだ，今のようにエコーも CT もなかった頃，診察(理学所見)と心電図を中心に心疾患の診療がなされていた頃。

もしかしたら，まだ胸部誘導もなく，肢誘導だってⅠ，Ⅱ，Ⅲの3つしかなかった時代かもしれません。昔の人が，肺塞栓の患者さんの心電図に決まったパターンがあることに気づきました。そういうハナシなんですよ，基本。昔話。

「S1」とは，**Ⅰ誘導で深い S 波**，具体的には R 波の高さを越えるくらいのエグれるような陰性波が出ますよということ。あ，でも，これって既にやってマス。QRS 電気軸が右軸偏位するって，結局このことでしょ。

「Q3T3」の部分は一気に扱います。注目は**Ⅲ誘導**です。

「Q3」は異常 Q 波の意味。これは古い心筋梗塞で見られる所見と同じ。深さもそれなりには必要ですが，大事なのは幅。1 mm 以上だと，何かこう，視覚的にもギョッとする感じです。

「T3」は陰性 T 波を意味します。つまり「Q3T3」とは，**Ⅲ誘導に異常 Q 波が出て T 波が陰転化する**ってことなんです。具体的な波形をどうぞ(**図 7-5**)。

どうでしょう？

「S1」，「Q3」，そして「T3」の"3 点セット"がきれいに出てますでしょ。

いつものことですが，どうしてこの波形が出るのかとか，細かな理屈は抜きにしませんか？

理由もヘッタクレもなくって，先人の鋭い観察眼と洞察力に感謝して知見を使わせてもらいましょう。

症例 A，B，C の中では，症例 B が唯一の候補ですが，Q 波の幅は狭いので「S1Q3T3 パターンあり」とまでは言えないでしょう。

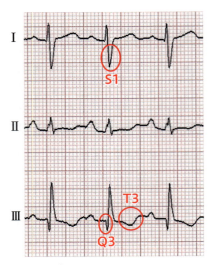

図 7-5　S1Q3T3（S₁Q₃T₃）パターン
56 歳，男性．典型的な「S1Q3T3 パターン」が認められ，右室負荷が示唆される．原発性肺高血圧症．肺塞栓以外でも認められる非特異的な所見であることに注意．右房拡大（II誘導）もある．

　「S1Q3T3」が教えてくれるのは，「右心系に"プレッシャー"がかかってますよ」ということ．QRS 波形の変化なんで，まぁ，**右室負荷**と言い切ってほぼ間違いではないです．

　ただ，くり返し強調したいのは，この S1Q3T3 パターンは決して肺塞栓だけで見られるのではないということ．図 7-5 の心電図も，実は「原発性肺高血圧症」という別の病気の患者さんのものですしね．

　文献的にも，肺塞栓の診断において S1Q3T3 パターンは特異性が低く，かつ感度も悪いと報告されています[*1]．

　肺塞栓全体から見ても，この所見は**重症例**を中心に 1〜2 割でしか見られない所見で，しかも一時期出たと思いきや，すぐになりを潜めてしまったりすることもある少々ヤッカイな所見なのです．

---

*1　Am J Cardiol 2005；96：450-452（PMID：16054481）

「S1Q3T3 パターン」は肺塞栓の"専売特許"ではない！
基本的に重症例のみで一過性に認められる所見

　もう皆さんは，この所見の有無で肺塞栓かどうかは語れないとハッキリ断言できると思います。

　ちなみに，知らなくても全然 OK ですが，似たような"お決まりセット"として，S1S2S3 パターンというものがあります。最初のリスト（図 7-1）には入れませんでしたが。

　Ⅰ，Ⅱ，Ⅲ誘導に S 波が目立つ所見のことで，実は先ほどの CTEPH 症例 C できれいに出ています（図 7-4）。こっちはだいぶマイナーですが，意義としては「S1Q3T3」と同じく，右心負荷所見の一つです。しかし，数字やアルファベットがややこしいですね。

*　　　　*　　　　*

肺塞栓症例 1（81 歳，女性）──どう考える？

　皆さん，だいぶ肺塞栓の心電図に慣れてきましたね。さて，いよいよホンモノの**急性肺塞栓症**の症例を見ていきましょう。

📑 症例情報

【症例 1】 81 歳，女性。

【主訴】 呼吸困難

【現病歴】 20XX 年末より全身倦怠感と心窩部違和感を自覚していた。大晦日に強い呼吸困難感が出現，歩行困難となり，数日後に一過性意識消失もあった。自宅で安静にするも改善せず，徐々に症状増悪あり，年明け 1 月初旬に救急搬送された。

【理学所見】 152 cm，51 kg。意識清明，体温 35.6℃，脈拍数 73/分・整，血圧 116/62 mmHg，SpO_2 84%（室内気）。左下腿の発赤・腫脹あり。

【胸部造影 CT】 図 7-6

【12 誘導心電図】 図 7-7

　まず 1 例目。これはわかりやすい，教科書通りの症例を選びました。

　整形外科手術既往があり，膠原病でステロイドを内服中の 81 歳，女性です。もともと ADL が悪めで，最近よく話題にされるフレイル（虚弱：frailty），文字通りそんな感じの小柄な女性です。

　リウマチ性多発筋痛症のため，ときに耐え難い痛みがあって，ベッド周りでの生活が基本な方の突然の呼吸苦です。SpO_2 が 84％とかなり低値です。

　しかも，よく見ると左下肢がものすごい腫れて一部暗赤色になっています。しかも，数日前に失神のエピソードもあったりします。

　採血で D ダイマー値も 23.4 μg/mL と高値で，「ハ，肺塞栓でいいんだよねぇ（汗）」と逆に不安になりながら造影 CT 検査をしたら，普通に BINGO（図 7-6）。**下肢深部静脈血栓症**と，それに伴う**急性肺塞栓症**と診断しました。血圧が保たれ，ショックに至らなかったのが幸いでした。

　病状は重症ですが，すべてが絵に描いたような症例ですから，診断はイージーです。これは，さすがにね。

7 肺塞栓症における心電図の立ち位置

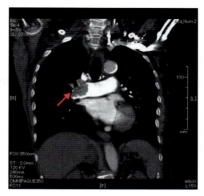

図 7-6　症例 1（81 歳，女性）の胸部造影 CT
胸部造影 CT。右肺動脈幹に造影欠損あり（図中↗）。その他，左上・下肺動脈近位部にも血栓を疑わせる所見を認めた。

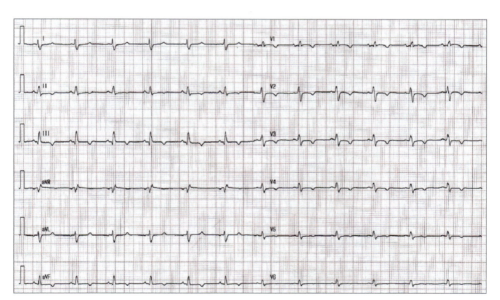

図 7-7　急性肺塞栓症（症例 1：81 歳，女性）
数日前からの強い呼吸困難。歩行不能。洞調律（72/分），右軸偏位（軽度），陰性 T 波（Ⅲ・aV_F・V_1〜V_5）に加えて，いわゆる「S1Q3T3 パターン」も認める。その他，低電位差（胸部誘導）の所見も指摘したい。

ちなみに，この症例 1 の心電図を示しておきます(図 7-7)。さぁ，読みはどうですか？

　QRS 電気軸は右軸か微妙ですが(Ⅰ誘導の S 波は深めです)，ほかに V_1〜V_3 誘導を含む陰性 T 波(実際には Ⅲ・$_aV_F$ と V_1〜V_5 誘導で認める)，そして，ホラ，先ほど述べた **S1Q3T3 パターン**。Ⅲ誘導の Q 波も幅広く，ヤバイ異常 Q 波です。

　これは急激な右心負荷を示唆する重症サインでした。しかも，1 日ないし数日以内に消失してしまう，実にはかない所見であったことも大事でした。

　この症例の場合，ほかの所見で既に明らかですので，わざわざ心電図ウンヌンを議論する必要まではありませんが，たしかに右室負荷を示してる心電図だなぁと感じとってはほしいです。

なんちゃらスコア多すぎ！

『泰平の眠りを覚ます上喜撰たつた四杯で夜も眠れず』

　いきなりですが，これ知ってます？

　"五・七・五・七・七"の様式で，"狂歌"といって江戸幕末に流行った社会風刺の一つ。まぁ短歌みたいなもんでしょうか。

　ジョウキセン(上喜撰)とは，たしかどこかの高級なお茶だか，抹茶だかのこと。おいしくて 4 杯飲んだら，カフェインの効果か，それとも支払いが高額になって心配なのか，うかうか夜も寝てられないという意味だったはず。表向きは。

　もちろん，裏の真意はペリー提督ですか，4 隻の黒船(蒸気船)でさっそうと浦賀にやって来たけど，これから世の中どうなるんだろう，お上も大変だよね。そんな風な意味だと中学だか高校だかで習いました。

　当時の幕府首脳はペリーさんに戦々恐々，不安な毎日だったでしょうが，現代の私たち医師はスコアスコアで夜も眠られず，そんな日々じゃないですか？いや，ただコレが言いたかっただけ(笑)。

　昨今，臨床の至るところに"なんちゃらスコア"が溢れていませんか？

　そんなスコアをたくさん知ってる人が"優秀"だみたいな風潮がなきにしもあらずで，ともすれば何も考えずに"合計点"さえわかったら診断や治療法がビシっと

決まるかのようなイメージを持ってしまいがちです。

今回のテーマ，肺塞栓に関してはどうでしょう？

やっぱ，あるんですよねぇ。一番有名なのは**ウェルズ（Wells）スコア**というものです（図7-8）。

点数が覚えにくいとか，「喀血」はどうなの，とかは置いといて，たしかに項目自体は"それらしいもの"で構成されています。

0〜1点なら「低リスク」，7点以上が「高リスク」，その間（2〜6点）が「中リスク」ですが，実用的には「4点以下なら肺塞栓の可能性は低いと考える」のだそう。

こう聞くと自分の症例でもやってみたくなるもの。81歳，女性の症例1はどうでしょう？

「深部静脈血栓の徴候」はYES，来院時は頻脈でないので，2つ目はNOですかね。

寝たきりの人ではないので3番目はNO，あとはさらに未治療のリンパ性白血病も「悪性腫瘍」に入れたら，合計は7点，見事に「高リスク」です。

っていうか，そんなん言われなくても診断できましたよね。

5番目の項目はどうですか？

「肺塞栓以外の可能性が低い（Alternative diagnosis less likely than PE）」

肺塞栓または深部静脈血栓の既往	1.5
心拍数100/分以上	1.5
最近の手術（1か月）または長期臥床	1.5
深部静脈血栓の臨床徴候	3
肺塞栓以外の可能性が低い	3
喀血	1
悪性腫瘍	1

図7-8 肺塞栓に対するウェルズ（Wells）スコア
肺塞栓を疑う患者に適用する臨床スコア。5つ目の項目はやや判断が難しい。4点以下なら肺塞栓の可能性が低いと考えて良い。

(Thromb Haemost 2000；83：416-420 [PMID：10744147]より改変)

なんと曖昧！YESかNOか悩むでしょ，こういうのって。しかも，医師の主観や臨床経験・知識がだいぶ影響する気もします。

ウェルズスコアは症例1のような自明な症例に用いるのではなく，肺塞栓を積極的に除外するためのスコアなんですよね。実際，「ウェルズスコア4点以下かつDダイマー陰性」なら肺塞栓はほぼ除外できたという臨床試験なんかも報告されています[*2]。

こうなるとがぜん説得力が増しますが，項目が何で，それぞれ何点かなんて到底覚えられません。

ほかに，同じ項目で点数だけすべて1点にした簡易版もありますが，基本的には原法と同じです。

さらに，もう取り上げませんが，似たようなコンセプトの修正ジュネーブ（Revised Geneva）スコア[*3]というものもあります。実は，さらにその簡易版もあったりして[*4]，もはや肺塞栓スコアだけでも目が回って，夜も眠れなくなりそうです（笑）。

肺塞栓症例2（45歳，女性）──どう考える？

肺塞栓の患者さんが皆症例1みたいでしたら，誰も苦労しません。重症度や訴えがさほどでなかったり，非典型的な経過の肺塞栓ですと，とかく見落としがちだと思います。

もう一例は，そんな"ピットフォール"（落とし穴）的自験例をお示ししましょう。

忘れもしない，年の瀬の迫ったある年のクリスマスイブ。色恋沙汰とは無縁の私は外勤で内科外来をしていました。

かぜ，ウイルス性胃腸炎，インフルエンザ，高血圧や糖尿病の定期処方などなど……。

そんなこんなでバタバタ忙しかった，その日の最後の患者さんです。

[*2] BMJ 2012；345：e6564.（PMID：23036917）
[*3] Ann Intern Med 2006；144(3)：165-171.（PMID：16461960）
[*4] Arch Intern Med 2008；168(19)：2131-2136.（PMID：18955643）

症例情報

【症例 2】 45 歳，女性。

【主訴】 呼吸苦，動悸

【現病歴】 特別な既往なし。以前よりときどき労作時息切れを自覚しており，半年前に一度きつい時期があったが自然軽快した。20XX 年 12 月初旬より呼吸苦が再度出現し，来院 2 日前から急に増強した。受診当日は，自宅 2 階への階段も強い息切れ・動悸を覚えたため独歩受診。

【理学所見】 156 cm，44 kg。意識清明，脈拍数 89/分・整，血圧 111/73 mmHg，安静時 SpO$_2$ 97％（室内気）。両下腿に軽度浮腫。

【12 誘導心電図】 図 7-9

既にお昼も過ぎており，時間的に採血結果を待つのは厳しいかと考えた私は，ひとまず心電図と胸部 X 線だけオーダーしました。

画像は示しませんが，X 線は正常でした。心電図のほうを提示します（図 7-9）。

さぁ，心電図はどうでしょうか？

注意していないと，心電図も"目だった異常なし"と言ってしまいそうです。でも，それでいいですか？

酸素（SpO$_2$）も含めて，バイタルサインも正常で聴診も何もありません。

『もともと何の既往もない中年女性なら，肺も心臓もどうせ大丈夫でしょ』という悪い思い込みというか，根拠のない自信からか，『この段階で真剣に取り合うのをやめたらどうかな』という"悪魔のささやき"が聞こえてきそうです。

『たぶん大丈夫です。疲れてます？お仕事お忙しいのでは？それともストレスですかね？酸素もいいし，レントゲン，心電図も大丈夫でしたよ。とりあえず様子を見て，またひどくなったら来て下さいね。お大事に』

どうです？皆さん，こんな風に言っちゃう可能性はありません？

過去にも同じような訴えの若い患者さんで，こんな対応しちゃったことだって，私には正直あります（泣）。

で，でもね，ないんです，この人には。精神的要素のからんだ不定愁訴の患者さんにただよう，どこかネアカな感じが……まったく。

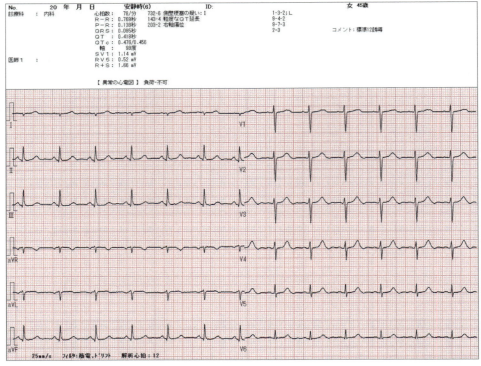

図 7-9　心電図どう考えますか（症例 2：45 歳，女性）

2 日前から増悪した呼吸苦。洞調律（80/分）。「右軸偏位」以外は異常所見を指摘できず。

　言葉にできないこうした感覚は，臨床医に"本気スイッチ"を入れさせる一つの重要な要素だと思っています。

　『安静時の体内酸素も 97％とかあって正常なんです。では，アナタが苦しいとおっしゃる階段の昇り降りをしてみませんか？』

　患者さんのただならぬ表情を感じた私の出した結論はこれでした。労作時の酸素（SpO_2）を実際に確認してみたいと思ったんです。

　診察室を出て売店なんかの先にある階段まで歩いても何ともありません。SpO_2 モニターを指につけながら，1 階から 3 階までの階段昇降をしてもらいました。私も一緒に横を歩いてみました。

すると，どうでしょう……。

2階に到達するかしないかで，女性の息は上がりはじめました。『大丈夫です』というので，3階まで行ってもらい，折り返して1階まで着いた時にはゼェゼェハァハァと肩で息をする感じで，しばらく動けない感じでした。SpO$_2$ は90％ちょっとにまで低下していました。

『エッ？マジで！まさかホンモノなのこの人……？』

そんな心の叫びを悟られないように，私はすかさず冷静に胸背部の聴診をしました。しかし，喘息などの音も聞こえませんでした。

この時点で，このまま帰宅させたら絶対にマズイことになる。少々帰るのが遅くなっても，もう少しくわしく調べなきゃという気になりました。

この後どうなった？──転帰

この時点で皆さんなら何を考えますか？

私はと言ったら，そう，心電図で不自然な「右軸偏位」があるのが気になっていました。ほんと，それ以外は異常なしでしたから。

年齢的には微妙ですが，一応，正常者でも出る可能性がある所見ですので，これだけで病的かはわかりません。

ただ，この所見に加えて，階段でのエピソードに以前から不定期の，そしてここ直近1か月の経過や患者さんの年齢・性別から，私が疑ったのは「肺高血圧症」（PH）でした。

『原発性かな，膠原病関連かな？そういえば，血栓ができて慢性の経過をたどるパターンなんかもあったでしょ，たしか』

これが私の頭で精一杯絞り出した知恵（笑）。

後半はそう，例のシーテフ（CTEPH）です。今となっては，こんな稀な疾患をいきなり疑うなんて，やっぱまだまだセンスないなぁとは思います。でも当日の私の頭はPH一色で，ひとまず心エコーが見たいと思いました。

『もう午前の検査は終わりです』と検査室の人につれなく言われ，仕方がないので，車椅子で患者さんを連れて来て，自分でサッと当ててみたのです。

すると，左心機能はどうもなさそうですが，たしかに右室が張ってます。短軸像で左室中隔への圧排所見があり，右室圧も高そうです。実際，推定収縮期右室圧は70 mmHg 程度と著明に上昇していました。

『ほらね。やっぱり！こりゃハイコーケツアツで決まりでしょ。稀な疾患だってヒットすることあるんだな』

呼吸苦も強そうでしたので，この時点で"肺高血圧"の病名で入院予約を切ろうと思いましたが，そうこうしているうちに，追加でオーダーした採血結果が帰ってきました。

その病院では BNP は当日出ないのですが，白血球や CRP など，ほとんど全部の一般項目は正常でした。しかし，不気味なのは D ダイマー。これが 3.3 μg/mL と，唯一まあまあの高値になっていました。

『うーん。ハイソクセンって可能性ある？ピルも飲んでないって言うし，仕事や主婦業で忙しく動き回っている人で何のリスクもないからなぁ。45 歳だから癌っていうのも考えにくいでしょ。肺高血圧症でも膠原病がらみなら D ダイマーが上がってもいいかな。でも CRP 陰性だしなぁ……トホホ』

自分なりには"いい流れ"と思っていたのですが，採血結果を知ってから急に迷いが出てきてしまったのです。

でも，"悩んだらやる"，それが私の基本スタンスなのと，幸い患者さんの腎機能も良く，かついつも親切丁寧に対応してくれる放射線技師さんという味方もいました。『まさかとは思うけど，やっぱ一応やっとこか』，なかば甘えるような形で造影 CT 検査をしてから，病棟に上がってもらうことにしたのです。

15 分後，私は病棟で入院の指示出しをしている時に CT 画像を確認することになりました。そして思わず赤面してしまいました。

『エッ？ピーイー（PE）かー。マジでぇ？もっと素直に考えたら良かった。でも，一歩間違ったら見逃してたかも……』

診断は自分的には"予想外"の肺塞栓。左肺動脈優位で比較的末梢に何か所か血栓を疑わせる造影欠損を認めました（図 7-10）。

2 日前にドンッと血栓が飛んだのなら，何の問題もなく経過を説明できます。約

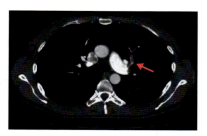

図 7-10　胸部造影 CT（症例 2）
左肺動脈に血栓を示唆する造影欠損を認める。症例 2 は予想外の急性肺塞栓症であった。

1 か月の経過は，足にできた血栓がチョビチョビ飛んでたのかなぁ。

　下肢静脈に関しては，右ヒラメ筋静脈に少量の血栓が確認されたのみで，既に目だった血栓が飛んでしまった後の状態と解釈しました。

　検査結果を話すと，明日からの仕事が心配なので，どうにか外来で治療できないか，患者さんは最初そう言いました。その責任感に敬意は払いつつも，もう一度丁寧に病状説明し，場合によっては命の危険もあると説明しました。ご家族も呼んで一緒に話をきいてもらい，患者さんも最終的には入院を了承されました。

　幸い飛散した血栓量は多くないと推察され，血行動態もまずまず安定していたので，**抗凝固療法**を開始し，約 2 週間後に退院となりました。入院中に悪性腫瘍の検索や血液凝固異常，そして抗リン脂質抗体症候群など考えつく病態のチェックを行いましたが，これといった原因はありませんでした。

肺塞栓は頭に思い浮かべてナンボ

　結局，症例 2 も診断は肺塞栓症だったわけです。私は，若気の至りか途中かなり迷走し，"セレンディピティ"（いろいろと偶然がうまく重なって幸運な結果がもたらされること）的に最後は見逃さずにすみました。

　経験や知識の豊富な先生には"想定内"の症例かもしれませんが，自分にとっては，なかなか難しいと思えた症例でした。

　比較的軽めの肺塞栓は，こうした経過でどうにか診断に至った経験を何度かしています。正直，似たようなケースで精査せず帰宅・終診とした中に"見逃し肺塞

栓"が混じっていないと断言できる自信も私にはありません。

本症例（症例2）のウェルズスコアは，「肺塞栓以外が考えにくい」をNOとしたら0点です。

Dダイマー値が当日わからない病院だったら？
心エコーの情報が得られなかったら？

もしもそんな状況だとして，何のリスクもない45歳，女性で積極的に肺塞栓を疑えたでしょうか？

実際，そういう施設はまあまあるでしょう。正直な話，そこでこの患者さんを診ていたら，私はリリースしてしまったかもしれません。恥ずかしながら。

循環器や救急の現場には，胸部症状を主訴にやって来る人が多数います。同じ疾患でも「痛み」や「絞扼感」，「違和感」，「息切れ」，「動悸」など患者さんの表現は様々です。

次回の講義にて，ステミー（STEMI）の心電図を取り上げていますが，そこで私流のこういう時に"見逃しちゃいけない"疾患リストを挙げました（→第8章参照）。

患者さんの胸痛の訴えを聞いた時，もちろん濃淡はつけますが，どこかの時点で最低一度は，こうしたフィルターにかける必要があると思います。

「肺塞栓かもしれない」または「肺塞栓は除外しよう」，そう思わない人に"正解"は絶対にありえません。"5 killer chest pain"の一つですからね。

ちなみに，ごくごく最近，このような元々低リスク患者で肺塞栓を除外するための「PERC（Pulmonary Embolism Rule-out Criteria）」[*5]という，文字通りの除外手法が発表されています。

これは，「年齢50歳以上，心拍数100/分以上，SpO_2 94%以下，片側下肢腫脹，血痰，最近の手術または外傷，肺塞栓・深部静脈血栓の既往，エストロゲン製剤使用」の8項目がすべてネガティブならば文句なしに肺塞栓が除外できるそうです。

ただ，患者さんと一緒に歩く手間を惜しんでいたら，症例2の女性はこのスコアでもいずれの項目にも引っかからず見逃してたでしょう。**臨床スコアは磐石で**

[*5] JAMA 2018；319：559-566.（PMID：29450523）

はない**ことを改めて教えられますね。

　　　　　　　　＊　　　　　＊　　　　　＊

肺塞栓の心電図まとめ

　最後に心電図の話に戻りましょう。

　『**心電図所見と疾患の"1対1対応"をやめよう。それができるのは不整脈だけ**』

　これは，私が常々言ってることです。最後まで読み通したアナタなら，ほかの教科書や授業で「S1Q3T3＝肺塞栓症」のように金科玉条，これでイッパツ診断ですと教えられても，それが欺瞞(ぎまん)と見抜けるでしょう。

　また，今回の講義では取り上げませんでしたが，過去には「たいがいの肺塞栓症は心電図で診断できる」というような診断基準もいくつかあります[*6]。実際の項目はリストに挙げたパーツとほぼ一致しますが，これを必死で暗記したりする必要がないこともわかってもらえると思います。

　だって，ウェルズスコアほか，肺塞栓の臨床診断ツールにおいて，残念ながら心電図は"蚊帳の外"でしたでしょ。それは**感度・特異度が悪過ぎる**からです。そもそも「心疾患」の診断ツールですから，まぁ当然でしょう。

　じゃあ，心電図をまったく見なくていいかといったら，それには私は NO と言いたいと思います。

　症例2でも「右軸偏位」は私に一つ疑問を投げかけてくれました（先述の"診断基準"は満たさない！）。リストに掲げたほかの所見はみんなそうです。

　肺塞栓の診療において，心電図は"無言"のこともありますが，手を変え品を変え，時にヒントをささやいてくれます。ここでご紹介した肺塞栓で見られる心電図所見を知っておくことは，皆さんにとって有用なはず。きっと。

　結論。**心電図のみでは肺塞栓の否定も肯定もできない**。

　ただし，肺塞栓の病状を反映した心電図所見が出ることがあり，他項目と併せ

[*6] Am J Cardiol 1994；73：298-303. (PMID：8296763)

て**診断の一助**にはなり得る。

　いろいろな場所で言われるように，「ピーイー（PE）は難しい」。まったくそのとおりだと思います。それがリアル・ワールド，現実世界です。

　ただ，そんな場面で"脇役"たる心電図の"ささやき"を受信するかしないか……それは皆さんにかかっているのです！

了

7 肺塞栓症における心電図の立ち位置

7 章の確認テスト

Q1 肺塞栓の患者に認められる心電図所見として，最も多いのはどの所見だったでしょうか？また，その特異性はどうでしたか？

Q2 肺塞栓の病態から心電図所見をイメージする方法について，以下の空欄を埋めて下さい。
Q1 の所見に加えて，（ア）（①左　②右）心系負荷所見，特に（イ）（①左室　②左房　③右室　④右房）負荷所見がダイレクトに反映される。また，低酸素状態となるため，結果的に（　ウ　）が出現しうると考えると理解しやすい。

Q3 肺塞栓で見られる「右室負荷」の心電図所見。本文（講義）で扱った所見をできるだけ（できれば 5 つ以上）挙げてみましょう。

Q4 肺塞栓で見られる心電図所見。「心筋虚血」として理解すると良かった所見を 2 つ言えますか？

Q5 有名な「S1Q3T3（$S_I Q_{III} T_{III}$）パターン」とはどんな所見を意味するのでしたか？なお，この所見は肺塞栓に特異的な所見でしたか？

Q6 「肺塞栓の心電図所見が 1 つもありません。だから，この患者さんは肺塞栓じゃないと思います」この判断は正しいでしょうか？

Q7 急性肺塞栓症の診断を確定づける検査といえば何だったでしょうか？また，血液検査で診断の補助になる項目といえば何でしょうか？

Q8 肺塞栓を疑う患者さんに心エコーをする場合，（ア）（①右室　②左室）の拡大と（イ）（①容量　②圧）負荷所見とに注目する。後者は，三尖弁逆流から推定される（　ウ　）（TRPG）が高値となっているかなどでチェックする。左心機能は（エ）（①低下して　②保持されて）いることが多い。

Q9 呼吸苦を訴える 67 歳，女性が来院した。問診・診察から得られた以下の項目のうち，肺塞栓であることを肯定する所見として，適切でないものを 1 つ選んで下さい。
①進行大腸癌に対して化学療法中
②深部静脈血栓症の既往
③発作性心房細動で加療中
④半年ほぼ寝たきり生活
⑤暗赤色に腫脹した左下腿
⑥脈拍数 108/分
⑦経皮的酸素飽和度（SpO_2）86%

245

Q10 46歳，女性。子宮癌術後の再発，リンパ節転移に対して化学療法中。1週間ほど前から左膝窩に疼痛あり。数日前から左下腿の腫脹と左右差に気づいていた。発熱や胸痛はなし。定期診察で来院した際，婦人科より内科にコンサルテーションあり。自宅内での生活では苦労はなかったが，受診当日，駅から病院までの約10分の歩行が辛く，到着後しばらく動けなくなってしまった。脈拍111/分・整，血圧133/92 mmHg，酸素飽和度(SpO₂)94%。左下腿が明らかに腫脹。把握痛なし。下肢疼痛のため，歩行障害あり。

【血液検査】WBC 2,300/μL，Hb 13.0 g/dL，AST 22U/L，ALT 20 U/L，BUN 12.0 mg/dL，Cre 0.65 mg/dL，Na 133 mEq/L，K 4.4 mEq/L，CK 57 U/L，CRP 2.65 mg/dL，Dダイマー 24.2 μg/mL。

【質問1】この患者さんの下肢の病状を最もよく説明するのはどれでしょうか？
　　①閉塞性動脈硬化症
　　②心不全
　　③深部静脈血栓症
　　④蜂窩織炎
　　⑤線維筋痛症

【質問2】この患者さんのウェルズ スコアは何点になるでしょうか？本文中の図7-8 を参考に算定してみて下さい。その結果，追加すべき検査は何でしょう？

【質問3】来院時の心電図を次に示します(図 Q7-1)。【質問2】の診断を念頭に，以下のうち，心電図(図 Q7-1)で認められない所見を2つ選んで下さい。
　　①洞(性)頻脈
　　②完全右脚ブロック
　　③右房拡大(右房負荷)
　　④S1Q3T3(S$_I$Q$_{III}$T$_{III}$)パターン
　　⑤右軸偏位

7 肺塞栓症における心電図の立ち位置

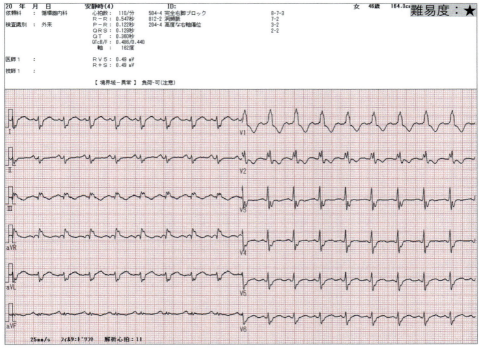

図 Q7-1 Q10（46歳，女性）の心電図――受診時

【質問4】実は，この方には以前の心電図がありました（図 Q7-2）。これと急性期の心電図（図 Q7-1）を比較した場合，今回の病状が反映されているとすれば，【質問3】の所見①～⑤のうちどれでしょうか？

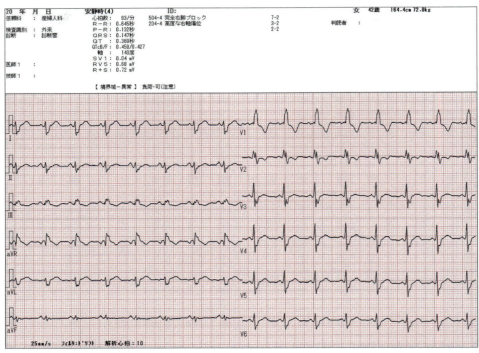

図 Q7-2 Q10（46歳，女性）の心電図──約3年半前

7 肺塞栓症における心電図の立ち位置

解答例とコメント

A1 洞（性）頻脈，（当然ながら特異性は）低い

A2 ア：② イ：③ ウ：虚血性 ST 低下
> ▷ 虚血性 ST 低下が出やすいのは運動負荷心電図と同じく"ニサンエフ・ブイシゴロ"（Ⅱ・Ⅲ・ₐVF・V₄〜V₆ 誘導）。

A3 右軸偏位，（完全）右脚ブロック，時計回転，S1Q3T3（S Ⅰ Q Ⅲ T Ⅲ），S1S2S3（S Ⅰ S Ⅱ S Ⅲ），V₁, V₂ 誘導の R 波増高など

A4 虚血性 ST 低下（Ⅱ・Ⅲ・ₐVF・V₄〜V₆ 誘導で多い），右前胸部誘導（V₁〜V₃ 誘導）での陰性 T 波
> ▷ 肺塞栓による低酸素血症から心筋虚血をイメージする。ややこじつけだが左室と右室の虚血・梗塞状態を反映する所見ととらえると理解しやすかった（本文参照）。

A5 Ⅰ誘導で目だつ S 波（右脚ブロックのスラー S 波を念頭に／同時に R<S となったら右軸偏位となる）・Ⅲ誘導で「異常 Q 波」と診断できる幅広 Q 波と陰性 T 波あり。（特異性）いいえ
> ▷ 10% 程度で基本的に重症例でないと見られない。しかも一過性のこと多し（数日で消失してしまう）。

A6 いいえ（正しくない）
> ▷ 肺塞栓の診療で心電図は"脇役"。感度・特異度が低いことを強調してきた。

A7 （胸部）造影 CT 検査，D ダイマー（D-dimer）

A8 ア：① イ：② ウ：右房-右室圧較差 エ：②

A9 ③
> ▷ 心房細動で問題になるのは動脈塞栓症。また，抗凝固療法下である可能性もある。

A10 【質問 1】③
> ▷ 背景や経過，D ダイマー高値などから選択は容易なはず。
> ▷ 近年「がん関連血栓症」（cancer associated thrombosis）が注目されており，なかでも静脈血栓塞栓症（VTE）が最多で，本症例もこれに該当する。

> 【質問 2】8.5 点（肺塞栓リスク：高），（胸部）造影 CT 検査
> ▷ 「心拍数 100/分以上」，「深部静脈血栓症の臨床徴候」，「悪性腫瘍」に加えて「肺塞栓以外の可能性が低い」も YES で良さそう。
> ▷ 実際は，下肢痛がひどく，来院 2〜3 日間はベッド上で生活していたこともあり，「長期臥床（3 日以上）」にも該当するかもしれない。

【質問 3】③，④

▶ S1Q3T3 パターンはオシイ。S1（＋），Q3（−），T3（＋）である。Ⅲ誘導で小さな r 波が確認できる（かなり見づらい）。

【質問 4】①

▶ 一見，肺塞栓かもと"思わせぶり"な②や⑤の所見があっても，実は元からであった。過去の心電図との比較の重要性が改めて認識される。結局，洞（性）頻脈のみが新出所見ということになる。肺塞栓の分野では，心電図の果たす役割は，やはり「限定的」と言わざるを得ない。

小笹流 私はこう読む — 7章

「肺塞栓の心電図」と言えば，S1Q3T3……こう答える医師が多いのは間違いなく国試（医師国家試験）の影響でしょう。S1Q3T3は私が試験を受けた頃も頻出問題でした。それにも関わらず，肺塞栓のうち，この所見が認められるのはごく一握りの症例のみであり，しかも一過性であることは，あまり強調されていなかったと思います。肺塞栓ではS1Q3T3以外にも様々な心電図所見が認められることがありますが，右前胸部誘導の陰性T波や下側壁誘導のST低下は右室心筋の虚血の反映である，という杉山先生流の説明は，リーズナブルであり，肺塞栓の心電図変化を"エス・イチ・キュー・サン・ティー・サン"などと丸暗記ではなく，"理解"するうえで有用だと思いました。

それにしても，急性肺塞栓の診断は難しいですね。症例2の45歳女性では，安静時のSpO$_2$は97％と正常値でした。杉山先生が，午前だけで30～40人も診察されるという忙しい外来の合間に患者さんと一緒に階段を昇り降りすることがなかったら，この患者さんの労作時の低酸素血症を検出することはできなかったでしょう。SpO$_2$モニターさえあれば，誰でもできる簡易の運動負荷検査ですが，このひと手間は大きいですね。

思い起こせば，循環器の名医と言われる方は，"患者さんと一緒に歩ける医師"が多いように思います。私の師匠の一人，岡野嘉明先生は，肺高血圧症・運動負荷試験がご専門ですが，いつも6分間歩行検査をご自身でなさっていました。一般的には6分間歩行検査は技師さんや研修医に任される場合が多いと思うのですが，人の少ない廊下で岡野先生ご自身が患者さんと一緒に歩かれている様子を見て，当時大学院生だった私は感動しました。『治療方針を決めるには運動中の患者さんの様子を自分で見ないといけないからね』と当然のように言われていたのが印象的です……心電図の話から少し脱線しました。

この症例（症例2）では，心電図は右軸偏位のみで頻脈もありませんでしたが，完全に正常の心電図ではなかったところがポイントです。診断に至ったキッカケを作ったのはやはり，この心電図のわずかな異常所見だったのではないでしょうか。患者さんの訴えをよく聞き，心電図のわずかなサインを見逃さないことで，次の検査に進むことになります。本章を読んで，問診と心電図判読という，内科医としての基本技能の大切さを改めて感じました。

8
ステミー（STEMI）心電図の落とし穴
"死角"まで見通す目を養え

胸痛の患者さんに出会ったら

胸痛をきたす急性疾患といったら，皆さんはまず，何を思い浮かべますか？

私は，かつて「胸痛の鑑別診断」という，少人数の学生への講義を隔週でやっていた時期があります。

前任者から引き継いだフローチャート数点と，代表疾患について教科書を"丸写し"したような退屈なスライドセットを用いなくてはならず，1時間の持ち時間をやり過ごすのが辛く感じました。

心筋梗塞から心膜炎，気胸や乳腺炎，帯状疱疹，肋骨骨折や心因性胸痛まで……

すべてを同一線上で議論することが無意味だと，多くの学生は気づいていたと思います（こっそり別の本を読んだり，時に堂々と船を漕ぐ人もいました）。これが単純な症候学の限界です。そもそも，こんなレクチャーをすることが，自分のポリシーに反していました。

そんな状況を少しでも打開しようと，私はまず内容を「胸痛をきたす急性疾患」に限定することにしました。そして，実際の症例を使って皆でディスカッションしてもらう形式に変えてもみました。

一言に「胸痛」と言っても，前胸部からみぞおち（心窩部）までと範囲は広いですし，程度や性状も様々。個人差だってあります，もちろんね。

そこで，あまり欲張らず，対象を一般的に強い痛みでバイタルサインの変調をきたすような重症疾患，イコール"見逃しちゃいけない"疾患にしぼりました。

もちろん，マジメにやったら，これだけでも1時間たっぷり話せます。

私が講義で扱った，念頭におくべき疾患リストは次のものです。

> **見逃しちゃダメ！急性胸痛をきたす疾患**
>
> (1) 急性冠症候群（特に急性心筋梗塞）
> (2) 急性大動脈解離
> (3) 気胸（特に緊張性）
> (4) 消化器疾患（食道・胃穿孔など）
> (5) 肺塞栓症
> (6) 肺炎・心不全
> (7) その他

こんなんでいいですかね？皆さんは普段どう考えていますか？

『……が抜けてるでしょ』という指摘に対応するため，最後必ず「その他」で終わるのは私の常套手段（笑）。

「激痛」的な観点ですと，(1)～(4)の4つくらいがテッパンですし，"5 killer chest pain"と言われている疾患だと(5)まで含みますよね。

でも，すべての患者さんが『胸痛がします』とか『胸が痛いです』と言ってやって来るはずもありませんよね。実際には，胸の圧迫感・違和感・絞扼感・苦悶感などの訴えも同じ土俵上で考えるべきでしょう。

その意味で(5)と(6)を入れてあります。特に肺塞栓などは"ピットフォール"（落とし穴）になりがちですよね（→第7章参照）。

肺炎と心不全は本来別の病気ですが，合併することもしばしばです。「胸痛」の本筋からすると，やや"脇道"かとも思うので，エイヤッとひとくくりにしています。もちろん，2つに分けてもらって大丈夫。そうなると全部で7+1（その他）となります。

(1)～(6)を除外できたら，私はひとまずホッとします。心因性などはもちろん，残りの「その他」に含まれる疾患ですと，バイタルが安定していることも多く，この6病態ほど切迫感を感じることはなくなるからです。

どうです？私なりの急性胸痛の考え方，伝わりましたか？

そんなに目新しいことじゃないと思いますが，皆さんの参考になれば。

どの疾患が大事？──やっぱ心筋梗塞？

さて，胸痛をきたす“見逃しちゃいけない”疾患リストも述べたところで，鑑別はどうします？

理学所見のほかに，X線や心電図，血液検査などの情報を参考にしますね。血液検査は，一般項目に加えて，そう，心筋傷害マーカー（CK，CK-MBや心筋トロポニン）やDダイマー，BNPなどが大事でしょうか。

もちろん，時間外に至急で結果が出るかなどの問題はあっても，ここまでの検査は，どこの施設でもできると思います。

ほかに，(2)の「急性大動脈解離」や(5)の「肺塞栓」では，CT検査，それも造影剤を使っての検査がキーポイントですか。その患者さんの臨床背景やDダイマーも参考にしつつ，「積極的に疑う姿勢」が一番大事だと伝えるようにしています。皆さんも口酸っぱく言われたのでは？

ただ，造影CT検査って，いつでもどこでも可能というわけではないでしょう（諸外国に比べたら，わが国のハードルはだいぶ低いとは思いますが）。

えっ，何が言いたいかって？

長くなりましたが，やっぱり(1)の「急性冠症候群」が大事かな，と。

造影CT検査が不可能な場合，「大動脈解離」や「肺塞栓」は「疑い」の段階で対応可能な病院に転送するわけですが，(1)のうち特に「心筋梗塞」だったら，診断までは心電図（と採血）の段階でできてしまうでしょ？

『心臓しか見てない』とか，

『胸痛イコール狭心症，それ以外は興味なし』，ほかにも

『心電図が正常の時点で，すぐほっぽり出して無責任』など……。

循環器医に対する，こうした批判には返す言葉がない面もあります（笑）。

もちろん，臨床的には(1)〜(7)はすべて大事です。

でも，急性の胸痛疾患のうち，基本検査のみで診断可能で，治療も確立されている急性心筋梗塞に関しては，初期対応，少なくともスピーディに診断できることがどんな医師にでも求められるコモンセンスだと思います。

ステミー（STEMI）心電図の落とし穴

もちろん，私が取り上げるからには，その診断の中核は心電図です。ズバリ，今回のテーマは「心筋梗塞の心電図」。基本も述べますが，最終的にはワンランク上の読み方の話ができれば最高です。

急性冠症候群の病態と診断

冠動脈の血管壁にある動脈硬化性プラーク（粥腫）が，何かの拍子にブチャッと破けて，露出した脂のカタマリを覆うように血塊ができて血管が詰まる……。

こうして冠血流が途絶えてしまった結果，酸素と栄養の"恵み"を受け取れずに心筋が死んでしまうのが**心筋梗塞**。壊死ですよね。

ほんのチョロチョロした流れでも，ライフライン供給が途絶えず"死傷者"が出ない場合が**不安定狭心症**なわけです。「心筋梗塞」の一歩手前，つまり心筋は棺桶に足をつっ込んだような状態でしょうか。

血流がまったくないか，少しあるかの違いで，起こってることは基本同じなので，この病態をまとめて**急性冠症候群**（acute coronary syndrome），通称エーシーエス（ACS）と呼ぶようになって久しいでしょうか。

この急性冠症候群の診断は，きわめてシンプルです。基本は**心電図**と血液検査で勝負がつきます（図8-1）。

胸痛患者といったら，バイタルサインの次に心電図。

心電図は**"第6のバイタルサイン"**と私は常日ごろから言っています。ナースに心電図の電極を貼ってもらってる間に，聴診器など診察も同時並行ですませましょう。

心電図のポイントは何と言っても**ST上昇**です。

胸痛の訴えプラスST上昇なら，この時点で**ST上昇型心筋梗塞**（STEMI）の診断が可能です。血液検査ウンヌンは参考程度。ステミー（STEMI）なんて，かわいらしい愛称がありますが，病態としては最重症です。

これを瞬殺で見分ける心電図，やはりスゴイ。感動レベル（笑）。

「ST上昇」がなくっても，油断しちゃダメ。**ST低下**や**陰性T波**など心筋虚血のサインがありませんか？

あったら急性冠症候群の線は捨てきれませんよ。

255

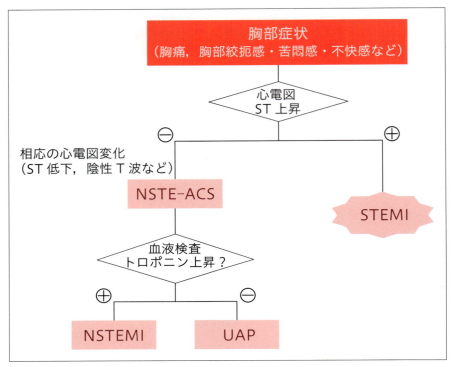

図 8-1　急性冠症候群の病態診断
胸痛などの胸部症状に加えて，12 誘導心電図で ST 上昇があれば STEMI（ST 上昇型心筋梗塞）と診断して良い。心筋虚血所見に相応の心電図変化（ST 低下，陰性 T 波）がある場合，NSTE-ACS（非 ST 上昇型急性冠症候群）として，心筋傷害マーカー（トロポニンや CK-MB など）も参考にして分類される。
NSTEMI：非 ST 上昇型心筋梗塞，UAP：不安定狭心症。

　ええ，もちろん，**以前（過去）の心電図**があるのなら，それとの比較も大事ですね。"V サイン！ABCDE 法"の「E」はここでも生かせます（→第 0 章参照）。過去になかった ST-T 変化が出てきてないか，目を皿のようにして眺めて下さい。

　非 ST 上昇型心筋梗塞（NSTEMI）か**不安定狭心症（UAP）**かは，採血結果で決まります（特異的な心電図所見なし）。

　いわゆる「心筋傷害マーカー」ですか，壊死を反映する CK-MB や心筋トロポニンの上昇があったらエヌステミーですし，なければユーエーピーの診断になります。

ただし，実臨床では，すべて明快に分類できるわけではありません。もともと急性冠症候群は時々刻々と変化しうる病態で，来院時のワンポイント時点の診断が最後まで有効とは限りませんし，心筋トロポニン測定などの緊急対応ができない施設だって少なくないでしょう。

ですから，極論を言ってしまうと，**ST上昇の有無**が急性冠症候群の診断のキモなんです。

なぜならば，STEMI場合は**緊急冠動脈造影**（いわゆる心臓カテーテル検査）が必要で，自院で対応不可能なら**転送**というのが，現行の各種ガイドラインで推奨されているからです。

STEMIか，そうでないかがACSの肝

STEMI or not STEMI...that is the question.

一方のステミー"じゃないほう"はというと，一応，**非ST上昇型急性冠症候群**（NSTE-ACS；non ST-elevation ACS）という名称もあるようです（あまり浸透していませんが）。こちらの場合，即座に心カテするかしないかは，患者さんの状態や当該施設と周辺の医療事情などで決まります。

つまり，結局のところ，緊急カテが必要か否かは，心電図の読みにかかっていると言っても過言ではないわけです。これが，私の言いたかったことなんですよね。フローチャートをいま一度見直しておいて下さい（図8-1）。

*　　　　*　　　　*

ST上昇の読み方

胸痛をきたす疾患の話題から始めて，やっとこさ，本題にたどり着きました。ようやく私の本領発揮です（笑）。

急性冠症候群の診断と治療方針の決定において，心電図，なかでも「ST上昇」がダイジだと言いました。

復習ですが，**ST部分**というのは，スパイク状のQR**S**波と，なだらかな**T**波と

をつなぐ部分のことでしたね？私はQRS波とT波の"架け橋"の部分といつも説明してマス．

このST部分には，ある程度の横幅があるため，そこが上昇している，ないし低下しているかを議論する場合，代表点が基準線と比べてどれくらいの高さにあるかで判定することになっています．次の図で説明しましょう（図8-2）．

代表的な波形を2パターン示しました．

左側（図8-2A）のⅡ誘導がわかりやすいので，先に説明します．心電図の世界における"海抜0メートル"，つまり電位の基準線はT-Pラインです．これはT波のおわり（前心拍）とP波のはじまり（後心拍）とを結ぶ線です．

心房細動のようにP波がないケースもありますので，より正確には「T-QRSライン」のほうがユニバーサルな定義でしょうか．T波のおわりとQRS波のはじまりとを結んだ線を基準として下さい*1．

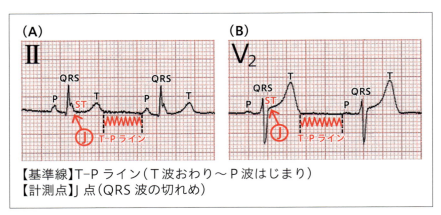

【基準線】T-Pライン（T波おわり〜P波はじまり）
【計測点】J点（QRS波の切れめ）

図8-2 ST計測，どこ測る？
ST部分は本来，T-Pライン（より正確にはT-QRSライン）と同レベルのはず．基準線に比べたJ点（QRS波のおわり）の位置でST偏位を議論する．

---

*1 「Q-Qライン」という前と後の心拍の「QRS波のはじまり」同士をつなぐ線で定義するやり方もある．

ST計測の基準…T-Pライン（心房細動などではT-QRSライン）

では，一方のST部分の代表点とはどこでしょう？

これは，QRS波のおわり（切れ目）で，**J点**という名前がついています。スパイク状の鋭角な波から，緩やかなカーブへと移行する"変曲点"，それがJ点です。J点のJは"**J**unction"とか"**J**oin"のJらしく，"つなぎめ"や"つながる（接合する）"の意味とのことです。

このJ点ですが，正常では基準線〔T-QRS(P)ライン〕とほぼ同一線上にあり，多少ズレても，せいぜい1 mm以内とされます。ですから，「ST上昇」とはJ点が基準線より **1 mm 以上** 高位にあるという意味になります。

今回はくわしく述べませんが，「ST低下」の場合は，逆に1 mm以上"水面下"にJ点が沈んでいる場合です（運動負荷心電図などで重要ですね）。

もう一つの右側に示した**図8-2B**のV$_2$誘導をご覧下さい。

図8-2AのII誘導のように，ST部分がずっと同じ高さならいいのですが，こちらはST部分に一定のスロープ（傾斜）がついているように見えます。

「T-QRS(P)ライン」はまだしも，J点はちょっとわかりづらいかも。V$_1$～V$_3$誘導あたりって，正常でもこんな波形ですが，まぁ，そこは多少"心眼"的にエイッとJ点を見つけて下さい。私は**赤矢印（↘）**で示したあたりと見ました。

『ちょ，ちょっとエスティー上がってる？』

そう思えたアナタは素晴らしい。その目が重要です。中高年の男性では，健常人でもこうしたST上昇のある人がいて，正常亜型と考えられています（時に無症状で2～3 mm上がっている人もいます……）。

この心電図も健常な41歳，男性からとりました。

ただ，胸痛の訴えがある人では，むやみに正常亜型と判断すると痛い目に会う可能性があります。まずは基本に忠実に，1 mm以上のST上昇を丹念に一つ一つ所見として指摘しておくことが大切です。

12 誘導の意義再考──方角で考える

　胸痛の患者さんの心電図を見て，たった1つの誘導でST上昇があったとしても，普通は病的とは考えません。少なくともステミーではないでしょう。

　『心電図の12誘導というのは，12個の場所から心臓を眺めて，その電気・収縮活動の様子を波形にしたもの』

　そんな説明，心電図の習いはじめの頃に聞いた方いませんか？

　一つ一つの「誘導」を"視点"と言い換えるこの説明は，初学者にも理解しやすいため，私も好んで用いている手法です。

　さらにもう一歩踏み込んで，この12か所を4つの"方角"に大きく分けてみます。

　その様子をイラストで示したので，ご覧下さい（図8-3）。

　"方角"というのは，「前方」，「左方」，「下方」，そして「右方」の4つです。

　まず胸部誘導から考えましょう。これは各電極と心臓との位置関係ソノママです。V_1，V_2，V_3，V_4の電極は前胸壁に貼りますから，文字通り心臓を「前方」から眺めます。これがブイイチ（ワン）からブイヨン（フォー）の4つです。

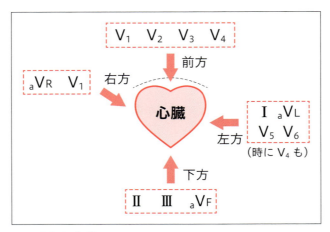

図 8-3　4つの方角を意識せよ
心電図の12誘導は方向性の近い4つの方角に分類できる。前方：V_1・V_2・V_3・(V_4)，左方：Ⅰ・aV_L・(V_4)・V_5・V_6，下方：Ⅱ・Ⅲ・aV_F，右方：aV_R・(V_1)。同じ方角の誘導は，当然ながら波形も似かよっていることが多い。

8

ステミー（STEMI）心電図の落とし穴

胸部誘導の残り2つはどうです？

V_5とV_6は左の脇腹，側胸部に貼りますね。これは心臓を「左方」から眺めるイメージです。

あ，ちなみに「前方」と「左方」の境界線上にいるV_4誘導ですが，時に「左方」グループにインしてくることもあります（前か横か微妙な位置ですよね）。

残りは肢誘導ですが，これは手足の4電極から6個の"視点"が作られるので，胸部誘導のようにソノママとはいきません。でも，「aV〜」（難しいコトバでは増幅肢誘導とか言いますが）という誘導にL（左）とかF（足≒下），R（右）という"ヒント"がありますので，これを利用します。

あとはノリというか，私お得意の"語呂"です。

皆さん，よくニ・サン・エフ（II・III・aV_F）って聞きませんか？

あ，aV_Fのエーブイの部分は省略ね。エフでわかりますでしょ？ほかの2つも同じ。

これって，心電図の世界でメチャクチャよく登場するコンビネーションなんです。

ニサンエフ，ニサンエフ，ニサンエフ……

細かい円座標とかベクトルがどうとか，そんなのナンセンス！何度も口に出して言ってたら二度と忘れませんよ，普通。心電図なんて，それでOKなんです。

「下方」からの眺めを担当する"仲良し3兄弟"，それがニサンエフです。

この勢いでイチ・エル・ゴ・ロク（I・aV_L・V_5・V_6）も覚えちゃいましょうか？

ゴ・ロクの部分は既に登場したV_5とV_6です。おまけにaV_Lが入ってりゃ，もはや「左方」以外ありえんでしょ。

時に"イチエルシゴロ"とV_4誘導が入ってくることもありますが，そのへんは柔軟に考えましょう。

残る一つは「右方」です。これは基本的にアール（aV_R）だけですが，V_1が仲間入りすることもあります。

こうやって説明した4つの"方角"は，すぐこの後に重要になってきますよ。

261

心筋梗塞の部位診断

　突然のプラーク破綻による冠動脈閉塞が急性心筋梗塞の基本病態です。血流が再開通しない限り，途絶した先の領域がゴソッと壊死に陥ることになります。

　冠動脈の枝ぶりや走行には個人差がありますが，まあ，大枠的な"ルール"は決まっています。

　ですから，これを逆手にとりましょう。私たち循環器医は，左室のどの部分が梗塞になっているのかという情報から，閉塞責任血管に関する「(3本のうちの)どれ」，そして「どこ(近位・中間・遠位)」といった推察を行います。より平たく言ったら，

　『左室〜壁の梗塞だから，詰まってる冠動脈は〜このあたりだろうな』

　なんかマジシャンみたいでしょ？

　そんな考察をするためにキーになるのは，そう，**心電図**です。

　左心室の間近で観察する誘導は決まっていて，そこに ST 上昇がある，あるいは異常 Q 波(ときに陰性 T などの変化が残ることも)があるという事実が，その誘導の担当部分で梗塞が起きている(または過去に起きた)という紛れもない証拠になるんです。

　皆さんは，**図 8-4** のような表を一度は目にしたことがありますか？

　あまり気の利かない感じの心電図の教科書でも，たいていは載っている……そんなテーブルです。

　先ほど述べた 4 つの"方角"が理解できていたら，この「〜壁梗塞」なんてコトバは一瞬で理解できるはず。

　それぐらい大事な話だったんですよ，先ほどの同じ方角，方向の誘導グループというのは。ここでは，それを見ていきましょう。

①前壁・心室中隔(V_1〜V_4)

　まず「前方」は V_1〜V_4 誘導でしたね。胸骨右縁につける **V_1 誘導**は**心室中隔**をほぼ真上から眺めるイメージです。残る **V_2〜V_4 誘導**の 3 つは，もっぱら**前壁**を担当します。この前壁と前側の心室中隔をまとめて「前壁中隔」と呼んでるんです。

　左冠動脈の前下行枝が根元の方(近位部)で詰まると「前壁中隔梗塞」，まん中あ

	I	II	III	aVR	aVL	aVF	V₁	V₂	V₃	V₄	V₅	V₆
前壁中隔							○	○	○	○		
前壁								○	○	○		
下壁		○	○			○						
側壁	○				○						○	○
高位側壁	○				○							
純後壁*							●	●	●	●		
広範囲前壁	○				○							
下側壁		○	○			○					○	○
下後壁		○	○			○	●	●	●	●		
後側壁	○				○		●	●	●	●	○	○

図 8-4　ST 上昇誘導と対応する左室梗塞領域

症例ごとに多少バリエーションがあるため，絶対的なものではない。
○：ST 上昇，●：ST 低下。＊：「高位後壁」と呼ばれることもある。異常 Q 波については，基本的に同様の考えができる(除：後壁)。

たりだと「前壁梗塞」になるという理解でいいと思います。

　実例をひとつ。

　症例は 63 歳の男性，約 10 年前に心臓カテーテル治療歴があって，糖尿病でインスリン治療中です。この方が，数時間たっても治まらない前胸部痛を主訴に救急外来にやってきた時の心電図を示します(図 8-5)。

　これは比較的わかりやすい心電図です。皆さんはどう読みます？

　細かく ST 部分をチェックしますと，肢誘導では I，aVL 誘導，そして胸部誘導は V₁〜V₆ 誘導で ST 上昇してそうです。胸部は上から下まで全誘導ですね。

　I，aVL，V₁〜V₆ ＝ V₁〜V₄ ＋ I，aVL，V₅，V₆

と器用に 2 つに分解して考えることができれば，どこのステミーかと言うと……

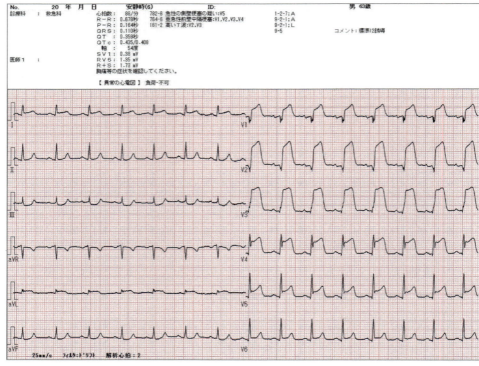

図 8-5 STEMI 心電図の一例(前壁中隔, 側壁)
63 歳, 男性。ランニング後の持続性胸痛。10 年前に心カテ治療歴あり。

　そう, 前壁中隔と側壁, これをまとめて「前側壁梗塞」ないし,「広範囲前壁梗塞」という名称で呼べたら満点です。

　これは立派な左冠動脈前下行枝の近位部閉塞の時にテッパンで見られる誘導の組み合わせです。この方は, 10 年前の薬剤溶出性ステント内が完全に詰まっていました。

②下壁(Ⅱ・Ⅲ・aVF)

　次に「下方」のセットはと言えば, **ニサンエフ(Ⅱ・Ⅲ・aVF 誘導)**, ここは文字通り**下壁**です。ここは, まず普通(8〜9 割)は右冠動脈が担当することの多いゾーンです。

ステミー（STEMI）心電図の落とし穴 ⑧

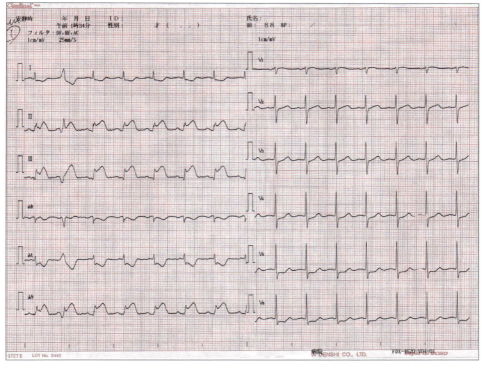

図 8-6　STEMI 心電図の一例（下壁）
88 歳，女性。消化器症状（悪心・嘔吐）を伴う胸痛の訴えで緊急来院。

　これもお一人，実際の患者さんの心電図をお示ししましょう（図 8-6）。

　88 歳の女性で，主訴は胸痛と悪心・嘔吐です。

　これは比較的わかりやすいはずですが，どうです？
　見事にニサンエフの組み合わせで「ST 上昇」がありますでしょ？

　同時にイチエル（I・aV_L）の「ST 低下」も指摘できたら素晴らしい（後述する対側性 ST 変化です）。

　まさに今，下壁が急性虚血にさらされて，SOS サインが出ている状態を意味しており，心電図診断は「急性下壁梗塞」ということになろうかと思います。

　この方は緊急冠動脈造影の結果，かなり立派な右冠動脈の完全閉塞が確認され

265

ました。

③側壁（Ⅰ・$_aV_L$・V_5・V_6）

ニサンエフ以外に，もうひとつ大事なコンビネーションといえば？

……そう，**イチエルゴロク（Ⅰ・$_aV_L$・V_5・V_6 誘導）**ですね。これは，「左方」，すなわち側壁でしたね。エル（$_aV_L$），ないしゴロクの場所をイメージして下さい。

より細かい話をすると，側壁って意外に広い領域で，この 4 つのうち，肢誘導のイチエル（Ⅰ・$_aV_L$）は上半分を担当し，**高位側壁**って呼ばれています。

ゴロク（V_5・V_6）は，普通に側壁です。こちらは，低位とかはつけて言いませんので注意しましょう[*2]。

イチエルゴロクの 4 者"そろい踏み"でも，普通は「側壁梗塞」と呼ばれ，前壁のように「広範囲」とかはありません。

あ，それと，V_4 が含まれる場合はゴロクの組と一緒と考えましょう。V_4〜V_6 誘導（ブイシゴロ）は"ご近所さん"ですからね。そういう広い心がダイジです（笑）。

ちなみに，素直に考えますと，側壁ゾーンは左前下行枝でも右冠動脈でもない残りの左（冠動脈）回旋枝が担当することになりそうですよね？

まあ，だいたい悪くない線ではありますが，前壁（中隔）や下壁に比べて，側壁って人によってバリエーションが大きいと思います。

具体的には，高位側壁の領域は人によって左前下行枝の分枝（正式名称は対角枝）が灌流してたり，下のほう（いわゆる側壁）になると，（左）回旋枝と右冠動脈とのせめぎ合いになります。ですから，なかなか一筋縄，エイヤッ，ここの閉塞だとは予想がつきにくいようです。

④その他の領域

さあ，これで残る"方角"は一つ。

何でしたでしょうか……そう，「右方」，その通りです。

ただ，どこが梗塞となっているかという観点では，この「右方」からの情報はあま

[*2] ときに「下側壁」と表現している人や本に遭遇します。「下壁 + 側壁」と紛らわしいです。また，最近「後壁」をそう呼ぶ人もさらにヤッカイです。"低位側壁"のほうがよっぽど上手な日本語表現ですね。

り用いません。「右方」の主役は $_aV_R$ 誘導ですが，基本的にどこの左室壁にも面していないという理由がメインです。

もともと，心電図は 12 誘導ではなく，$_aV_R$ を覗いた 11 誘導で十分とまで言う人までいるくらいで，通常の判読にはほとんど役立ちません。

ちょっと知識のある人でしたら，『いやいや虚血性心疾患の心電図で $_aV_R$ は重要だよ（左冠動脈基部）』という人もいるかもしれませんが，まあ，今回は扱いません（個人的には軽めに見るにとどめています）。

以上，各誘導が属する"方角"とコンビネーションとを意識した ST 上昇の分布と梗塞部位の名称の概略でした。

もう一度，さっきの表（図 8-4）を見直してもらうと，今度はスムースに理解できるのでは？

* * *

"死角"の後壁どうする？

さて，皆さん，想像してみて下さい。

ラグビーボールないしアーモンド・チョコを地面に立てて，半分の高さで輪切りにしたような形を左室に見立てましょう。

断面でできる円状の部分は弁，心房と心室をつなぐ房室弁です。

それぞれの左室の壁のネーミングをおさらいしますと，心室中隔〜前壁，続いて側壁，そして，後乳頭筋付近で底面に近い部分を構成する下壁でしたね。

ちょっと待って！

実はカバーされてない部分があることに気づいた人います？

輪切りで言ったら，側壁と下壁の間，より正確には，**前・後の乳頭筋に挟まれるゾーン**だけ，蚊帳の外になってるんです。今までの話だと。

場所的には，コウヘキ，そう **後壁** と呼ばれる，背中側の地味でマイナーな領域があるわけですよね。

前と後，ゼンゴ，そんな言葉通りに前壁のちょうど反対側と思ってもらえばいいでしょう。さあ，ここはどうでしょ？担当してくれる誘導はあるのでしょうか？

　でも，$_aV_R$以外の誘導は全部出ちゃって残ってないし，第一，背中には心電図の電極なんぞ貼らないわけだから，そこは心電図的に"死角"になるのでは？

　そう考える人，いますか？

　それは，たしかにごもっともな意見です。先ほど述べた4つの方角ですと，たしかに後側がすっぽり抜けてますもん。

　でも，実は，背中側に電極を貼る誘導が存在するんですよ，実はね。あんま知られていないかもしれませんが。

　胸部誘導って，V_6誘導で終わりじゃなくて，その先，つまり「7」（V_7誘導）以降があるんです。7，8，そして9までね。背側部誘導（V_7〜V_9）とでも言いましょうか。

　もちろん，平常時，つまりルーチンでは，こんな変わった誘導波形はとったりしませんけどね。

　図で示すのが早いでしょうか（図8-7）。

　ポイントはV_4，V_5，V_6と同じ高さで，後腋窩線にV_7，V_9は背骨（脊椎）の左脇く

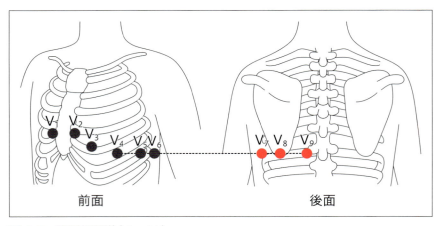

図8-7　背側部誘導（V_7〜V_9）
背中につける胸部誘導が存在し，左室後壁をダイレクトに観察できる。V_4〜V_6と同じ高さで，V_7：後腋窩線，V_8：肩甲骨下（V_7とV_9のほぼ中間），V_9：脊椎左縁に電極を貼る。

らいに貼って，そして V8 は V7 と V9 の中間で，肩甲骨の真ん中あたりになります。

『おいおい，こんなメッタに使わない電極の場所なんて覚えてられないよ（泣）』

なーんて人います？ほんと，おっしゃる通り。私だって実際につけてみたことなんて，ほんの数回しかない（笑）。

私の意図というのは，この背中側の特殊な誘導について，場所ウンヌンを覚えてほしいわけではないです。

背中側なんで，心臓からの距離はだいぶ出てしまうんですが，一応，後壁をカバーしており，もしも後壁領域を灌流する冠動脈が閉塞したら，この背側部誘導でST 上昇するはずなんです。これも立派なステミーです。

ルーチンでとらないとしたら，じゃあ，後壁の心筋梗塞（後壁梗塞）が疑われる場合だけ，V7〜V9 誘導までを追加で残しましょうか？

っていうか，そもそもどう疑うんです？普段は 12 誘導しかとらないですよ……。

そういう意味で，後壁はなかなかヤッカイな領域であることがわかっていただけたでしょうか？

反対側にも映ってます──対側誘導

一般的な 12 誘導心電図では，背中に電極をつけない限り後壁をダイレクトに観察する誘導がないのがわかってもらえました？

じゃあ，ステミーの心電図診断において，後壁は"死角"になるかというと，実は否。ノン，ノン。

よく"中国 4 千年の歴史"とかいいますが，アイントーベン先生が心電計を世に出されたのが 1903 年，中国には及びませんが，心電図には 100 年以上の歴史があります。試行錯誤の結果，先人たちが産み出した数々の叡智があるのです。

V7〜V9 の背側部誘導を記録して ST 上昇を探すのも一つの手だと思いますし，ガイドラインでも推奨されています。しかし，実は基本の 12 誘導にも"死角"をカバーするヒントが出ていますよー，というのがシンデンズ 100 年の歴史アルヨ（中国風）。

それを理解するためのキーワードは，ズバリ対側性ST低下。聞いたことありますか？

レシプロカル・エスティー(ST)チェンジ，そんな表現をする人もいるかも。

なんだか難しげな言葉に聞こえますが，既に扱った心電図でもありますよ。「急性下壁梗塞」と診断した心電図を見直して下さい(図8-6)。

ニサンエフ(Ⅱ・Ⅲ・aVF)の"下壁トリオ"でバッチリ「ST上昇」がありますが，ほかの肢誘導はどうですか？上から見ていくと……そう，イチエル(Ⅰ・aVL)！この2つの誘導では，逆に「ST低下」していましたよね？

次のイラスト図を見て下さい(図8-8)。

これは肢誘導の円座標です(もちろん，これを覚えろっていうわけではありませ

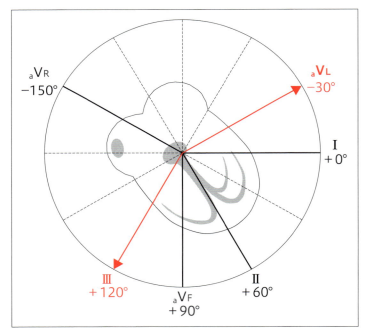

図8-8　肢誘導における対側誘導はどこか？
肢誘導の円座標では，ⅢとaVLが正反対に位置する。ニサンエフとイチエルの"仲良しグループ"を意識すれば，「Ⅱ・Ⅲ・aVF」と「Ⅰ・aVL」が対側誘導の関係にあることも理解しやすい。

ん）。あくまでも理解のため，説明のための図です。

心臓を間にはさんで aVL 誘導とⅢ誘導とが正反対の位置関係にありますね。

あとは，それぞれの"ご近所さん"を意識すれば，ニサンエフ（Ⅱ，Ⅲ，aVF）とイチエル（Ⅰ，aVL）が対側誘導であることがイメージできるでしょう。

ステミー（STEMI）が起きた時，ST 上昇を認める誘導の反対側では，逆に ST 低下が生じるってことに先人は気づいたんです。スゴイ！

これは心筋梗塞，ええ，STEMI に特異的な現象で，**胸痛患者で ST 上昇と対側誘導での ST 低下**がペアで認められたら，STEMI の診断はほぼ確実となるでしょう（胸痛＋ST 上昇をきたす他疾患は除外できます）。

この関係は，カガミ（鏡）の現象にも似ているので，ミラー イメージ（鏡面像）とも言われたりもします。

『エムアイ（MI：心筋梗塞）の時は心電図でミラー イメージがどうだこうだ言われると頭が混乱してどうしても逃げちゃうんです……』

たしかに，たしかに。でも，「原理」とか，あまり難しく考えないほうがいいですよ。「ST 上昇」と反対での「ST 低下」は，さながら水面に映る"逆さ富士"，そんな感じ。えっ，違うって !?

でも，私が心電図の苦手意識から解放されたのは，"先人の智恵"はあまり深く理由を考えずに"認める"，そして"使ってみる"ことに重点を置いた結果なんですよー。ヤバイ，企業秘密だ（笑）。

後壁を"鏡越し"に見よ

さて，少し長くなりましたが，ようやく準備は整いました。

100 年以上の歴史の中で，心電図業界の偉人たちは"死角"と思われた後壁梗塞の心電図を診断するアクロバティックな術を手に入れました。

仮に V7，V8，V9 誘導をとったら ST 上昇が見られる**急性後壁梗塞**でも，そのミラー イメージ，つまり反対側の誘導での「ST 低下」はルーチンの 12 誘導の中に出ているハズですよね？

ズバリ，これが先人が出したアンサーです。

では，後壁の反対側って……そう，**前壁**です。素直に考えて。つまり，「前方」から見ている誘導，えーっと，覚えてますかね，そう，**V₁〜V₄誘導**でしょ。ここに「ST低下」が出るんですね。

　急性心筋梗塞の患者さんの心電図で，V₁〜V₄誘導でST部分が上昇することはしばしばですが，逆にここが下がる，つまり「ST低下」が見られるケースは少ないんです。

　そんな**V₁〜V₄誘導でのST低下**，この比較的まれな所見にピンッとアンテナが反応できれば，ルーチンの12誘導で「急性後壁梗塞」を診断できるのです。

　ちなみに，心筋梗塞で経時的に生じる心電図は，すべて「前方」から見たV₁〜V₄誘導あたりに反映されますよ。どれも"鏡越し"であることに注意して下さい。最後のまとめ，これが「後壁梗塞」のキモです。

背側誘導(V₇〜V₉)		前壁誘導(V₁〜V₄)[*3]
ST上昇	→	ST低下
異常Q波	→	(幅広く)高いR波[*4]
陰性(冠性)T	→	陽性T波

Advice 後壁梗塞の心電図

　V₁〜V₄誘導では，それほど多く見られない**ST低下**や**高いR波**(特に**V₁，V₂誘導**)，そして**陽性T波**の所見を見つけたら"もしかしてコウヘキ？"と考えるクセをつけましょう。

　もし本当に疑ったのなら，ご自分でV₇・V₈・V₉誘導を記録してみましょう。"背中誘導"の電極は本を見ながらでもいいですが，急性冠症候群ですから，決して緊急カテを遅らせるような時間のロスは避けましょう。

*　　　*　　　*

[*3] 4つの誘導すべてに所見が出るというよりも，"このへん"か"前方"くらいのアバウトな感じでよい。
[*4] 目安は5 mm。V₁ないしV₂でR>Sとなる「反時計回転」の所見のこともあり。

実際の症例――その1（難易度：★★）

　急性胸痛をきたす疾患の鑑別からはじめて，ステミー（STEMI）の基本，そして最終的に"死角"の後壁病変を見抜くワザまでお話しました。

　さて，いよいよ私の真骨頂。実例を使っての解説です。

　症例は2例あります。今回お話ししてきた内容を総動員して考えてみて下さい。なんか楽しみだなあ。まず1つ目からどうぞ。

症例情報

【症例1】 53歳，男性。20XX年11月中旬に救急受診。

【主訴】 前夜からの胸痛。

【現病歴】 健診で血圧と血中コレステロール高値を数年来指摘されていたが，放置していた。数日前から全身倦怠感，軽労作での息切れを自覚しはじめ，仕事に行けなくなった。来院前日，夕食後より胸痛が出現。夜間も症状がおさまらず，一睡もできず。早朝に自身にて救急要請して来院。

【家族歴・生活歴】 心血管疾患の家族歴なし。飲酒・喫煙：ともになし。

【理学所見】 意識清明，顔面蒼白。体温36.9℃，心拍数72/分・整，血圧82/60 mmHg，SpO_2 99％（室内気）。

【12誘導心電図】図8-9

　さぁ，どうでしょう？

　症例1は50歳代と比較的若めの男性で，夜も眠れないほどの強い胸痛が来院時まで続いていました。明日，いや今日にでも皆さんが遭遇するかもしれない"よくある系"のヒストリーだと思います。

　いつもの感じでVサイン！ABCDE法をチェックしてみると，次のようになるでしょう。

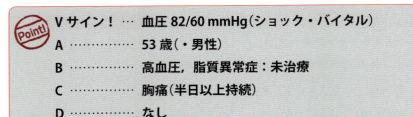

ムムム，半日以上続く胸痛でショック・バイタル……。これは重症の予感。

冒頭取り上げた7つの疾患リストを思い浮かべながらも，答えは心電図にありました。来院直後の心電図を示します（図8-9）。

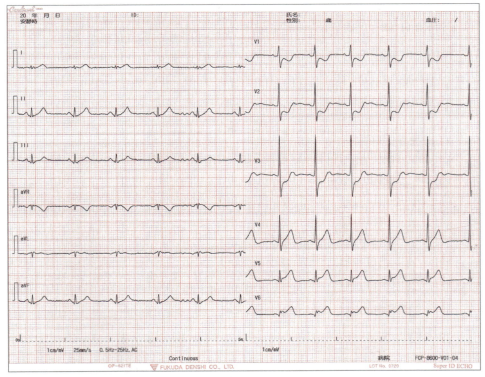

図 8-9　症例 1（53 歳，男性）の来院時心電図
前日の晩からおさまらない胸痛で来院。

274

さぁ，この心電図の所見はどうですか？

R-R 間隔：ほぼ整，心拍数 72/分，洞調律（洞性不整脈？）

Q 波：なし

QRS 電気軸：正常

R 波高：V_1，V_2 で高い？（反時計回転）

QRS 幅：正常（narrow）

ST 低下：V_1，V_2，V_3，ST 上昇：（V_4），V_5，V_6

陰性 T：V_1，V_2，（V_3）

その他：PR(Q)間隔は正常，QT 延長なし

いつも言っていますが，大事なのは"ルーチンワーク"ね。別に難しいことじゃないんです。アナタは異常所見を漏れなく指摘できましたか？

初診のため，比較できるコントロール心電図はありませんが，J 点を丹念に見ていくと……V_4〜V_6 誘導で「ST 上昇」がありますね。V_4 誘導はちょっとビミョーですけれど。

診断は，おそらくステミーでしょうか。ある意味ラッキー。心電図による一発診断。採血や心エコーする前に診断はつきました。

静脈ラインをとって同時に採血。CK，CK-MB，そして出せれば心筋トロポニン（T でも I でも）もオーダーします。すぐに循環器医ないし心カテ・チームに連絡してもらいましょう。

【血液検査】CK 752 U/L，CK-MB 93 U/L，
高感度心筋トロポニン I 1,530 pg/mL（基準値：26.2 未満）

CK，CK-MB ともに上昇していて，トロポニンも強陽性ですので，診断は間違いないはず。この方の場合，おそらく冠動脈が閉塞して胸痛が出始めた前日晩から 12 時間以上が経過していたので，"さもありなん"と言える結果でしょう。

実際には，採血結果が出る前にカテ室に到着して施術を開始することができました。冠動脈造影の様子を示します（図 8-10）。
冠動脈造影の詳細は循環器医でなければ，知らなくて大丈夫です。

イチエル（I・aV_L）に ST 変化がなく，個人的には大きな左回旋枝の中間部あたりの閉塞かなと思っていましたが，左冠動脈主幹部から分かれて比較的すぐで詰

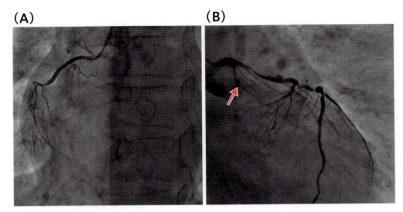

図 8-10 症例 1（53 歳，男性）の冠動脈造影
緊急で施行した冠動脈造影。A：右冠動脈，B：左冠動脈。
急性閉塞をきたした血管は左回旋枝近位部と判明した（赤矢印↗）。その他，右冠動脈近位部で完全閉塞（慢性閉塞性病変），左前下行枝にも近位部の高度狭窄を含むびまん性病変を認める（重症 3 枝病変）。

まっていました。

　まぁ，でもこんなことは枝葉のエダハ。ポイントは別にあります。

　さて，心電図に戻って，診断はどうなりますか？

「急性側壁梗塞」　ないし
「ST 上昇型急性心筋梗塞（側壁）」
なら 60 点はあげます。

　残る問題は V_1〜V_3 誘導の ST 低下をどうとらえるか。これです。
　これらの誘導って，V_4〜V_6 誘導の対側性変化として考えにくいでしょ？

　ほら，ほんのちょっと前にやった……

　そう，後壁です！この方は後壁領域も梗塞にさらされているのですよ。

　循環器医ですと，前壁領域を含まない側壁梗塞は普通左回旋枝が責任血管ですので，デキる医師なら瞬時に後壁梗塞の合併を考えますが，冠動脈の解剖どうこうよりも，ST 変化をどう説明するか考えれば，おのずと道は開けるでしょう。

　ちなみに，V_1，V_2（V_3）誘導の高い R 波は異常 Q 波のミラー イメージです。こ

れも「後壁梗塞」の合併を確信づける所見のひとつです。発症後少し時間がたって来院された（既に Q 波が成立してしまった）こととも話が合います。

【診断】ST 上昇型急性心筋梗塞（側壁・後壁）

結論的にはショック・バイタルにも納得の重症 3 枝病変（2 枝完全閉塞）でした（図 8-10）。

急性期に左回旋枝，段階的に右冠動脈，そして左前下行枝とすべてインターベンション（PCI）に成功し，元気に歩いて退院されました。これもスゴイ。

ちなみに，約 1 か月後に記録された本症例の心電図を示します（図 8-11）。

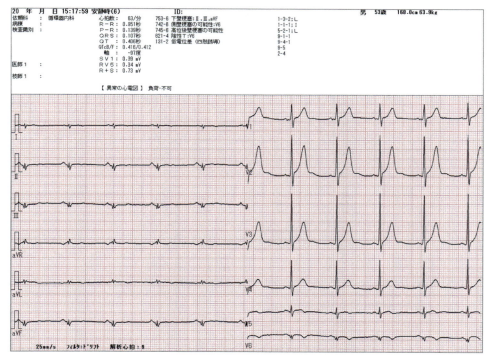

図 8-11　症例 1（53 歳，男性）の慢性期心電図
図 8-10 と同一の男性。心筋梗塞を発症して 1 か月後の心電図。V_1～V_4 誘導の所見をどう解釈するかがポイント。

急性期にST上昇が見られたV₄〜V₆誘導のうち，V₆誘導だけ異常Q波が形成され，しかもR波がゴソッとそげています。

それ以上に注目してほしいのがV₁〜V₃(V₄)誘導。

R波がずいぶんと高くなって(**反時計回転**)，しかも，この場所ではかなり違和感のある左右対称かつピンと立った**陽性T波**が何か物言いたげに感じられたら成長の証
あかし
。

アタマを上下サカサマにして……そう，これが異常Q波，そして"冠性"とも言われる陰性T波の鏡像です。「陳旧性後側壁梗塞」，この1枚だけを見て，そう診断できたアナタは前途有望だと思います。V₆ + V₇〜V₉(V₁〜V₃)誘導の所見が強いですから，側壁よりも後壁メインで梗塞を生じたのだと考えますね，私は。

実際の症例──その2（難易度：★★★）

1例目の場合，V₄〜V₆誘導にST上昇がありますので，仮に「急性側壁梗塞」とだけ診断しても，結果的に心カテ室直行という方針になりますね。

だから，仮に"+α"のオマケ「後壁梗塞」に気づかなくてもご愛嬌(笑)。

では，次の2例目はどうでしょう？こっちはもう少しだけ難しいかも。

 症例情報

【症例2】59歳，男性。20YY年11月末に救急受診（初診）。

【現病歴】高血圧以外の既往なし（近医で投薬中）。
前日，昼食後の休憩中に突然の強い胸痛を自覚。その後，やや軽減する時があるも消失はせず。時に咽頭や左肩に痛みを感じることがあった。帰宅後も症状は持続し，痛みで一睡もできず。翌日，何度かNSAIDsを内服するも効果なく，しだいに呼吸苦も加わってきたため，救急要請。搬送となる。

【理学所見】意識清明，表情苦悶。体温37.4℃，心拍数102/分・整，血圧130/100 mmHg，SpO₂ 99%（リザーバ付マスク10 L/分）。

【12誘導心電図】図8-12

さて，この症例を考えて本章を終えたいと思います。

偶然にも，症例1と同世代で病歴も似かよっていますが，こちらはほぼ丸一日我慢してしまった胸痛患者さんです。

8 ステミー（STEMI）心電図の落とし穴

ここでも"Vサイン！ABCDE法"でスクリーニングしてみると，

> **Point!**
> Vサイン！ … 微熱，頻脈（102/分），血圧は保持
> A ………… 59歳（・男性）
> B ………… 高血圧：内服治療中
> C ………… 胸痛（1日以上持続），咽頭・肩の痛み
> D ………… 降圧薬
> E ………… 比較の心電図なし（初診）

のような感じでしょうか。血圧がある分，症例1より若干ですが心に余裕を感じるのは私だけ？

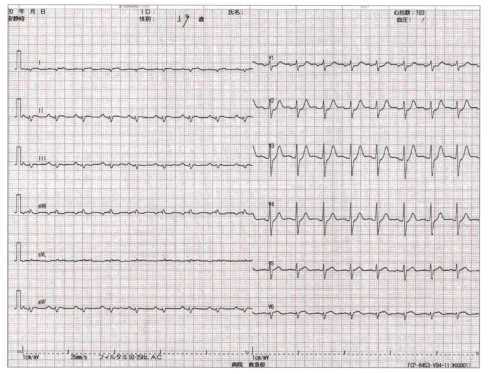

図 8-12 症例2（59歳，男性）の来院時心電図
前日からの胸痛を訴え来院。咽頭・肩への放散痛あり。

279

前日38℃前後の発熱もあり，咽頭や肩まで痛んだため，インフルエンザか悪い風邪にかかったと本人は思ったようです。ただ，"ゆっくり急いで"話を聞くと，やはり胸痛が主訴でした（咽頭・肩痛はいわゆる放散痛）。

冒頭にご紹介した例の7疾患を思い浮かべながら，やはり気になるのが心電図ですね。来院時の心電図をお示ししましょう（図8-12）。

心電図所見どうです？
ち，ちなみに初診医のカルテでは，心電図に関して，
『軽度ST変化　少なくともST上昇はなし』
のような記載でした。

うーん，どうでしょう。胸痛の人ではST変化しか見ず，ほかの所見も読み落とすようなダメな典型例の読み方です。しかもST評価も中途半端，というか見逃しています。

今回の私の講義をしっかり聞いてくれた皆さんが救急担当であったなら，もっと違った見方をしてくれると信じています。

そう，系統的判読がダイジ，いつもいつもの"ルーチン"ですよ。重症例ほど，難しい心電図ほどキホンが大切なんです（しつこいかな）。

R-R間隔は整で太枠3マス未満ですので，心拍数は100/分超です。P波は洞調律の定義を満たすので「洞(性)頻脈」と診断して下さい。

Q波はどうでしょう？これは少し難しいですが，Ⅱ・Ⅲ・aVF誘導に小さくても1mmくらいと幅広い陰性波があります。q波というよりは"スモール異常Q波"ですね（適切な表現じゃないかもしれませんが）。

QRS電気軸は小さくて見づらいですが，Ⅰ誘導もⅡ(aVF)誘導も下向きなので，「高度軸偏位(北西軸)」でしょうか。

R波高に関しては，高すぎる(左室高電位)ことはなく，むしろ肢誘導などは「低電位」の基準である振幅5mm未満に該当します。QRS幅は正常(narrow)で良いと思います。

さて，本命のST変化，これを正しく読んで下さい。
基線(T-Pライン)を意識してJ点に集中。肢誘導→胸部誘導の順に上から下ま

でザザーッと漏れなくチェックして下さい。

きちんと見てる人は，V_1，V_2，V_3，V_4 誘導の ST 低下には気づいたかな。ムムムッ，この**前壁誘導（V_1～V_4 誘導）の ST 低下**ってのは，あんまりないんでしたよね？

ほかの誘導はどうでしょう？異常 Q 波っぽいのがあったニサンエフでは，ST 偏位は判然としません。

あれっ，V_5 はほぼ基線上だけど，V_6 誘導のほうはどう？若干上がってる？これに気づけた人は素晴らしい。心電図を読む力が私とあまり変わらないレベルと認定します。

V_6 誘導で ST 上昇あり。そう言われてみると，仲良しさんの I や aV_L 誘導も気になってきませんか？

もしそうなら，今回，延々とお話ししてきた甲斐があるというもの。

aV_L 誘導は"± 0"としても，やっぱり何か I 誘導は 1 mm には満たないまでも，もともとの振幅を考慮したら「ST 上昇」してるかも。そんな気がしませんか？

その他，陰性 T 波は指摘できませんし，PR(Q)や QT 間隔にも目だった異常はないのだと思います。

別にこの人だけこう見るんじゃないんです。いつもこうやって見るんです。拾い上げた異常所見を単純に列挙してみると：

1) 洞(性)頻脈(心拍数：約 100/分)
2) 高度軸偏位(北西軸)
3) 異常 Q 波？：Ⅱ，Ⅲ，aV_F(ただしスモール)
4) 低電位差(肢誘導)
5) ST 低下：V_1，V_2，V_3，V_4
6) ST 上昇？：V_6（I ？）

ちょっと自信ないなぁという部分は「？」にシテマス。

胸痛で異常 Q 波や ST 変化といったら……急性冠症候群，特に心筋梗塞は絶対除外しなきゃって，今の皆さんなら思えるでしょう，きっと。

そうこうしているうちに出ましたよ，血液データが。

【血液検査】WBC 17,800/μL，AST(GOT) 491 U/L，ALT(GPT) 85 U/L，LDH

1,299 U/L，CK 4,667 U/L，CK-MB 313 U/L，Na 141 mEq/L，K 3.9 mEq/L，CRP 4.1 mg/dL，心筋トロポニン T 3.250 ng/mL（基準値 0.014 未満）

"その目"で見てきた人には，やっぱ「急性心筋梗塞」で良かったのか，そんな風にしか見えません。しかもまあまあの梗塞サイズでしょ，CK 4,667 U/L って。

その割には ST 上昇が「ない」または「ちょっと」だ。エヌステミー（NSTEMI）ってことかなぁ，オカシイなぁ……。

いやいや，ステミーですよ，コレ。後半たたみかけるように強調してきた，えーっと，そう，それ，**後壁**ですよ！

V₁〜V₄ 誘導は背側部誘導（V₇〜V₉）の"裏番組"。もとい"鏡の世界"の ST 変化でした。V₇，V₈，V₉ って，一見 V₆ だけに見えた「ST 上昇」が連続性をもったのです。ロク・ナナ・ハチ・キューのように「ST 上昇」がつながったではありませんか！

そう，これは**後壁**メインで一部に**側壁**を巻き込んだ立派な STEMI です。"ご立派"な左回旋枝がつまると，このパターンのようになる人がいます。

仮に前日の夜中に運ばれてきたとして，ST 上昇がはっきりしないから，CK は高いけど再開通したのかなぁ。それともエヌステミーか……。いずれにしても朝になってからでいっか，心カテは。そんな判断したら"三流"決定ですよね。

この方の場合，実はコンサルトされた循環器医側も正確には心電図を読み切れてはいませんでした。でも，来院後も胸痛が持続していたこと，そして何より心筋障害マーカーの値にビックリして緊急カテが施行されました（**図 8-13**）。まぁ，結果オーライですかね。

ここもシーエージー（CAG：冠動脈造影）まで読影できなくて大丈夫。

難しければ飛ばして OK ですが，「後壁＋側壁」の組み合わせでは，左回旋枝の閉塞のことが多く，この症例もそうでした（近位部閉塞）。

右冠動脈には，かろうじて順行性フローが確認されたものの，左前下行枝から側幅血行路がきており，いわゆる慢性閉塞性病変に近いと思われました。

ニサンエフの下壁誘導では ST 変化が判然とせず，Q 波などほかの所見も後壁・側壁のゾーンとはタイミングが異なっていますので，運悪く回旋枝と同時に右冠動脈も詰まったのではないのかなぁと思ってしまいます。

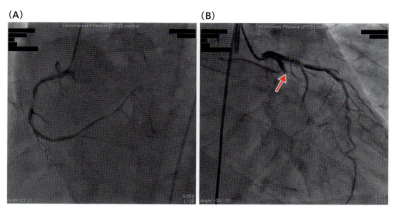

図 8-13 症例2(59歳，男性)の冠動脈造影
冠動脈造影。A：右冠動脈，B：左冠動脈。
心電図的な考察も合わせて梗塞責任血管は左回旋枝近位部（赤矢印↗）と判断できる。
右冠動脈にも近位部で造影遅延を伴う99％狭窄あり。

まぁ，巨大な回旋枝が下壁までカバーしている例もあるので，一概にそう言えない面もありますが。

【診断】ST上昇型急性心筋梗塞（側壁・後壁），陳旧性心筋梗塞（下壁）？

私の診断はこうしてみました，ハイ。皆さんはどう考えますか？

この症例は乳頭筋傷害による虚血性の僧帽弁閉鎖不全も合併しており（呼吸苦の原因はこれによる心不全），緊急の冠動脈バイパス術と同時に僧帽弁置換術が施行されました。

最後のまとめ

今回は，胸痛の鑑別診断からはじめて，急性冠症候群の病態，そして心電図の読み方の基本をおさらいしました。そして，メイン・イベント，"死角"になりがちな左室後壁のステミー(STEMI)を丁寧に解説したつもりです。

心電図を習いたての人にとっては，後半の話は少し難しく感じたかもしれませんね。何度も復習して，自分一人でも心電図を読み解けるように是非なって下さい。

一般的に診断しやすい「下壁梗塞」や「前壁（中隔）梗塞」などと比較して気づかれにくい「側壁」や「後壁」の病変だって，プラークが破れて冠動脈がつまってるという点ではまったく同じ。

　一刻も早い再灌流療法を行うには，迅速かつ適切な診断が不可避です。

　最後に扱った2症例ですが，心電図の読みが一般に難しい左回旋枝閉塞によるSTEMI症例を選びました。

　症例1も症例2も同じような部分が責任血管で，他枝の病変も似たような感じの3枝病変でした。血管の枝ぶりの個人差もあり，心電図パターンは異なっていましたが，どちらも後壁梗塞がカギだと思います。

　さぁ，明日からも鍛錬，タンレンです。“死角”まで見通す鋭い目は，結果的により多くの患者さんを救うことでしょう！

了

8 章の確認テスト

Q1 患者さんすべてが胸痛を「胸が痛い」や「胸痛がします」と訴えるわけではありません。同一線上で考えていくべき胸部に関する主訴を 5 つ以上挙げられますか？

Q2 緊急性の胸痛疾患として念頭におくべき疾患を最低 5 つ以上列挙できますか？

Q3 急性冠症候群（ACS）を疑う患者さんが来た時の対応をまとめました。空欄を埋めて下さい。

テキパキと問診や理学所見をとるのと並行して原則 10 分以内に（　ア　）を記録する。冠動脈閉塞で説明可能な「ST 上昇」がある場合，（　イ　）と診断できる（典型的な急性心筋梗塞）。ST 上昇がなくとも，心筋虚血で説明可能な（　ウ　）や（　エ　）などの（　ア　）所見がある場合，急性冠症候群の可能性がある〔非 ST 上昇型急性冠症候群（NSTE-ACS）〕。不安定狭心症か（　オ　）かの診断の参考として，血液検査項目に（　カ　）や CK，CK-MB などの心筋傷害マーカーを入れておく。常に緊急（　キ　）検査のタイミングを意識して診療にあたることが重要である。

Q4 いわゆる冠危険因子をできるだけ挙げてみましょう。

Q5 心電図における ST 偏位計測の基本。基準となる線はどこでしたか？このラインに対して，測定ポイントはどこだったでしょう？

Q6 心電図の標準 12 誘導のうち，左室「前壁」を反映する誘導セットはどこでしょうか？ほかに「側壁」と「下壁」についても答えて下さい。

Q7 いわゆる「広範囲前壁梗塞」では，左室のどの領域が梗塞の危機にありますか？心電図で ST 上昇が出る誘導は？どの冠動脈のどこら辺が閉塞部位でしょうか？

Q8 心電図では，ややトリッキーな解釈が必要なため，"死角"となりやすい左室の領域はどこでした？また，このゾーンを直接観察しようとしたら，電極をどこに貼る必要があったでしょうか？

Q9 背側部誘導（V_7〜V_9）の"反対側"（対側誘導）を意識して，左室後壁の STEMI と解釈すべき心電図所見は，どこの誘導のどんな所見でしょうか？

Q10 Q9 と同様の考えで，後壁梗塞に伴い生じる，通常の「異常 Q 波」に相当する所見は何でしたか？また，「冠性 T 波」と同意義の所見は？また，これらの所見が確認しやすい誘導を 2 つ言えますか？

Q11 79 歳，男性。頸椎症，気管支喘息にて内科フォロー中。以前から不定期の胸部症状の自覚あり。3 日前から胸部違和感を自覚。増悪・寛解をくり返しており，数時間続く時もあった。本日も強い絞扼感を自覚，1〜2 時間の安静でも改善ないため救急受診。体温 37.5℃，脈拍 80/分・整，血圧 150/75 mmHg，酸素飽和度（SpO_2）99%（酸素マスク 4 L/分）。来院時の血液検査および心電図を示す（**図 Q8-1**）。

【血液検査】 WBC 9,600/μL，Hb 13.7 g/dL，LDH 596 U/L，AST 83 U/L，APT 45 U/L，Cre 0.86 mg/dL，K 4.6 mEq/L，UA 5.5 mg/dL，CK 294 U/L，CK-

MB 24 U/L，HDL-C 58 mg/dL，LDL-C 85 mg/dL，TG 88 mg/dL，CRP 17.3 mg/dL，心筋トロポニンT陽性，HbA1c 5.2%。

【質問1】心電図（図**Q8-1**）の所見と解釈をまとめました。空欄を埋めて下さい。

心拍数（　ア　）/分で調律は（　イ　）。（　ウ　）誘導に「異常Q波」，（　エ　）誘導で「ST上昇」，（　オ　）誘導に「ST低下」が認められる。胸痛の原因としては（　カ　）が最も考えやすく，血液検査データも矛盾しない。

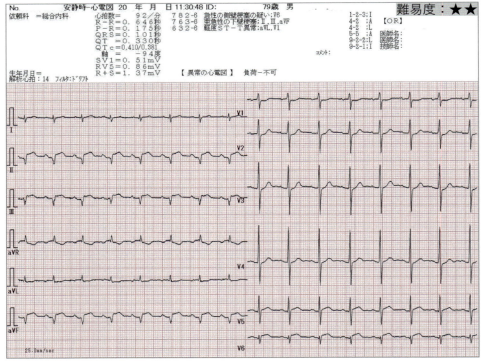

図 **Q8-1**　**Q11**（79歳，男性）の心電図 —— 来院時

8 ステミー（STEMI）心電図の落とし穴

【質問 2】1 か月後の心電図（図 Q8-2）および約 2 年前に他科受診した際の心電図を示しました（図 Q8-3）。前者（図 Q8-2）の心電図所見として，誤っているものはどれでしょうか？

①異常 Q 波−下壁誘導
②陰性 T 波−側壁誘導
③異常 Q 波−側壁誘導
④高い R 波（増高）−V_1, V_2 誘導
⑤低電位差−肢誘導

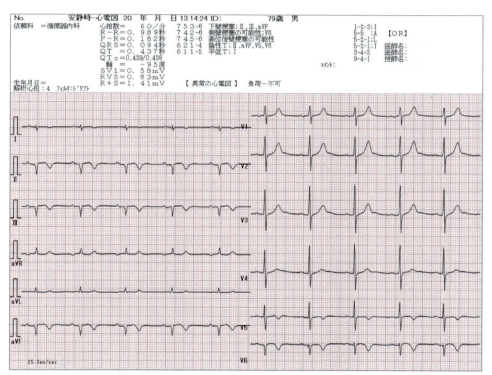

図 Q8-2　Q11（79 歳，男性）の心電図──約 1 か月後

【質問3】以上すべてを総括し，結局，病変はどこだったのでしょうか？正しいものをすべて選んで下さい．
　①右室
　②左室前壁
　③左室側壁
　④左室後壁
　⑤左室下壁
　⑥その他

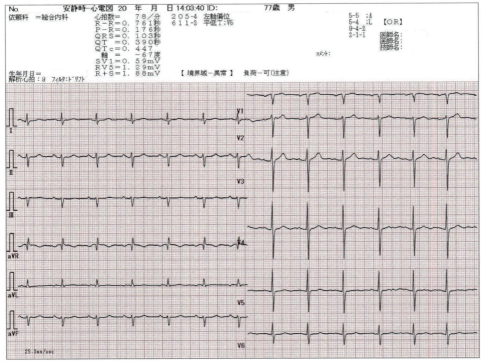

図 Q8-3　Q11（79歳，男性）の心電図──約2年前

8 ステミー(STEMI)心電図の落とし穴

Q12 72歳，女性。146cm，54kg〔体格指数（BMI）25.3〕。高血圧で加療中。3日前から階段昇降時などの労作時に息切れを感じるようになった。前日には安静時にも呼吸困難，胸部絞扼感を認め，本日は起床時より胸痛が2時間以上続くため受診。脈拍101/分・整，血圧211/94 mmHg，酸素飽和度（SpO$_2$）98%。血液検査および心電図を示す（図 Q8-4）。

【血液検査】WBC 10,880/μL，BUN 18.7 mg/dL，Cre 0.93 mg/dL，Na 138 mEq/L，K 4.1 mEq/L，CK 120 U/L，CK-MB 12.5 ng/mL（基準範囲：5未満），HDL-C 62 mg/dL，LDL-C 242 mg/dL，TG 185 mg/dL，CRP 0.23 mg/dL，心筋トロポニンT陽性，Dダイマー 0.6 μg/mL。

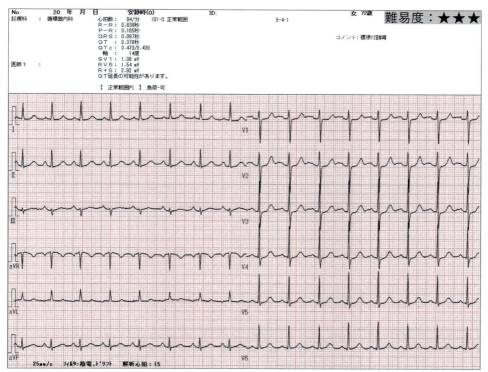

図 Q8-4　Q12（72歳，女性）の心電図

【質問】最終診断はどうなるでしょうか？

①不安定狭心症

②非 ST 上昇型心筋梗塞（NSTEMI）

③ ST 上昇型心筋梗塞

④急性肺塞栓

⑤肺炎

8

ステミー(STEMI)心電図の落とし穴

解答例とコメント

A1 (胸部の)違和感・不快感(モヤモヤ・気持ち悪い)・絞扼感(つかまれる・つままれる・しめつけられる・しぼられる)・苦悶感・圧迫感(押される・圧迫される),心窩部痛(みぞおちが痛い),呼吸苦(胸が苦しい・息がしづらい)……など

▶ 患者さんによって症状の訴え方は様々。問診の仕方,"聞き方"が問われる。

A2 急性冠症候群,急性大動脈解離,気胸,食道・胃穿孔,肺塞栓(5 killer chese pain)

▶ 本文ではほかに肺炎・心不全も扱った。

A3 ア:心電図　イ:STEMI(ST 上昇型心筋梗塞)　ウ・エ:ST 低下・陰性 T 波
オ:NSTEMI(非 ST 上昇型心筋梗塞)　カ:心筋トロポニン(T や I など)
キ:冠動脈造影(または心臓カテーテル)

A4 脂質異常症(高コレステロール血症),糖尿病,高血圧,高齢,男性,喫煙,家族歴

A5 T-P ライン(または T-QRS ライン,Q-Q ライン),J 点(QRS 波のおわり)

A6 前壁:V_2〜V_4(V_1 は心室中隔),側壁:Ⅰ・$_aV_L$・V_5・V_6 "イチエル(ブイ)ゴロク",
下壁:Ⅱ・Ⅲ・$_aV_F$ "ニサンエフ"

A7 左室(前壁)中隔・前壁・側壁,Ⅰ・$_aV_L$・V_1〜V_6(多少バリエーションあり),左冠動脈前下行枝近位部

A8 後壁,背中(背側)

▶ V_7,V_8,V_9 誘導として紹介した(正確な部位まで暗記しなくて OK)。

A9 V_1〜V_4 誘導の ST 低下

A10 高い R 波(R 波増高),陽性 T 波,V_1・V_2 誘導

▶ 後壁の"ウラ誘導"は V_1〜V_4 誘導だが,V_3,V_4 誘導では正常でも同様の所見が出るため,気づきにくく,V_1,V_2 誘導が大切。

A11 【質問 1】ア:96(検脈法)　イ:洞調律　ウ:Ⅱ・Ⅲ・$_aV_F$　エ:Ⅱ・Ⅲ・$_aV_F$・V_5・V_6　オ:($_aV_L$,)V_1〜V_3　カ:ST 上昇型心筋梗塞(STEMI)

▶ 来院時から LDH や AST などの上昇所見があり,冠動脈が閉塞したのは来院1〜2 時間前でない可能性が示唆される。

▶ 緊急で施行した冠動脈造影にて,責任血管は左冠動脈回旋枝中間部(#13)と判明し,ステント留置が行われた。

【質問 2】⑤

▶ 下壁誘導:Ⅱ・Ⅲ・$_aV_F$,側壁誘導:Ⅰ・$_aV_L$・V_5・V_6

291

【質問 3】③，④，⑤

▶ 急性期の心電図(**図 Q8-1**)で認められる V$_1$～V$_3$ 誘導の「ST 低下」をどう解釈するかがポイント。単純な下壁梗塞で下壁誘導(Ⅱ・Ⅲ・$_a$V$_F$)の対側性変化のように同所見が見られる場合と，後壁の急性(貫壁性)虚血の場合などがある。

▶ 発症 1 か月後の心電図(**図 Q8-2**)を 2 年前の心電図(**図 Q8-3**)と比べる。V$_1$，V$_2$ 誘導に注目すると，QRS 波の初期成分がやや目立ち(幅)，V$_1$ 誘導から R＞S となっている(反時計回転，高い R 波)。さらに，同誘導では T 波はもともと陽性だが，**図 Q8-2** ではそれが増しており，「冠性 T 波」の鏡像でないかと解釈するのが妥当である。

A12 ③

▶ 心電図(**図 Q8-4**)は，自動診断では「正常範囲」とされている。V$_1$～V$_4$(V$_5$)誘導での「ST 低下」をキッチリ指摘できるか，それが今回の講義のメインテーマそのもの。"後壁のみの STEMI"というのが正解。「純(pure)後壁梗塞」ないし「高位(high)後壁梗塞」という表現がなされる。

▶ 緊急冠動脈造影を施行。左冠動脈回旋枝中間部(#13)の完全閉塞(100%)が確認され，心電図から示唆される後壁病変と灌流域として矛盾しない。冠動脈インターベンション(PCI)にも成功した。

8 ステミー（STEMI）心電図の落とし穴

小笹流 私はこう読む ― 8章

　STEMI（ST上昇型急性心筋梗塞）は循環器疾患の中でも花形であり，迅速な診断とカテーテル治療に感動して，循環器を志した医師は多いと思います。そして，STEMIの診断で最も重要なのは，心電図です。STEMIの心電図診断は循環器科医，ないし救急医療を担当する医師ならばできて当然……であるはずですが，それがなかなか難しい。現実には，本章で取り上げられている側壁梗塞や後壁梗塞の心電図に関しては，不十分な解釈のみで終わってしまっている医師が多いように思います。心電図変化を完全に解釈できなくても，何らかの症状を訴えている患者さんで"心電図異常あり"と判定されれば，カテーテル検査で評価しましょう，ということになりがちです。本章を読むまでは，私自身もその一人でした。でも不思議と，杉山先生の"熱血講義"を読み終わると，成書を読んでもすっきりしなかった側壁梗塞や後壁梗塞の心電図がバッチリ理解でき，明日からの診療が楽しみになりました。感動的です。今更ですが，この講義を医学生の頃か，少なくとも修練医までに受けておければ，もっと心電図が好きになったのではないかと思います。

　本章で取り上げられた2症例，特に症例2では，肢誘導低電位差を認めています。その中で，ST変化を見つけるのはかなりの慎重さが必要です。でも，そのくらいの繊細さが，心電図を判読する際には必要なのですね。誰が見ても一目でわかるような派手なST変化でなくても，本症例のように重症な場合もあるわけですから，「わずかなST変化」も見逃さないように注意しなければならない，と改めて思いました。

9 電解質異常と心電図の関係
イオンのことは血に聞くべし──本音を語る

一度は覚えたはず？

皆さんは**電解質異常の心電図所見**って，覚えた記憶あります？

デンカイシツなんていうと，ぎょうぎょうしく聞こえますが，要は私たちの体の中の"イオン"ってことでしょ。そうそう，まず思いつくのがナトリウム(Na)，カリウム(K)，クロール(Cl)の3つくらいですよね。

血液検査でほかの項目もあったような……おっと，忘れてた。カルシウム(Ca)やマグネシウム(Mg)でしたか。日常臨床で私達がよく目にする電解質と言ったら，こんなものでしょうか。

『えっ，これってシンデンズの本じゃないの？なんでいきなりイオンの話が始まるの……。あ，でも，デンカイシツの心電図って，カリウムとか何か聞いたことあるなぁ』

こんな風に，いまひとつピンとこない人いますか？

だとしたら，心電図の教科書，何でもいいんで適当にパラパラめくってみて下さい。後半，というか，かなり最後のほうに「その他の心電図異常」みたいな項目ありませんか？

いかにも"寄せ集め感"満載の一項目に「電解質異常の心電図」ってのがあることが多いんです。イラストで典型的な波形はこう，みたいな解説がされているでしょう。

電解質異常の心電図所見（波形異常）

高カリウム血症	→	T波増高（尖鋭化），P波減高・消失など
低カリウム血症	→	QT延長，U波増高
高カルシウム血症	→	QT短縮
低カルシウム血症	→	QT延長

電解質異常と心電図の関係

代表的なものを抜き出すと，こんな感じですか。

電解質異常では，様々な「不整脈」も起こるのですが，それよりも波のカタチが おかしくなる**「波形異常」がハイライトされがち**です。

そして，もともと"残り物"みたいな扱いのくせに，なぜか試験によく出たりもし て非常にヤッカイです。

『どれが高いとどの波がどうで，低いとどうだとか……紛らわしいから，正直や めてほしいなぁ。あきらめて何も考えずに丸暗記しよっと。実際の波形とか出 ちゃったら，きっとわかんないケド（泣）』

かつての私も，こんな風にボヤキつつも頑張って覚えようとしていた気がしま す。皆さんの中にも，似たような人いませんか……!?

でも，当時よりは知識も増えて，それなりの臨床経験も積んできた今ですと，

『心筋の収縮って，いくつかのイオンが出入りして起こるんだから，周囲の"イオ ン環境"が変化したら，心電図にその影響が出てもおかしくないかもね』

などと妙にナットクしてしまう自分がいる気もします。どっちなんだと怒られそ うですが。

でもね，電気（イオン）が流れた結果として心臓がピクッと動く，これを「興奮収 縮連関」，イーシー・カップリング（EC[*1] coupling）なーんて言いましたけど，その 主役ってナトリウムじゃなかったです？

『なんで肝心のナトリウムがなくて，カリウムとカルシウムだけなのさ』

そうそう。アナタのおっしゃる通り。そうツッコまれたら，私にはうまく返す言 葉がない（笑）。

ですから，今回のテーマは「電解質異常と心電図」ですが，あくまでも軽い気持 ちで，フムフムそんな風なのか程度に思ってもらえば十分です。

実例を交えてお話を展開していくなかで，普通の教科書に載ってる典型例も扱 います。でも，それ以上に，"現実はそうでもないんだよ"というお話もしていこう と思います。

---

*1 EC：excitation-contraction

カリウム異常と重症度

結局のところ，その異常が心電図に反映されうる電解質はと言ったら，カリウムとカルシウムです。

では，どっちが重要か。
臨床的に適切か自信ないですが，まぁ，**カリウム（K）**のほうでは？

その理由はいくつかあります。

まず，カリウムって，採血のルーチン項目に入っていますよね。測定する頻度が高いため，その異常に接する機会も多いのは当然のこと。"よくある"出来事を知っておくことは大事です。

また，異常が命に直結しうるのもカリウムが大事なワケ，2つ目の理由です。高カリウム血症は心臓止まるよって，聞いたことあるハズ。

ですから，今回のメイン・テーマは「**カリウム異常と心電図**」。カルシウムに関しては，また別の機会にでも。QT間隔が伸びたり縮んだりすることを頭の片隅に置いとけば十分です。

では，さっそく始めます。
まず，**カリウム（K）濃度の正常値**っていくつでしたか？

……4メックくらいかな，というアナタ，素晴らしい。正解です。

約4 mEq/LでOK。実際は前後に0.5だけ幅をもたせて **3.5～4.5 mEq/L** というのが，おおむねカリウムの正常範囲だと思います。

したがって，3.5 mEq/L未満なら**低K血症**となり，4.5 mEq/L超で**高K血症**ですね。字数を節約するため，以後はこのようにKの字を使った表現にします。

次は異常の話。「高すぎ」と「低すぎ」の2つの異常があるわけですが，まずは「高すぎ」のほうから話します。

4.5 mEq/Lを超えると「高K血症」なわけですが，文献をいくつか読んでみますと，重症度はだいたい3段階に分かれます。

難しく構える必要なんてありません。**"1-up ルール"**でOKです。

正常上限値の「4.5 mEq/L」から1-up（＋1）して「5.5 mEq/L」，さらに1-upした「6.5 mEq/L」をカットオフにして下さい。

5.5 mEq/L までは「軽症」(4.6〜5.4 mEq/L)，次に 6.5 mEq/L までが「中等症」(5.5〜6.4 mEq/L)，そして，それ以降を「重症」(6.5 mEq/L〜)というのです。ね，カンタンでしょ？

さらに，「重症」のうち，緊急処置[*2] が必要になるのは，一般的に 7 mEq/L とされていて，7 オーバーは「超重症」と言えるでしょう。

あ，ちなみに「高 K 血症」って，どんな臨床症状が出るんでしょう？

……一言で言ったら，いろいろなもの(臓器)がヘナヘナに元気がなくなるってこと。特に筋肉ですかね。

最重症では麻痺(または筋力低下)，心停止などが起こります。忘れるなかれ，心臓も筋肉でできていますよね。でも，ここまで至る症例はさほど多くないでしょう。

むしろ，あっても筋痙攣や悪心・嘔吐，腹痛などの消化器症状くらいのもんか，まったく何の症状もないという人も少なくありません。

では，逆に「低すぎ」のほうはどうでしょうか。

高い時は"1-up ルール"でしたが，3.5 mEq/L 未満の「低 K 血症」は半分の"0.5-down ルール"と考えて下さい。

つまり，3.5 mEq/L から 0.5 ずつマイナスして，「3.0 mEq/L」と「2.5 mEq/L」が重症度の境界になるわけです。

まず，3.0 mEq/L までが「軽症」(3.0〜3.4 mEq/L)です。この段階では，普通は無症状とされます。

一つ飛ばして 2.5 mEq/L 未満となると「重症」(<2.5 mEq/L)で，筋力低下や，ひどいと麻痺，横紋筋融解などが出る人もいるレベルです。

カリウムの場合，上がっても下がっても筋肉がダメになるんですね。

そして，残った両者の中間が「中等症」(2.5〜2.9 mEq/L)です。

K 濃度が 3 mEq/L を下回り，危険な心室性不整脈が「軽症」よりも 2 倍起きやすいとされる段階です[*3]。

以上の関係を図にしてみました(図 9-1)。このように"1-up ルール"と"0.5-

---

*2　グルコン酸カルシウム静注，GI(グルコース–インスリン)療法，血液透析など。
*3　JAMA 1992；267：1083-1089.(PMID：1735925)

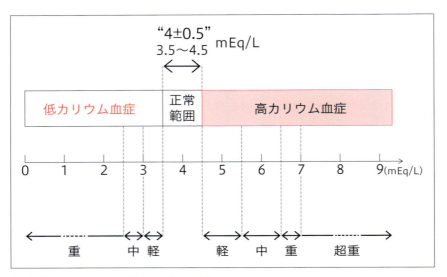

図 9-1 血清カリウム値の正常と異常
あくまでも数値上の目安。実際には上昇・低下のスピードや患者背景（服薬，基礎疾患）なども加味した上での対処が必要になる。
軽：軽症，中：中等症，重：重症，超重：超重症。

downルール"で頭を整理しておくことは有用です。もちろん，単純な数値だけでビシっと割り切れるほど，世の中あまくはできていませんけれど。

それでも，上昇も低下も「軽症」はまあ大目に見ておき，「中等症」以上をホンモノの高K・低K血症と考えて対処するのを原則として良いかと思います。

カリウム値のみで判断するなかれ

カリウム異常の重症度を0.5や1刻みの数値でとらえておくことは大事です。

ただ，単純な数値だけで治療方針が決められるかといったら，そうではないことは，皆さん予想できますね。

臨床経過や症状・症候の有無，そして患者さんのバックグラウンドなども考えたうえで対応していく必要があるのは言うまでもないことです。

例えば，「K 6.5 mEq/L」という高K血症の患者さんがいたとしましょう。人によっては何の症状もなかったりしますし，また別の人では，筋症状や重い不整脈

が起きたりもします。

　もちろん低K血症でも基本は同じです。患者さんを診るうえで、カリウム濃度と一緒に考慮すべき"＋α"の要素をまとめました。

 カリウム異常で考慮すべき因子

①自覚症状・症候　　②経過（変化スピード）　　③"下地"（患者背景）

　①は**症状・症候**です。患者さんに詳しく問診し、注意深く診察します。

　②は臨床経過というか、**変化の速さ（スピード）**ですね。つまり、ふだん K 4 mEq/L の健常人が突然 6.5 mEq/L になるのと、いつも 5.5 mEq/L くらいの高目で推移している人が、ある日たまたま K 6.5 mEq/L になってしまったのとでは、状況が当然違いますよね。

　うまく言葉にできないのですが、体の"慣れ"みたいな要素がきっとあるんだと思います。ですから、カリウムの上昇でも低下でも、ベースラインがどれくらいで、経過は急性なのか慢性なのかを意識する必要があります。一般的に、「急性」の変化のほうが重症化しやすいと思います。

　③は"下地"という言葉でまとめてみました。患者さんの**臨床背景**というか、**基礎疾患**。これも大事な情報です。

　シーケーディー（CKD）と呼ばれる**慢性腎臓病**はもちろん、腎臓が悪い方は、平素からカリウムは高めで推移することも多いです。

　先述の"慣れ"なのか、末期腎不全の人は K 値がかなり高くなっても、以下で扱う各種心電図所見が出づらいことも知られています。

　それと**心臓病**、特に「不整脈」の把握ですね。例えば「徐脈」。もともと洞機能障害や房室ブロックはありませんか。もともとあるのか、新規に出てきたのかを区別しましょう。

　もうひとつの"下地"として、**カリウムを上げ下げする薬剤**にも注意して下さい。利尿剤の多くはカリウムを下げますし、逆にカリウムを上げてしまう薬剤として、ACE 阻害薬とか ARB（アンジオテンシンⅡ受容体拮抗薬）、そしてアルドステロン拮抗薬などが代表的でしょう。

ほかに，不整脈に関与するような薬剤，例えばβ遮断薬は当然，ほかのいわゆる抗不整脈薬にも注意して下さい。QT 間隔をのばしたりする薬剤などまでチェックできたら満点です！

これら薬剤の話はふだんから"V サイン！ABCDE 法"で考えていたら，「D」の段階で着目すべき点ということになりますね(→第 0 章参照)。

高カリウム血症の心電図

カリウムの基本知識を確認したところで，いよいよ心電図の話に入ります。まずは，「高すぎ」の高 K 血症からです。

皆さんが持っているテキストはどうでしょう？

カリウムがいくつからいくつの範囲ではこんな所見，さらに上がるとこんな所見……のようにイラストなどで波形が示されていませんか？

こんな風に，さも普遍の真実かのように具体的な値で言われると，フムフムそうかぁーってなっちゃいますよね。

そして，もしかして，ちょっと頑張って数値を覚えたら，心電図所見から電解質の値が推定できるのかな，なんて思う人もいるはず。ほかならぬ私がそうでしたから。私の頭の中って，わりと単純なんです(笑)。

でもね，そんな「定量性」なんてないんです。**心電図からカリウム(K)濃度はわからない**……これが今回最も伝えたいメッセージの一つ。

だから，数値がいくつならコレみたいな風に厳格には考えず，さっき確認した「重症度」ごとに，出うる心電図異常を知識としてもっておく──そんな姿勢で十分だと思います。"1-up ルール"を思い出して。

軽症　　4.6〜5.4 mEq/L
中等症　5.5〜6.4 mEq/L
重症　　6.5〜6.9 mEq/L
超重症　7 mEq/L〜
"オバケ値"　9 mEq/L〜

最後の"オバケ(お化け)値"は私オリジナルの言い方なんで，"パニック値"とかでもいいです。正常ないし正常上限値の 2 倍以上の激ヤバ状態です。

	軽症 (K 4.6〜5.4)	中等症 (K 5.5〜6.4)	重症 (K 6.5〜6.9)	超重症 (K 7.0〜8.9)	オバケ値 (K 9.0〜)
波形異常	—	(a)テント状T波 〔尖鋭化した増高T波(左右対称)〕	(a)テント状T波 (b)P波の減高・平坦化 (c)PR延長	(b′)P波の消失 (d)QRS幅ワイド化(脚ブロック,心室内伝導障害)	(e)サイン・カーブ (QRSやT判別不能)
不整脈	—	—	**徐脈性不整脈** ・洞機能障害(洞不全症候群) ・房室ブロック / **致死性不整脈** ・心静止 ・心室不整脈(VT/VFなど)		

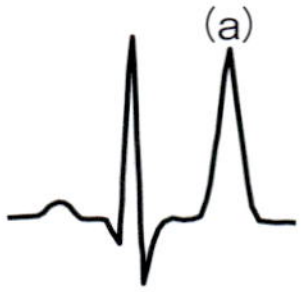

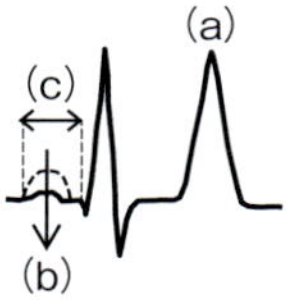

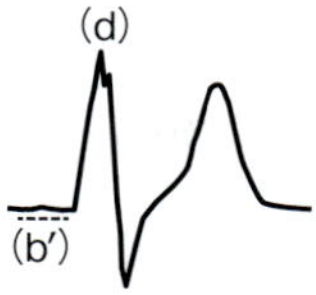

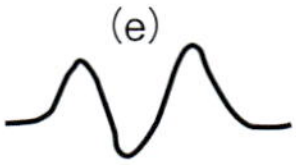

図 9-2　高K血症で見られる心電図異常

「軽症」では心電図異常はまず出ない。「重症」以上では徐脈性不整脈が見られることが多い(洞機能障害，房室ブロック)。"オバケ値"の目安は正常上限値×2の9 mEq/L以上で，まず目にしない，いわゆる「心停止」の不整脈が並ぶ。クリアカットには分けづらく(オーバーラップあり)，あくまでも目安で個人差も大きいことは知っておくべき。

これを踏まえたうえで，わかりやすく図にまとめたものを示しましょう(図 9-2)。どうでしょう？

うーん，なんともナイス(笑)。いいね，いいねー。では，一つずつ見ていきましょうか。

①軽症(4.6〜5.4 mEq/L)

5.4 mEq/L までの「軽症」範囲では，まずほとんど症状もないですし，当然ながら，心電図にもめぼしい所見は出ません。

②中等症(5.5〜6.4 mEq/L)

正常上限よりも"1-up"した「中等症」からが本題です。上限値から1〜2メック高い感じをイメージして下さい(5.5〜6.4 mEq/L)。

カリウムが高くなって心電図変化が出る場合，一番最初は **T 波**の変化とされてます。**"テント状 T 波"**っていうアダ名は，心電図があまり得意でなくても知ってる名前だと思います。

「〜誘導でテント状 T 波が見られる」って言ってあげられないのが辛いところですが，どこぞとなくピーンと細く鋭く立ち上がった T 波が出るとされます。多少カタイ言葉ですと，「T 波の**尖鋭化**」と表現されます。

周囲がカリウムだらけの状態にただならぬ"殺気"を感じた心筋が"背筋ピーン"となっているサインとでも考えたら良いと思います。

ちなみに，T 波が"細身(ほそみ)"になるのは「QT 短縮」の影響だとされます。これはあまり知られていません。後で学びますが，低 K 血症の時の「QT 延長」の"逆"ってこじつけると覚えやすいですよ。

ただ，この T 波の尖鋭化・増高は実にヤッカイです。

何がかというと，幅はもちろん，実は高さに関して，どれだけなら「T 波増高」なのかという客観的な数値基準がないから。

一応，「同じ誘導の R 波の半分(QRS 波高 ÷ 2)以上」なんていう目安があったりしますが，あろうことか，ピンピンパンパン，なーんの異常もないであろう健診心電図でも割と遭遇する所見だったりします。

また，右前胸部誘導(V_1〜V_3)などでは，半分どころか R 波よりも T 波のほうが高い状況が普通だったりもします。

そもそも，T 波高って性別や年齢などによる個人差が大きいんです。そして，"ホッソリ"のほうも完全に主観が入ります。モノの本では，やれ"対称性"が大事だとかって言われますが，もはや誰の発言を信じていいのかわかりません(泣)。

ですから，"金科玉条"よろしく「テント状 T 波＝高 K 血症」のように言われますが，ほかの病気や，時に正常亜型(あけい)としても見られるレベルの所見なので，そんな真剣に考えなくていいんだということを，後ほどまたコメントするつもりです。

③重症・超重症(6.5 mEq/L〜)

6.5 mEq/L を超える「重症」と，普通何らかの症状が出て緊急処置が必要な 7 mEq/L オーバーの「超重症」は，ひとまとめで扱います。

ここの領域は「高K血症の心電図」としては実は"花形"です。バリエーションに富んだ次の所見が，手を変え品を変え登場してきます。

 「重症」以降で見られる高K血症の心電図所見
- (1) T波の増高・尖鋭化（テント状T波）
- (2) P波平坦（フラット）化・消失
- (3) QRS幅ワイド化
- (4) 徐脈性不整脈〔洞（結節）機能障害，房室ブロック〕
- (5) その他〔PR(Q)延長など〕

"認知度"は高くても，感度・特異度的に今ひとつ信用できない**テント状T波**は，もちろんこのゾーンでも出たり出なかったりです。ちょっとイラッときますので，ここで相手にするのはやめておきます。

「重症」ゾーンまでカリウム値が高くなると，骨格筋も心筋も"元気がなくなる"のが基本です。忘れがちですが，刺激伝導系を支えているのも心**筋**細胞ですので，心臓内の電気の流れにも支障をきたします。

「徐脈」と「伝導障害」。この2つが重症の高K血症のキーワードです。

(2)のP波が減高するのは，比較できる心電図がないとわかりませんし，明確な基準もありません。「平坦化」という表現がベターかも。要はP波がつぶれて見づらくなります。

実際には(4)とも関連しますが，洞結節の"元気"がなくなって（興奮頻度が減って），結果的に**洞(性)徐脈**になるというケースも多く目にします。これが高K血症での徐脈で最も多いパターンでしょう。

また，極度にP波が減高した状態は**「消失」**ですね（洞停止）。こうなると，房室結節（接合部）ないし心室からの補充収縮・調律が必要です。

ここらへんはP波の高さウンヌンよりも，(4)の徐脈性不整脈，なかでも洞結節の機能がおかしくなる**洞不全症候群**のバリエーションと覚えてしまったら，頭はスッキリするかも。

そのままの勢いで(4)を話しちゃいましょう。「伝導障害」といったら，房室伝導はどうですか？房室結節を通って心室へ入っていくプロセスを反映するPR(Q)間

隔もダラーッと長くなります．一定水準を超えたら「1度房室ブロック」といいますよね（目安：200〜240 ms 以上）．

無論，QRS 波の脱落を伴う 2 度以上の**房室ブロック**で徐脈を呈しているケースも時々目にしますし（→第 6 章参照），わりと稀ですが**完全房室ブロック**の原因が高 K 血症だったという経験も私には何例かあります．

(3) は難しく言えば「心室内伝導障害」，平たい言葉で言ったら**脚ブロック**でしょうか．ただ，もともとある所見ではなく，もちろん"新出"の所見でないとカリウム上昇と関連しているとは言えませんね．

④ "オバケ値"（9 mEq/L〜）

最後に残った 9 mEq/L とかっていう尋常じゃない高 K 血症は，一部の救急施設ならまだしも，日常あまり目にしません．

P 波はとっくに消え去って，ダラーンと広がって角もとれた QRS 波と T 波が，よく言われる"サイン(sin)・カーブ状"になったり，ほかには"エーシス"なんて呼ばれる**心静止**(asystole)や**心室頻拍**や**心室細動**などなど……．

もはや心臓は止まりかけ，ないし止まっています．

「高カリウムで"心停止"」とは，まさにこのことで，蘇生処置が必要な**致死性不整脈**が起きてくる段階です．

こうした不整脈が出ていたら，素人でも電解質，なかでもカリウム異常を絶対に一度は疑うと思います．ですから，カットオフ値は 8 でも 9 でも，いくつから死戦期なんて覚える必要はないと思います．

*　　　　*　　　　*

高 K 血症の心電図──典型例（その 1）

「高 K 血症」の心電図所見を一気に紹介しましたが，少しイメージが湧いてきましたか？

"聞いたことある"レベルから，もう 1 ステップ進むには……？

そう，実際の症例で確認です．私の真骨頂は，「知識を"絵に描いた餅"で終わらせないこと」だと思っています（偉そうにスイマセン）．

では，早速，次の症例を見てみましょう．

症例情報

【症例1】79歳，男性．

【主訴】起立困難，呼吸苦，浮腫

【現病歴】糖尿病，高血圧，慢性腎臓病（血清クレアチニン値1.5 mg/dL程度）などでフォロー中．1～2週間前より息切れと下肢の動かしにくさを自覚しており，受診当日は朝ベッドから起き上がれず，顔面・下腿浮腫の悪化にも家人が気づいて救急受診となった．

【各種所見】体温36.2℃，血圧147/63 mmHg，脈拍48/分・整，SpO₂ 96％（室内気）．

さて，内科系の救急外来ではありがちなストーリーですよね．

皆さんなら，まず何を思い浮かべますか？

『ふだんはADL自立で認知もほとんどない方だって．糖尿病と高血圧があるし，足が立たないのは脳梗塞とかかなぁ．あと，徐脈で息切れ，むくみだから心不全のルール・アウトも必要だな．お年寄りだし，普通に肺炎とかでもおかしくない病歴かもね』

私の印象は，最初こんな風でした．皆さんは？

いつものように"Vサイン！ABCDE法"もしてみました．

> **Point！**
> **Vサイン！** … 血圧やや高め，徐脈（48/分）
> **A** …………… 79歳，男性
> **B** …………… 糖尿病，高血圧，慢性腎臓病
> **C** …………… 起立・歩行困難
> **D** …………… 降圧薬3剤
> 　　　　　　　血糖降下薬3剤
> 　　　　　　　利尿薬2剤ほか　計15剤（詳細省略）
> **E** …………… 過去の心電図：あり

バイタルサインも OK とは言えませんが，まぁ"超速攻"で急ぐ感じには思えません。救急外来のナースが来院直後にとってくれた心電図も示します（図 9-3）。

心電図はどうですか？
R-R 間隔はわずかに不整があるようで，1 画面に QRS 波が 8 個ですから，50/分に満たない徐脈ですね（約 48/分：検脈法）。

そして，お次にリズム，調律チェックですが……おっ？
いるでしょ，QRS 波からは少し離れたところにペッチャンコな P 波が！

"イチニエフの法則"（→第 4 章参照）でチェックしている人なら，

『サイナス・ブラディー（洞徐脈）かなぁ……。でも，いまひとひとつ P 波がはっきりしない感じだよね』

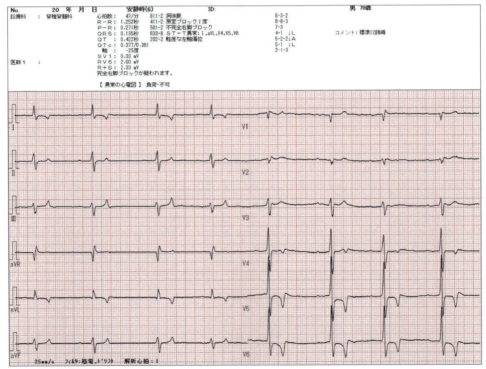

図 9-3 症例 1（79 歳，男性）の来院時心電図
起立困難（足に力が入らない），息切れ，全身浮腫で来院。

って思ってもらえるかしら？

たしかにサイナス（洞調律）か非常に怪しいです。でも，まぁ，PR（Q）間隔は長くても，何らかの心房調律なんでしょうね，というカンジ。

『あれ，やっぱ徐脈性心不全？なにせむくんでるし。胸部 X 線と BNP をチェックしなきゃ。あ，脳梗塞とかだったらイヤだし，頭部 CT はとっとこかな。一応』

診察する限り，ご本人はだいぶグッタリしていて，家族の話を聞いたり，X 線，CT 検査などをして，はて"正解"は何なのかなぁなんて思っていると，検査の人から 1 本の電話がありました。

『せ，先生，カ，カリウムが 8.6 です。いま再検してますけど，ご一報と思って』

マジで？そ，そんなことってあります？再検後もカリウムは異常高値でした。代表的な血液検査所見を示しました。

【血液検査所見】 WBC 10,200/μL，Hb 13.9 g/dL，BUN 50.2 mg/dL，Cre 3.04 mg/dL，Na 135 mEq/L，K 8.6 mEq/L，CRP 0.08 mg/dL。

鋭い人でしたら，「高 K 血症」ですべての症状が説明できることに気づくでしょう。

ほとんど麻痺と言ってよい下肢と体幹の筋力低下，そして徐脈と，それによる心不全……すべてはカリウムが原因でした。

急性腎不全に加えて，カリウム上昇をきたしうるミカルディス高用量とアルダクトン A を服用していた影響もあると思われました。

先ほど学んだことを思い出しつつ，もう一度"その目"で心電図（図 9-3）を見て下さい。

- **P 波平坦化**
- **洞徐脈**
- **PR（Q）延長（1 度房室ブロック）**

これくらいでどうでしょう？いずれも「高 K 血症」に矛盾しない所見だと思います。消えて見えなくなってしまいそうな P 波も，この状況なら合点いきますね。

ちなみに，ほかにも「左軸偏位」とストレイン型を呈する典型的な「左室肥大」があります。どんな時も漏れのない判読を心がけましょうね（それが私流です）。

もちろん，他章でも何度もくり返して言ってることですが，**過去の心電図との比較**も重要です（ページの関係で今回は示しませんけれど）。

　正直，自分ではあまり想定していなかった状況でしたので，かなり動揺したのは事実です。

　でも，それなりにバカズ（場数）はこなしてますから，ひとまずグルコン酸カルシウム（カルチコール）とラシックスを打ちました。よしよし。

　頭部 CT は何にもなしでした。

　筋症状も出ていて，いかんせん 8 mEq/L を超える「超重症」の高 K 血症だから，ジーアイ（GI 療法）もやって，場合によっては透析もしますよって，私は家族に説明していました。

　患者さんがやって来て，かれこれ 1〜2 時間した頃ですか。

　説明用紙に書きながら家族に説明している最中，モニターのアラームがカンカンなるようになったなぁーと思って顔をあげた瞬間，私の表情は凍りついたのです。

　『アレっ？モニターおかしいよ。波形がワイドになってる！もういちど 12 誘導とって，看護師さん！』

　実際に記録された心電図が次のものです（**図 9-4**）。

　細かいことはよくわからなくっても，この心電図はヤバイ。そう思えませんか？だって，ほんの数時間前の心電図（**図 9-3**）とあまりにも違うでしょ。

　もはや P 波はありやなしや……少なくとも正常な洞調律じゃありませんね。

　しかも，QRS 波がビックリするくらいワイドですよね。脚ブロックで言ったら，**完全左脚ブロック**ですよね。

　カリウムは 8.6 mEq/L なわけですし，もう，いつ心臓が止まってもおかしくないでしょう。

　家族への説明も早口になり，フル・スロットル全速力で隣のカテ室に移動。普段から訓練してて良かった！慣れた手つきで首（内頸静脈）を"2 本刺し"，あっという間に一時ペーシングと透析用のカテーテルが挿入できました。

　そして，そのまま ICU に移動して緊急透析をすることで，なんとか一命をとりとめた症例でしたとさ。メデタシ，メデタシ（循環器医のやりがいの一つです）。

9 電解質異常と心電図の関係

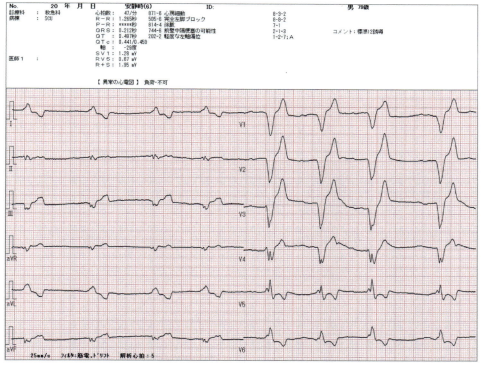

図 9-4 症例1（79歳，男性）の心電図
図 9-3 と同一症例。QRS 幅が著明に開大し，左脚ブロックを呈している。

ところで，高K血症の"代名詞"であった「テント状T波」はどうです？

そう言われてみると，最初の心電図（図 9-3）ならⅢ誘導なんかは，そんな風に見えてくるかも。次の心電図（図 9-4）ですと，V_1〜V_3誘導あたりが華々しそうですが，なにせ左脚ブロックですから何とも言えないと思いますがね。

それはそうと，現場はてんやわんやですが，後からふり返ってみると，「高K血症の心電図所見」を学習するにはうってつけ，"1粒で2度"，いや何度も"おいしい"，そんな症例でした。患者さんも助かってハッピーですしね。

ただね，現実的なハナシをすると，ここまで"教科書通り"な方には，めったにお会いしません（泣）。

309

また，この方ですら，心電図を見て高カリウムに気づいたのではなく，K 8.6 mEq/L という情報を聞いて，"そう言われれば"的に心電図を見ていることにご注意あれ。完全に"後出しジャンケン"でしたね。

でも，これは私の才覚の問題というわけでもないと思います（そう信じたい）。

高 K 血症の心電図――典型例（その 2）

さて，調子を上げて，もう一例。次の症例を考えてみましょう。

> **症例情報**
>
> **【症例 2】** 89 歳，男性。
>
> **【主訴】** 嘔吐，歩行時ふらつき
>
> **【現病歴】** 慢性腎臓病（血清クレアチニン値 1.5〜2.5 mg/dL），糖尿病で通院中。昼食後より悪心が出現，その後，何度も嘔吐した。発熱なく，下痢もなし。夕方になり，全身倦怠感，歩行時ふらつき・脱力，めまいの訴えあり救急要請。受診となった。
>
> **【各種所見】** 体温 35.9℃，血圧 142/98 mmHg，脈拍 39/分・整，SpO$_2$ 95 %（室内気），顔色不良。

この方は，ある年のお正月明け"新年一発目"の当直中にやって来た，90 歳近い男性です。

時節柄ノロウイルスですか，ひどい嘔吐や下痢なら，ノロでなくとも，私のファーストインプレッションは「ウイルス性胃腸炎」と「脱水」でした。

病歴的にもそれで問題ないし，実際，似たようなインフルエンザや胃腸炎の人たちが次々と救急に来てましたから。

ただ，そんなでも，何でもとかくサボりがちな私は，いつも自身に言い聞かせています。とにかく，とにかくキホンが大事と。ここで言う"基本"とは，そう，V サイン！ABCDE 法です。

特にバイタルサインですよね。この男性の場合，脱水になっている想定であるにもかかわらず，40/分に満たない相当の徐脈を呈しているのが，私に『おやっ？』と思わせた点でした。

9 電解質異常と心電図の関係

　たしかに，来院時に装着されたモニター心電図でも徐脈でした。そんな時，私は躊躇せず心電図を指示します。えっ，"胃腸炎"なのに……？

　だって心電図は"第6のバイタルサイン"ですから。患者さんに痛みや苦しみ，そして被曝も何も負わせません。

　循環器医の"本能"かもしれませんが，それぐらい心電図は「簡単」「無害」，そして「有用」な検査だと思います。実際にとった心電図をお示ししましょう（図9-5）。

　さて，どうでしょう？

　胸部誘導の最後の2拍だけバタついていますが[*4]，心電図モニターでも，前半

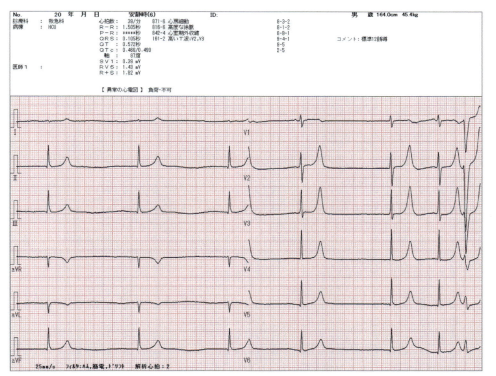

図9-5 症例2（89歳，男性）の来院時心電図
嘔吐，ふらつき，全身倦怠感で来院。P波は？ V_2～V_4 誘導のT波は細くて背が高く"テント状T波"だろうか？

[*4] 記録した一瞬のタイミングが悪くゴメンナサイ

の遅い R–R 間隔が整なリズムが続いていました。

　肢誘導，左半分の 5 秒間に QRS 波が 3 つですから，単純計算しますと 36/分。ナースが測ってくれた脈拍数も 39/分でしたから，かなりの徐脈であることに間違いありません。

　ということは洞徐脈でしょうか……？

　否。だって，洞調律の印である，洞性 P 波がまったくないですから。そう，イチニエフ・ブイシゴロ，そしてアールのどこを見渡しても P 波のカケラも見当たりません。

　しかし，QRS 幅はナロー(narrow)ですから，つまり，これは房室結節あたり——正確には房室接合部と言いますが——から出た補充調律なんですよね。正しく読めますかね。

　いわゆる"エスケープ"(escape rhythm)が出るのは，何らかの理由で洞結節からの"号令"で心臓全体が統率される正常なシステムに支障をきたしているから。この場合は，シンプルに，そう洞停止なのでしょう。

　胸部誘導の最後から 2 拍目は，眠りについていた洞結節が一瞬だけブルッと震えた"証拠"ですが，1 拍の心室期外収縮をはさんで，また深い眠りの世界へと戻っていってしまいました。

　『あれ？胃腸炎かと思ってたら，シックサイナス[*5]なの，この人？
　お腹の診察は何もなさそうだけれど，症状もそれで説明できるのかなぁ』

　……なんて，頭の中がモヤモヤしていると，"一応しとこか"的にとっておいた採血の結果が返ってきました。以下，その結果です。

【血液検査所見】WBC 6,180/μL，Hb 8.3 g/dL，BUN 58.1 mg/dL，Cre 2.77 mg/dL，Na 137 mEq/L，K 7.3 mEq/L，CRP 0.03 mg/dL。

　『えっ，マジで！高カリなの，この人？たしかに，たしかに。それなら徐脈も説明できるしな。しかも腎臓も悪いなぁ…』

　なーんて，私が叫んだか記憶はないですが(笑)，少なくとも頭では，そんな風に思ったはずです。高 K 血症としては，7 オーバーの「超重症」の部類ですし，だ

[*5]　Sick Sinus Syndrome(SSS)：洞不全症候群

とすると，悪心・嘔吐などの消化器症状も説明できるでしょうか。

　もちろん，嘔吐に関しては，逆に低カリウムになることのほうが多いので，これだけでは何とも言えない気もしますが。

　ここで話を心電図に戻します。カリウム値の上昇が高度になると，このように P 波は完全にフラットとなることがあるのでした。これは洞不全症候群(SSS)の患者さんと同じ「洞停止」とほぼ同義と考えられることは既述の通りです。

　と，ところで，高 K 血症の代表所見といえば T 波。そう，「テント状……」です。この例の T 波はどうですか？

　何か所かホッソリかつツンッと立ち上がった T 波が目立つでしょ(図 9-5)。

　あっ，そう言われれば！

　V₂ と V₃ 誘導では R 波越え。V₄ 誘導でも R 波の半分なんかはゆうに越えています。たぶんですが，これがテント状 T 波。K 7.3 mEq/L なら"さもありなん"な所見です。

テント状 T 波と述べる時は慎重に

　実例を見てもらったところで，「テント状 T 波」の話を少し続けます。

　さて，自分がたった今眺めている心電図に"異常"と思しき所見を見つけた場合，私が常に強調しているのは次のことです。

　『その所見はいつからある？』

　『その所見は過去の心電図にはない"新出"の所見か？』

　まあ，両方とも同じっちゃ，ほぼ同じことを言っていますが，つまりは以前との比較が大事だってことでしたよね。

　もしも，初見の患者さんに"V サイン！ABCDE"チェックをする場合 E の字はもちろん「今」の E(心電図)であり，そして「過去(以前)」の E でもあるとは，再三強調してるつもりです。それは，あらゆる「不整脈」でもそうですし，今回の「テント状 T 波」についても同様です。私は"ユニバーサル"なことを言ってるつもりです。

　先ほどの心電図の症例(図 9-5)でも，血中 K 値が高くなかった時の心電図での T 波と比較してみることで，これが増高しているかわかるでしょう。明確な診断基

準がないわけですから，これは最低限すべきことです。

「テント状T波」と言うからには，過去の心電図との比較をすべき！

実際，先ほどの症例には過去の心電図が残っており（ここでは示しませんが），たしかに，それと比較すると心電図（図 9-5）の V_2〜V_4 誘導の T 波は尖鋭・増高していました。

これなら，まぁ，「テント状 T 波」という言葉を発しても誰も文句言えないでしょうかね。それくらいの慎重さがタイセツですよ。

テント"級"T 波は巷にゴロゴロ

典型的な症例 2 の心電図なんかを見ちゃうと，やっぱり教科書通り「テント状 T 波→高 K 血症」って正しいのかなぁなんて思います？

でも，ここは自信をもって"否（いな）"と言いたいです。

私は，そもそも「テント状 T 波」を重要視しません。それは高 K 血症に特異性が低いから。いわゆる"専売特許"じゃないんですよね。

テント状T波は高K血症の"専売特許"じゃない！

▶ 高 K 血症（中等度以上）
▶ 心筋梗塞の超急性期（hyper-acute T）
▶ 健常者（"テント級 T 波"）
などでも「テント状 T 波」は見られる！

丹念に勉強している人ですと，心筋梗塞のいちばん初めの心電図サインがテント状に増高した T 波なことを知っているかもしれません。ハイパー・アキュート・ティー（hyper-acute T-wave）とかいいますけどね。

これも一説には，壊死した心筋から漏れ出したカリウムによる局所的な高カリウム状態を反映してる，なんて説明もあるようで，そうだとしたら話としてはまとまります。

9 電解質異常と心電図の関係

でも，実は私が強調したいのは，この点ではありません。

何でもない平素から"ご立派"なT波を有してる人が巷にゴロゴロいるってこと。多くは男性です。そうです，このゴリッパT波を，私は勝手に"テント級T波"とかって呼んじゃってます(笑)。

実例は何でもいいのですが，例えば次のような心電図はいかがですか(図 9-6)。

これは，狭心症でステント留置後としてフォローしてる 71 歳・男性の心電図です。定期フォローでとったもので，特に症状もありません。

で，心電図を見てみますと，なんだか $V_2 \cdot V_3 \cdot V_4$ 誘導あたりのT波がゴリッパで，目に飛び込んできます。これが"テント状T波"というんだよ，と教えられたら，ハァそうですか，たしかにたしかに，とかなってしまうかも。そんな感じの様

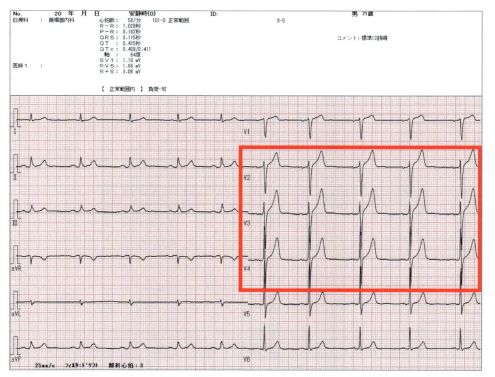

図 9-6 T波どうでしょう？——その 1
71 歳，男性。PCI 後でフォロー中。外来での定期心電図。無症状。V_2〜V_4 誘導が「テント状T波」に似た変化を有する。私の言う"テント級T波"の典型。

315

相です。

　でも，これは"テント級 T 波"です。

　当然といいますか，仮に採血をしてもカリウムが高いことなんてないでしょうね。

　さて，もう一つ。次の心電図(図 9-7)はどうでしょう？

　どうです？V₂，V₃，V₄ 誘導あたりの T 波って，ホッソリしてツンと立ったこの感じ。

　これも油断すると，『"テント状 T 波"ですね。カリウムどうでしょう？』と口をすべらせてしまいそうなフォルムです。

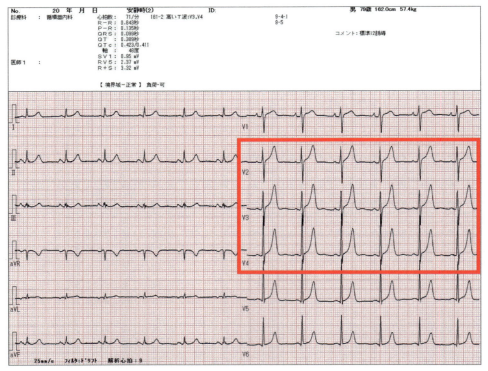

図 9-7　T 波どうでしょう？——その 2
79 歳，男性。心房細動アブレーション後。外来での心電図。指摘されたら，V₂〜V₄ 誘導で「テント状 T 波」に見える気がしてならない。これも"テント級 T 波"。

ノンノン。これもフェイクの"テント級T波"です。

さて、こんな2例を見ても、皆さんはまだ「テント状T波≒高K血症」の"呪縛"にしばられますか？

こういうゴリッパな"テント級T波"の存在に気づいて以降、いつしか、私は「高K血症」を疑って、心電図で「テント状T波」と診断するという行為を一切やめました。

巷には"BINGO"の高K血症による「テント状T波」よりも、こうした正常ないし正常亜型と言えるゴリッパな"テント級T波"のほうが頻度は圧倒的に多いんです。ただ、どちらも見た目で区別しようと思っても、ムズイです。

ですから、心電図で見た「テント状T波」が実際に高K血症によるものかを言い当てるのは、膨大なゴミ山のどこかに埋もれた小さなダイヤモンドを見つけるような作業に似ていると思います。

あー気持ちいい。これが今回最も言いたかったこと！

本当に心電図がデキる医師というのは、T波からカリウム値が推定できる医師ではなく、それを"しちゃいけない"ことを知ってる医師。いつしか、これは私の信条のひとつとなりました。

もちろん、以前にはなかった「変化」として出ている時は、頭の奥のほうにしまってあるヘソクリ知識から、もしあったら採血結果でカリウム値をチラ見くらいするかもしれませんがね（プロとして私はそうしてます）。

テント状T波から高K血症を"診断"するのをやめよ ──指摘も不要！

実は、「テント状T波」だけでなく、「P波の平坦化」や「脚ブロック」のワイドなQRS波も同じ。高K血症で見られるとされる波形異常を1つ見つけただけで、カリウムに関してあれやこれや述べることはむしろ"危険"だとすら、私は思っています。

文献に見る高カリウム心電図の"真実"

後々調べてみると、先ほどの"決心"が無知な若造の自分勝手な解釈とも言い切れないことに気づき少し"自信"が出ました（笑）。

▶ カリウム値が高くなるほど心電図異常を伴うケースは増えるのは確かだが，高 K 血症の診断における心電図の感度は低い[*6]

▶ 高 K 血症関連の心電図異常の頻度は重症度と相関しない[*7]

　興味がある人は，実際の論文に目を通してみて下さい。同様な報告はほかにも多数あります。

　つまり，どれも正しそうで今までそう習ってきたような以下の 3 つの流儀は基本的にはすべて NG ということになろうかと思います。

　(1) 心電図所見の有無（例：テント状 T 波）でカリウム濃度を推定……NG
　(2) 心電図異常の有無で高 K 血症の重症度や治療するか判断……NG
　(3) 高 K 血症の治療効果（反応性）を心電図モニタリングで行う……NG

　こんなショッキングなこと絶対に講義や教科書では習わないと思いますが，いいですか，皆さん，これが"真実"なのです！

　だいぶ脱線してしまいました。電解質異常，特に高 K 血症の心電図に関しては，どうしても皆さんにこの"真実"を知ってほしくて，講義などでもいつもエキサイトしてしまいます（笑）。

　さて，閑話休題。だいぶ前のことにも聞こえますが，症例 2 の高齢男性(p.310 参照)の転帰に話を戻させて下さい。

　この患者さんも緊急で血液透析を選択しました。すると嘔吐も徐脈も改善され，ペースメーカーも不要でした。もちろん，その間，徐脈がさらに悪くならないか，慎重にモニター監視していましたけどね。

　ですから，徐脈に関しても，高 K 血症に伴う一過性のものと判断できるかと思います。

　しかし，症例 1 も症例 2 のいずれも，血液検査でカリウム値を知ってから"あ，そうか！"的にバタバタしてしまった症例です。自分としてはお恥ずかしい経験でもありますが，逆に心電図からビシッと電解質異常が予測できるのではないことも

[*6]　Clin J Am Soc Nephrol 2008；3：324-330.（PMID：18235147）
[*7]　Arch Intern Med 1998；158：917-924.（PMID：9570179）

電解質異常と心電図の関係

うまく伝わったのでは？

　　　　　　　＊　　　　＊　　　　＊

低カリウム血症の心電図

　さてさて。頭を切り替えて下さい。

　今度は逆にカリウム値が低いと心電図はどうなのか，「低すぎ」の話をしたいと思います。

　高K血症と同様，ある程度は重症度ごとに分けて述べますが，もちろん厳密なものではありません。低K血症のほうは"0.5-downルール"でしたよね。

　まず，「軽症」(K 3.0～3.4 mEq/L)です。普通このレベルでは何の症状もなかったですが，当然ながら心電図もほとんど変わりません。

　ですから，心電図がある程度ものを言うのは，3を割り込んで2.XXの「中等症」(2.5～2.9 mEq/L)ないし「重症」(<2.5 mEq/L)の低K血症だというのを一般的な常識として下さい。

　低K血症で心電図異常が出るとしたら，まず波形変化，具体的には **U波**という波が出て，それが大きくなって目立つとされます。

　ところで，皆さんは「U波」という波を知っていますか？

　もし知らなくっても，勘の冴えた人なら，アルファベット順で考えて，

　『Tの次がUだから，T波よりも後に出てくる波かな？』

　なーんて推測するかも。ご明察。まったく素晴らしい！

　実際にどこからともなく新しい波が顔を出すというよりは，T波が2つにパカッと割れて，いわゆる"2こぶラクダ"のようになり，後半の成分を「U波」と呼んでいるんだと理解すればいいと思います。

　カリウムの低下が強くなってくると，この「U波」が前半成分のT波高を超えるまでに成長します。特に2.5 mEq/L未満の「重症」ともなると，文献的には7割方この **U波の増高**という所見が出るとされます。ホントにそんなに多いかぁ……イ

319

カン，私見が出ちゃった（笑）。

一方，T波が2つに割れることにも関連しますが，T波の横幅が広くなることは，心電図の世界では **QT延長** として表現されます。QRS幅は変わらないので，事実上，T波が"おデブ化"することが原因です。

低K血症と言ったら，たぶんこの所見が一番有名じゃないでしょうか。

そして，運が悪い人だと，このQT延長を介した **心室性不整脈** が起きてしまいます。皆さんも **トルサード・ド・ポワント**（torsade de pointes；TdP）という不整脈，一度ならず耳にしたことあるでしょ，きっと。あ，カタカナ表記とか読み方はあまり気になさらずに。ポワンツって読む人もよくいますね。

サインでもコサインでもいいですが，とにかくウェーブ状にグネンと"うねる"ような特殊な **心室頻拍** の一種です，これは。そのままにしておくと高率に **心室細動** に移行しますので，"プレ致死性"とも言える重大不整脈と考えましょう。

 低K血症でも致死性不整脈が起こりうる

QT延長＋心室期外収縮→ TdP（torsade de pointes）→心室細動

それと，なぜだか，あまり教科書で紹介されませんが，低K血症が高度になるとST低下とともに陰性T波（T波の陰転化）が見られることもあるそうで，一見しただけでは心筋虚血や心室肥大と同じパターンで区別できません。

高K血症でもしたように，一応，ここでも自作イラストで恐縮ですが，低K血症で起きうる心電図異常をまとめてみました（図9-8）。

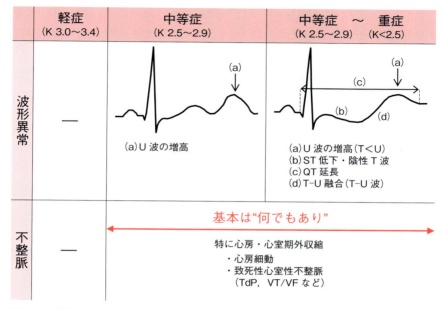

図 9-8 低 K 血症で見られる心電図異常
心電図異常が出るとしたら「中等症」以上なのは高 K 血症と同じ。U 波増高や QT 延長，ST-T 変化などが生じうる。不整脈も頻脈性を中心に，ほぼ何でも起きうる。「重症」では，QT 延長からトルサード・ド・ポワント (TdP) を介して心室細動をきたす場合もあり要注意。

QT 間隔チェックをおさらい

　低 K 血症で出てくる心電図変化を述べましたが，いろいろある中で，やはり **QT 延長**が有名かつ頻度も多いでしょう。

　何といっても，臨床的な観点から不整脈，それも致死性となりうる「心室性不整脈」の発生との兼ね合いから重要なんだと思います。

　逆に言ったら，それ以外の変化は余裕があったら知っておく程度で十分ですけどね。別に波形異常で症状が出るわけではないので。

　ところで，皆さん，ふだんの読みで QT 間隔の確認までしてますか？

　なかなかそこまで手が回らないよーという人も多いかも。ですから，ここで最低限のチェック方法だけでも復習しておくことにします。

まず，そもそも「QT間隔」というのは，QRS波のはじまりからT波のおわりまでの時間(距離)をいい，おおむね"400 msの1割増し"(つまり440 ms)までが許容範囲(上限)とされます。

ただ，いちいち細かく測ろうとすると，T波のおわりがどこなのか正しく認識できなかったり，誘導ごとに微妙に状況が違うようにも見えたりして，実際にはなかなか難しいのが現実です。

また，QT間隔は心拍数でも変わるんです。徐脈傾向があると長く見えますので，より正確には計測値をムズカシイ補正式にかけて……など，途中でウンザリして投げ出してしまうのは私だけ!?

ですから，多くの循環器医はどうしてるかというと，極端な頻脈や徐脈でない状況——まあ，心拍数で50〜100/分くらいでしょうか——ならばT波をはさむR-R間隔と見比べて，QT間隔が半分に満たないようなら「延長なし」とするのが定石でしょう。実際に測ろうとしている人には，あまり遭遇しませんね。概略で示します(図9-9)。

また，最近の心電計の自動計測はかなり優秀ですので，不整脈(R-R不整)がない人の場合，心拍数で補正してくれた「自動計算値」(QTc時間)を見てもいいでしょう。というか，メンドくさがりの私は最近はコレしかしてない(笑)。

その場合，QTc時間が440 ms以下ならオッケーと判断して下さい。

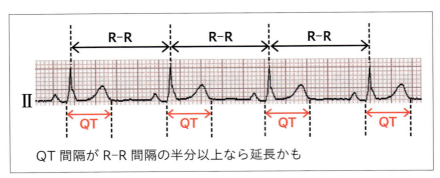

図9-9 おおざっぱなQT間隔チェック法
QT間隔とR-R間隔とを比較して，半分を越えていなければセーフと考える。50〜100/分を出る徐脈・頻脈では，この原則が当てはまらないこともあるため要注意。

9
電解質異常と心電図の関係

低 K 血症と不整脈

　一般的なテキストですと，電解質異常ではとかく先述の波形異常（変化）ばかりが注目されがちです。でもね，波形変化だけでは患者さんは何も感じませんし，命に関わる重大事故も起こしませんよ。だから，そんな風潮には"喝"だっ!!

　そうです。大事なのはフセイミャクですよ。

　低 K 血症の**不整脈**といったら，とかく先程紹介した QT 延長を介した心室性不整脈がイチバン有名ですが，こんなのが日常茶飯事起きてたら，たまったもんじゃありませんでしょ。

　身近なところでは，心房ないし心室の**期外収縮**が，低 K 血症になると起きやすいようです。

　どちらかというと，高 K 血症では，心筋が元気なく静か（徐脈）になっていくのが目立つのに対し，低 K 血症は逆に少し興奮気味になるのかもしれません（笑）。

　ほかに頻脈性不整脈といったら，そう，**心房細動**や**心房粗動**でしょうが，実際に低 K 血症で起きやすくなるようです[*8]。しかし，果たしてそれがカリウムが低いためだけで起きたことを証明するのは難しそうですが。

　もちろん，これらはすべて電解質が正常な人にも起きうる不整脈ですから，特異性はなくって，私的には「**頻脈性不整脈**，特に**期外収縮**が多い」くらいのゆるーい感じて頭に入れとく程度にしています。

　一方，徐脈に関してはどうでしょう？

　文献的には，房室ブロックや洞不全など，要は何でもあり得るとのことですが，実際にはあまり見ない印象です。何度も言いますが，この辺の徐脈はむしろ，高 K 血症の時に前面に出やすいという認識でいるほうが賢明でしょう。

　これが低 K 血症の不整脈です。実際はほんと何でもありなので，正攻法で一つずつ個別に覚えようとしても意味がありませんね。

カリウム値がさほど低くなくても

　ちなみに，これらの不整脈は，カリウム値が 3 mEq/L を下回る「中等症」以上，

[*8]　Int J Cardiol 2013 ; 168 : 5411-5415.（PMID : 24012173）

323

普通は 2.5 mEq/L 前後か，それ未満の「重症」ゾーンの低 K 血症で出やすくなるとされています。

しかしながら，ここまでのレベルにまで至らなくても，ヤバイ不整脈を起こしうる背景を持った人がいます。

一つは当たり前かもしれませんが，急激な変化の人。ひどい嘔吐や下痢などが代表的ですが，カリウム低下が急速に進んだ人は値的にはさほどでなくても不整脈が起こりえます。変化のスピードが大事なことは述べましたね。

ただ，皆さんにぜひとも知っておいてほしいのは，クスリです。"クスリはリスク"とは誰ぞの名言か，ありがたい薬剤も時に"毒薬"になります。

一番有名なのは，ジギタリス製剤です。
昔は心不全や心房細動の治療のテッパンだったらしいですが，最近は使用頻度が昔に比べて減ってきていますね（各種エビデンスの影響でしょうか）。

低 K 血症，高齢者，脱水などは，いわゆる「ジギタリス中毒」の危険因子とされますし，他因子とのバランスもありますが，一般的にカリウム低下が軽い段階から様々な不整脈を起こしやすいとされています。ですから，ジギタリス服用中の低 K 血症は要注意なわけです。

薬剤という点では，QT 延長をきたしうる薬剤なんかにも注意が必要です。具体的には，いわゆる Vaughan-Williams（ヴォーン・ウィリアムズ）分類で「Ⅰ群」ないし「Ⅲ群」に属する抗不整脈薬で QT 延長がベースにあるような人。特にⅢ群薬ですよね，リスキーなのは。アンカロンやソタコールなど……。

ほかに，精神科領域の薬や胃腸薬なんかのため，知らず知らずのうちに QT 間隔がのびてるようなケースもいますよね。こういう方だと，ヘタしたら 3 mEq/L 台でも心室性不整脈で天国に行きかけた，なんていう症例を経験したことのある先生も少なくないのでは？

言わずもがな，私も何度か経験があります，ハイ。

ですから，カリウム異常の患者さんを見る時，前述のように"下地"チェックが大切でしたでしょ。"V サイン！ABCDE 法"で言ったら「B」ですけれど，ここにも役立つなんて，もはや感動（笑）。

あとは「先天性 QT 延長症候群」という，生まれつきイオンチャネルに異常がある人も軽めの低 K 血症でも心室性不整脈を起こしうるでしょう．でも，いかんせん遭遇頻度が低すぎて，普段から警戒しておくリストに私は入れていませんね．

 低 K 血症での不整脈リスクに注意すべき患者背景

(1) 急速なカリウム低下
(2) 薬剤：ジギタリス製剤，一部の抗不整脈薬・向精神薬ほか
(3) 先天性 QT 延長症候群ほか

いざ実践！低 K 血症——典型例

低 K 血症の心電図もユニークな波形異常ともろもろの不整脈について学びました．高 K 血症と比べるとシンプルな気もしますが，それでもまずまずのバリエーションでしたよね．

冒頭から述べているように「どの波形が出たらカリウムはいくつ」のような，"競馬の予想屋"的なことをする必要はもちろんないですし，今回の講義では，そうした行為が不正確で，臨床判断のミスジャッジにもつながる危険性のあることを再三強調してきたつもりです．

では，一体どうやって，電解質異常の心電図に対峙したら良いのでしょうか？

これに"正解"はありませんが，私なりの考えを実際の症例を用いて，あまり気張らずに述べていこうと思ってます．

ある意味"典型例"といえる次の症例からどうぞ．

症例情報

【症例3】 56歳，男性。

【主訴】 意識障害

【現病歴】 アルコール性肝硬変（非代償性）で通院中。大量腹水コントロールに難渋中。
20XX年11月某日，家族と夕食中に突然の意識障害をきたし会話不能，いびき様呼吸となり救急搬送された。前日，当日と大量の下痢があったという（家人談）。

【理学所見】 意識レベル：JCS Ⅲ-300，体温38.6℃，血圧128/76 mmHg，脈拍124/分・整，SpO$_2$ 95%（マスク4L/分）。

【その他の検査】 NH$_3$ 100μg/dL（基準値：12〜66），**K 2.4 mEq/L**，WBC 17,900/μL，Plt 10.9×10^4，Alb 3.0g/dL，AST 17 U/L，ALT 8 U/L，BUN 7.3 mg/dL，Cre 0.67 mg/dL，CRP 5.39 mg/dL

『あれっ，これが低K血症の心電図の典型例？た，たしかにK値は2.4 mEq/Lだけれど……でも，これって!?』

そう思った方，多いのでは？

たしかに，末期に近い肝硬変の男性が意識消失で入院された状況です。

消化器内科でなくとも，内科救急をかじった人なら，そう，普通は「肝性脳症」を想定しませんか？難治性腹水ですから，既に利尿剤がたくさん使われているでしょうし，発熱と大量の水様性下痢で脱水に拍車がかかって……というストーリーが容易に想像できます。あと，血液検査からは感染も示唆されます？

意識レベルは，来院時よりJCS[*9] Ⅲケタだったようですが，血圧やSpO$_2$などは比較的安定していたこともあり，アミノレバンなどの補液と抗菌薬で経過観察にしていたようです。

これだけだと，循環器医である私が関与する余地がなさそうですよね？

でもね，この患者さんが晩に入院された翌日の昼間際，ランチにでも行こうとしていた私が持っていた循環器救急PHSがけたたましく鳴ったのです！

---

*9 Japan Coma Scale

『じゅ，ジュンカンキの先生ですか？ブイエフ(VF)[*10]，たったいまブイエフの患者がいるんです！至急来てもらえますか？』

電話口の声は，震えて聞こえづらい感じでした。おっと。マジで？

電話を受けたこちら側は，細かい状況は何にもわかりません。でも，その直後にダッシュです！

心停止の不整脈が起きてるわけですから，相手にあれこれ聞き返すまでもなく，まず"事故現場"に直行。これはレジデント時代にたたき込まれた"反射"かも。ただし，あまりに焦って自分が転ばないように。

心停止の不整脈──まずはともあれ迅速に"現場"に駆けつけよ！

たまたまですが，"現場"は私がいた循環器病棟のちょうど一つ真下の階でした。階段を駆け降りて，1分ほどで現場に到着した時，主治医の先生が何とか体外除細動器をかけてくれて，洞調律に戻っていました。

前日の夜に入院となり，意識レベルも悪かったため，患者さんはナースステーション横の部屋にいて，モニター監視もされていました。

ベッドサイドで，担当の先生に背景疾患など病歴や背景疾患などを教えてもらっていると，気の利く看護師が実際のモニター心電図波形を持ってきてくれました。

ザッと見た何枚かの心電図の"短冊"の中に気になる波形が……実際のものをお見せしますね(図9-10)。

まず，一番上の波形はどうでしょう(図9-10a)。

もちろん，ノイズではありません。心臓がブルブル震えているだけで，血液を送り出すポンプ作用ができてない様子。これが**心室細動(VF)**で，心肺停止の不整脈の代表格です。

2段目の記録(図9-10b)は，電気的除細動がなされています。でもね，私が気になったのは，この2枚じゃないんです。

それが一番下の3段目に示した心電図です(図9-10c)。担当看護師は，朝方か

---

*10　心室細動(ventricular fibrillation)

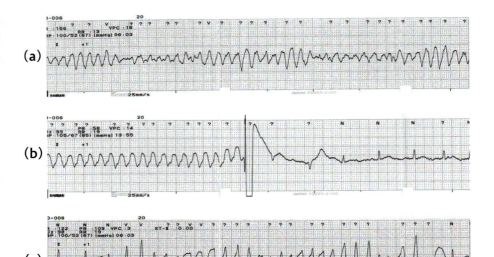

図 9-10 症例3(56歳,男性)のモニター心電図
肝硬変。意識障害と発熱,下痢で前日に緊急入院していた。(a) 心室細動(VF),(b) 電気的除細動がなされた場面。直前は心室頻拍(粗動)となっている。(c) 当日の朝から頻発していた多形性心室頻拍。いわゆるtorsade de pointes と思われる。

ら,こういう短い不整脈がちょこちょこ出ては停止することに気づいていたのです。

み,皆さん,これがトルサードです!
持続こそしていませんが,舌をかみそうな例のトルサード・ド・ポワントです。

次の瞬間,私は叫びました。

『飲んでるクスリ教えて!心疾患はないみたいだけど,精神科の薬剤とか飲んでない?……あと,採血も至急でしょう。電解質とかどうです?あと,この人の心電図,12誘導も見せて!』

この不整脈は,普通「QT延長」がある人に起こるものですから。そして,次に私が見せられたのが次の心電図です(図 9-11)。

どうでしょう?心電図の読み自体は,どんなに緊急,セッパつまっていても同じです。

9 電解質異常と心電図の関係

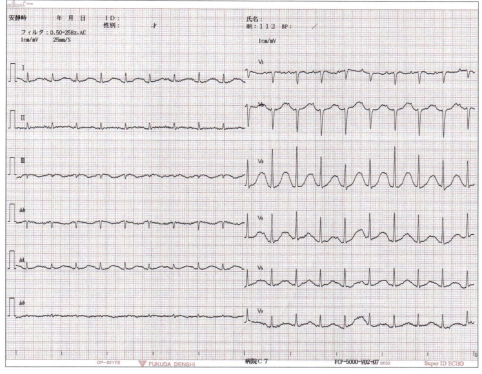

図 9-11 症例 3（56 歳，男性）の心電図（入院翌朝）
末期肝硬変。入院翌朝の 12 誘導心電図。洞頻脈，QT 延長および低電位差（肢誘導）を認める。

　　R-R 間隔は整で，心拍数は速くて約 120/分，洞調律かは"イチニエフ・ブイシゴロ……"と見ていると，P 波どこってなりませんか？そして何やら T 波がワイドだなぁー，っていうか，次の心拍 QRS 波ギリギリまで来てますでしょ。P 波は埋もれてるんですよね。

　　そう。**QT 間隔が長い**んです，コレ。頻脈があるため注意が必要ですが，目視でも 480 ms ありますしね。

　　『怪しいクスリがないなら**電解質**でしょ。昨日入院した時のカリウムは？』

　　QT 延長をきたしそうな薬剤は服用しておらず，そうなると，この状況，電解質しかないでしょと考えるのは定石。カリウムでもカルシウムでも，低いと QT 間隔

329

がのびますが，病歴からしたらカリウムのはず！

実際，担当の先生に聞くと，昨晩のカリウム値は 2.4 mEq/L とのこと。ちなみに，この時点で提出した血液検査では K 1.9 mEq/L でした。いずれにせよ「超重症」の低 K 血症ですよね，原因は。

腹水管理のための**利尿剤**使用で慢性的に 3 メック台前半であったカリウムが，大量の**水様性下痢**で一気に致死性心室性不整脈をきたすレベルにまで低下したと解釈できると思います。

あ，ちなみに，「U 波」についてどう思いますか？

見たところ T 波は 2 つ割れてはないようですが……つまり U 波は「ない」のでしょうか？

（V$_4$ 誘導あたりで T 波が割れて見えるのは P 波のためですので悪しからず。）

答えは否。低 K 血症ならすべて U 波が増高するわけではないですが，重症例では高率に見られると文献的には言われています。この場合，何となく V$_3$ 誘導あたりの T 波が高いなぁという印象をもてた方は鋭いです。実はこれが"U 波"なんです。

というか，あまりに低カリウムが重症すぎると，当初は"2 こぶラクダ"であるはずの T 波と U 波とが融合して「T-U 波」を形成すると言われてるんです。この「T-U 波」が V$_3$〜V$_4$ 誘導あたりで増高してると解釈できたら，もはやアナタは"神"レベル。でも，うーん，でも少しマニアックかな（笑）。

そして，確信はないのですが，前日夜の突然の意識障害についても，末期肝硬変にありがちな前述のストーリー以外に，この「TdP → VF」という"死神"不整脈が関与していたのでは，と個人的に推察した症例でした。

というのも本症例，原因も判明し，この後いったん落ち着いたかのように見えたのですが，実はこの数時間後に心室細動の"嵐"（いわゆる VF storm）となり，1 日に十数回の電気的除細動を要しました。

時間単位の早急なカリウム補正に加えて，マグネシウム製剤，抗不整脈薬（アンカロン），そして β 遮断薬（オノアクト）の持続静注までを要し，状態が落ち着いた時には，日付が変わってました。

この当日と翌朝まで，私が寝不足にさせられたのは言うまでもありません。でも，その後だいぶ時間は要したものの，最終的に独歩で退院されました。今でも

名前の思い出せる患者さんでもあり，低K血症の心電図や経過の典型例として提示させてもらいました。

もう一つの典型例（低K血症）

実例もたくさん登場し，"お腹いっぱい状態"な方もいますか？

もう少し，あとちょっとだけの辛抱。ゴールは近いですよ。

皆さんに心電図を見てもらいたい方がもう一人います。真夏の暑い時期にやって来た救急症例です。これも低K血症の症例だったんですけどね。

症例情報

【症例4】36歳，女性。

【主訴】全身脱力，体動不能

【現病歴】うつ病でメンタルクリニックに通院中のシングルマザー。真夏でもクーラーをつけず生活しており，数日前から体力消耗を自覚していた。水分摂取はあまりせず，食事しても嘔吐しまうため，ほぼ経口摂取ゼロの状態で過ごしていた。20XX年8月中旬，起床時より全身に力が入らず，自力では起立困難であった。家人により救急要請され来院。

【理学所見】意識清明，体温35.9℃，血圧121/94 mmHg，脈拍68/分・整，SpO_2 99%。るいそう（162 cm，45 kg），全身に出血斑あり。

さて，この症例です。皆さんはどう考えますか？

基本は「熱中症」かな，私は初見でそう考えました。しかも，酷暑の中，食事や水分を数日間ほぼまったくとっていない様子でした。

ちなみに，顔や全身に出血斑（アザ）のようなものが多数あり，本人談では，うまく歩けずに転倒して，家中の至る所に体をぶつけたそう。

精神疾患や社会的事情など，夏バテや熱中症の背景に根深い"何か"を感じたのも事実です。状況を見るに見かねた中学生の娘さんが救急車を呼んだのです。何だか胸，というか心が痛みます。

患者さん本人は，ほとんど身動きができず，入院加療の必要性は即決しました。はじめに点滴確保，採血をしてから，結果が出る前に心電図とX線などの入院時

ルーチン検査をすませておくことに。

そして，入院病棟に先回りして，医師指示や点滴・服薬オーダー，入院時書類の準備をしていると，間もなく血液検査の結果が出ました。

【血液検査所見】WBC 8,900/μL，AST 171U/L，ALT 57 U/L，BUN 6.1 mg/dL，Cre 0.68 mg/dL，Na 136 mEq/L，K 1.4 mEq/L，CK 5,196 U/L，CRP 2.55 mg/dL，BS 133 mg/dL．

『熱中症では腎機能とか見なくちゃね……そうそう白血球が上がって……っていうか，は？CK 5,000 オーバーって何これ！ひょっとして横紋筋融解症……？』

既に私の頭は"熱中症"で占拠されており，ひっそりとカリウムが異常に低い値を示していることに当初気づきませんでした。

バイタルサイン自体は安定していましたし，体温も高値でなかったため，ひとまず速めのペースで補液するようナースにお願いして，また救急外来での診察室に移動しました。

その後，一瞬ですがブルッと背筋が凍るような思いをしたのは，しばらくして病棟に戻って，例の女性の病歴や検査所見などの入院時カルテ記載をまとめている時でした。

『そうだ，血液はさっき見たし，胸の X 線とアタマの CT も大丈夫だったな。あと，ほかの検査は……そうか，心電図見てなかったや』

実際の心電図をお示ししますね（図 9-12）。

あ，読んでいく手順はいつもと同じですよ。

R-R 間隔は整で，心拍数は 66/分くらいですか（左右 10 秒間に QRS 波 11 個：検脈法）。イチニエフの法則から立派な洞調律です。

次に QRS 波。異常 Q 波はなし，QRS 波の向き（電気軸），高さ，幅はいずれもセーフ。いいですよ，その調子。

お次は ST 偏位のチェック。ん？あれ，これ"ST 低下あり"ですかねぇ。II，III，$_a$V$_F$ 誘導は軽度かもしれませんが，あ，あれ，胸部誘導は V$_3$〜V$_6$ 誘導に ST 低下があるのでは？

続けて，T 波はどうでしょう？

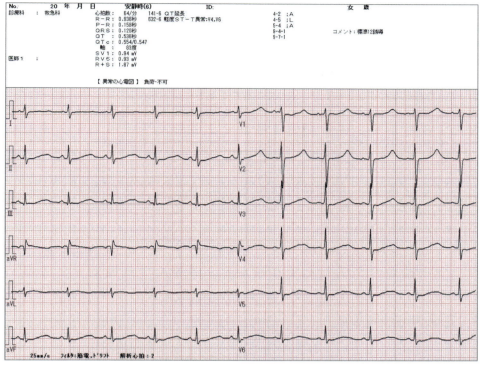

図 9-12 症例 4（36 歳，女性）の来院時心電図
脱力（手足に力が入らない），起立困難。著明な QT 延長に加えて，ST 低下も認める。T 波の変化はない。

　『明らかに陰性だっていう T 波はないよな。……ってか，そもそも T 波が QRS 波から離れすぎてない？』

　そう思えたアナタは素晴らしい。それは **QT 延長** のせいです。

　そして，「QT 延長」と言ったら，まず **薬剤** と **電解質**。これが基本でした。

　本人に聞くと，何らかの抗うつ薬を飲んでいるそうですが，持参しておらず"お薬手帳"などもないとのこと。

　あと，電解質だけど，これは大丈夫だったよなぁー，たしか……と見直した血液検査でビックリ。あれ？カ，カリウムが 1.4 mEq/L じゃんか！

333

実は，この時点が"背筋ゾクッ"とした瞬間でした。腎機能やCKなど華々しい検査値に目を奪われ，カリウム値が異様に低いのを完全にスルーしてしまっていました。こりゃアカン（泣）。

　そうすれば，あの不可思議な心電図も説明つきますし，病歴や状況的には「熱中症」の関与もありそうですが，すべての異常を単独では説明できないと考えていました。

　ほぼ麻痺状態であった全身の筋力低下やCK高値・横紋筋融解症などもすべて低K血症という"一本の糸"でつながりました。

　そして，夏バテによる食思不振と嘔吐以外に，実は利尿薬の乱用をしていたことも後々判明し，これらが合わさって，"超危険ゾーン"の低K血症に突入してしまったのだと結論しました。

　利尿薬の入手経路は不明でしたが，"彼氏"という人に気に入られるため，痩せよう，痩せなきゃ……という気持ちがエスカレートしたのだと思われました。

　単純な補液，カリウム補充では解決しない問題を抱えながらも，入院加療の末に横紋筋融解症も改善し，この方は退院されました。

　もちろん，私はこうした難症例の解決策を誇らしげに語る力量もありません。でも，心電図に加えて何とか臨場感を出すために，背景も含めてほぼそのまま述べました。

　さて，心機一転。もう一度，心電図（図9-12）に戻りましょう。たしかにこれは低K血症の心電図としては"典型例"といえます。QT延長とST低下でしたね。もう一度，まとめの表（図9-8）も見直して下さい。

　ただ，この例でも大切なことは，心電図で"オヤッ"とは思っても，そこから直接カリウム低値を診断したわけではありません。心電図は，あくまでも，患者さん"全体"を見て総合的に診療するうえでの情報の一つなんだという認識を持っておくべきだということです。

334

"そうじゃない"例もあるんです

さて、低K血症に関して紹介した2症例ですが、いずれも「超」がつくほど重症例で、そりゃ心電図もね……のような典型例でした。

でもね、世の中はこんな例ばかりじゃありません。

これで本当に最後のサイゴ。26歳、女性。健診で低K血症を指摘され、外来受診された方です。筋症状はまったくありません。

受診当日の採血では **K 2.7 mEq/L**。この方の心電図はどうでしょうか（図9-13）。

どこをどう読んでも正常範囲。まったく異常なしです。

ちなみに、原因は問診だけでおおむね検討がつきました。

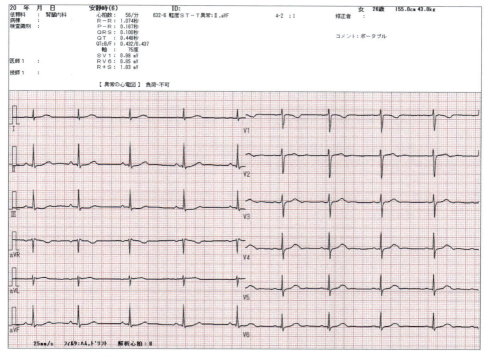

図9-13　心電図どうですか？──症例5（26歳，女性）
慢性低K血症。K 2.7 mEq/L ながら心電図異常はまったく認めない。

335

高校生時代から食後の嘔吐癖があり（神経性食欲不振症），また，テストや仕事など，精神的緊張のかかる場面で増悪する下痢症も有している方でした。

　カリウム値からすると「中等症」に該当しますが，経過も慢性で，もろもろの検査もすべて異常なく，ほかに動悸やめまい・ふらつき・失神歴もありませんでした。

　今回しきりに述べましたが，この方もカリウム濃度と心電図所見との間に乖離が見られる好例だと思って提示しました。

＊　　　　＊　　　　＊

最後のまとめと"結論"

　カリウムの基本から始めて，高K血症，そして低K血症と関連する心電図異常について扱いました。

　しかし，いつにも増してだいぶ"長話"になってしましました。

　私は生来"おおざっぱ"，いや"エエ加減"に近い性格だと思っているのですが，今回の電解質の心電図に関しては"粘着気質"的な部分が出てしまいましたか（笑）。

　こんなシンプルな"結論"をわかってもらうために，かなりの紙面を割きました。

　"餅は餅屋"という言葉があるように，電解質異常は血液検査でチェックするのが最適で，それ以上の手段はありません。"イオンのことは血に聞け"です。

　肺塞栓のとこでも似たような話をして，その時は心電図は"脇役"だと言いました（→第7章参照）。

　同じ論調で，もしも『電解質異常を攻略せよ！』という"演劇"があったなら，その舞台上では心電図は完全に"通行人B"レベルの"端役"です。

　電解質異常の心電図というと，とかく「波形異常」がフィーチャーされがちですが，互いの相関性が想像以上に低いため，診断根拠にならないということもわかってもらえたでしょう。

心電図所見（特に波形異常）のみで電解質の議論はやめよう！

　それからもう一点。「波形異常」では患者さんは痛くも痒くもないんです。電解質による心電図異常が臨床的に重要になってくるのは、「不整脈」にリンクした時です。

　実際の症例を一緒に見てもらう中で、カリウム異常から実に様々な「不整脈」が起こり得ることも実感してもらえたかと思います。

　心電図の波形だけからイオン濃度の数値を当てようとするのは"エセ医者"ですが、どんな種類であれ、**不整脈**の患者さんに**電解質異常**がないかを一度は疑ってみる姿勢は、医師としての"コモンセンス"です。

　ちなみに、私が事あるごとに用いてきた **V サイン！ABCDE 法**という初見総括のやり方。もう覚えてくれましたか？

　最後の「E」は「心電図」の意味でもあり、そう、**不整脈患者さんでは**「**電解質**」の「**E**」という"隠しコマンド"的な意味もあるんでした（→第 0 章参照）。

どんな不整脈を見ても、一度は電解質異常の可能性を考える

"V サイン！ABCDE 法"の E は「心電図」かつ「電解質」の E！

　心電図は本来、心疾患を映す"鏡"のはずですが、冒頭述べたように、電解質異常とまったく無縁とは言えない間柄でもあります。"つかず離れず"で上手な距離感で接していきましょうね。これが私なりのメッセージです。

9章の確認テスト

Q1 カリウム（K）の血中濃度の正常範囲はいくらでしたか？

Q2 本文で扱った高K血症の重症度に関する数値の目安はどんな感じでしたか？

Q3 高K血症で見られる臨床症状・徴候を3つ以上言えますか？

Q4 本文で扱った低K血症の重症度に関する数値の目安はどんな感じでしたか？

Q5 低K血症で見られる臨床症状・徴候を3つ以上挙げられますか？

Q6 一般的に次の薬剤は血中K濃度を上げますか？下げますか？
①ループ利尿薬
②アンジオテンシン変換酵素（ACE）阻害薬
③サイアザイド系（類似）利尿薬
④アンジオテンシンⅡ受容体拮抗薬（ARB）
⑤アルドステロン拮抗薬（スピロノラクトン，エプレレノン）

Q7 心電図で見られる「テント状T波」は高K血症に特異的である。これは○ですか，それとも×ですか？

Q8 重症の高K血症になると，P波やQRS波にどんな変化がくるのでしたか？また，PR（Q）間隔にはどのようになるのでしたか？

Q9 高K血症で起きる不整脈はほとんど洞機能障害で，房室ブロックにはならない。これは○ですか，それとも×ですか？

Q10 82歳，男性。「ベッドから起き上がれない」との主訴で来院。明らかな下肢筋力低下の所見。脈拍57/分，血圧164/89 mmHg。採血でK 7.5 mEq/Lと判明。『心電図で徐脈などの明らかな異常所見がないから，治療介入せずに経過観察します』この判断は○ですか，それとも×でしょうか？

Q11 一定以上（中等症〜）の低K血症で，T波の後方に登場してくる波がありました。何という波だったでしょうか？

Q12 重症の低K血症で見られるとされる心電図所見。QT間隔はどうなるんでしたか？また，ST-T部分はどうなりました？

Q13 QT延長に伴って認められる多形性心室頻拍の呼び名は何だったでしょう？その波形の特徴を説明できますか？

Q14 低K血症で不整脈をきたしやすくなる薬剤。強心剤として心不全患者さんに使われたり，心房細動の心拍数コントロールにも用いられる昔ながらの薬剤といえば？

Q15 59歳，男性。糖尿病腎症による腎不全で維持透析中。冠動脈ステント留置歴あり。勤務中に一過性に意識消失あり転倒したため，救急来院した。明らかな巣症状なく，頭部CT・MRIでも異常所見なし。血圧105/55 mmHg，脈拍38/分，経皮的酸素飽和度（SpO₂）95%。顔色不良，末梢冷感あり，下腿浮腫は軽度。来院時心電図（**図Q9-1**）および血液検査所見を以下に示す。

【血液検査】WBC 6,820/μL，Hb 10.5 g/dL，Alb 4.2 g/dL，BUN 62.0 mg/dL，Cre 9.36 mg/dL，Na 128 mEq/L，K 7.4 mEq/L，CK 242 U/L，CK-MB 36 U/L，CRP 0.06 mg/dL，心筋トロポニンT陽性．

【質問1】本症例で気になる異常な点を列挙してみましょう．

【質問2】来院時の心電図所見として認められないものはどれでしょうか？2つ選んで下さい．

①洞機能障害
②右軸偏位
③QT延長
④ST低下（下行型）
⑤テント状T波

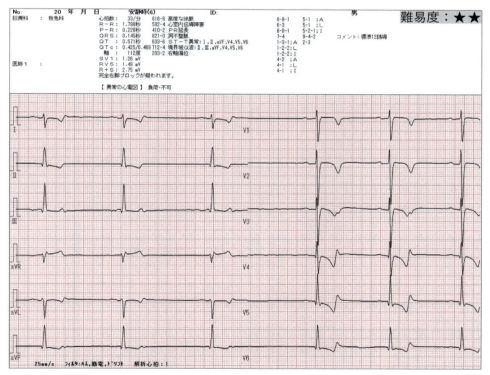

図 Q9-1　Q15（59歳，男性）の心電図

【質問3】来院後，再度，意識消失。モニター心電図では10秒近い心停止（ポーズ）が記録された。下肢の筋力低下所見あり。以上をふまえたうえで，以下の診断法・治療うち，優先度の低いものを1つを選ぶとしたら，どれになりますか？

　①グルコン酸カルシウム静注

　②血液透析（臨時）

　③冠動脈造影

　④グルコース-インスリン（GI）療法

　⑤一時ペーシングカテーテル留置

【質問4】本症例の臨床経過は，どんな病態で一番よく説明できると思いますか？

9 電解質異常と心電図の関係

解答例とコメント

A1 3.5〜4.5 mEq/L "4±0.5"

A2 "1-up ルール"

軽症：4.5 mEq/L〜，中等症：5.5 mEq/L〜，重症：6.5 mEq/L〜，超重症：7 mEq/L〜〔"オバケ値" 9（ないし 8）mEq/L〜〕

A3 筋痙攣，筋力低下・麻痺，悪心・嘔吐・腹痛，心停止ほか

A4 "0.5-down ルール"

軽症：<3.5 mEq/L，中等症：<3.0 mEq/L，重症：<2.5 mEq/L

A5 筋力低下・麻痺，不整脈，横紋筋融解ほか

A6 ①低下　②上昇　③低下　④上昇　⑤上昇

A7 ×

- ▶ 本章のキー・メッセージ：T 波形から K 濃度がわかると思うな！
- ▶ 心筋梗塞（STEMI）の超急性期や，ときに健常人でも類似の所見（本文では"テント級 T 波"として扱った）を示すことがあることを知っておくべき。

A8 P 波：平坦化・消失

- ▶ P 波の元気がだんだんなくなっていくイメージ，徐脈（洞機能障害）になる様子も連想しやすい。

QRS 波：幅がワイドになる（心室内伝導障害，脚ブロック）

PR（Q）間隔：延長する（1 度房室ブロック）

A9 ×

- ▶ 高 K 血症で見られる徐脈性不整脈としては，洞（性）徐脈や洞停止などの洞機能障害が多いが，房室ブロックとなる例もある。軽度は 1 度〔PR（Q）延長〕から，2 度，3 度（完全）まで漏れなく出る。

A10 ×

- ▶ 心電図所見の有無のみで高 K 血症の重症度や治療介入するかの決定をするのはNG。筋力低下をきたすほかの要因がないのなら，臨床的には高 K 血症に対して何らかのアクションを起こすほうが普通か。

A11 U 波

- ▶ 増高して T 波高を超えた時，「U 波増高」（T<U）と診断してよい。

A12 QT 延長，ST 低下・陰性 T 波（T 波陰転化）

A13 torsade de pointes（TdP）：トルサード・ド（デ）・ポワント（ポワンツやポアンツなどとも表記）……振幅が"うねる"ように連続的に波動状の変化をする所見

341

A14 ジギタリス製剤

A15 【質問 1】失神（短時間の意識消失），徐脈，顔色不良，末梢冷感（ショック徴候），高K血症，貧血，腎不全（BUN，Cre 上昇）ほか

【質問 2】③，⑤

▶ 「洞徐脈」で①と言いたいが，洞性 P 波の"イチニエフの法則"を満たさない。高K血症による P 波の平坦化ともとらえられるが，「異所性心房調律」と言ったら間違いではない（QRS 波の手前に P 波があることはある：胸部誘導）。いずれにせよ，洞機能低下が生じずには起き得ない所見ではある。

▶ V_4〜V_6 誘導の T 波の後半成分がやや気になるが，少なくとも典型的な「テント状 T 波」でないことは明らかである。

【質問 3】③

▶ 腎不全症例であり，心筋トロポニン T は偽陽性の可能性が大。胸痛もなし。ただし，実際には心臓カテーテル室にて⑤一時ペーシングカテーテルを留置した後，冠動脈造影も施行している。重症 3 枝病変であり，その後の経過で待機的に冠動脈バイパス術が行われた。

【質問 4】高K血症

▶ 心カテ前後で心室細動となり，電気的除細動も行った。洞調律に復調，一時ペーシング・カテーテルを留置してから，緊急で血液透析を行った。徐脈・頻脈いずれの不整脈も見られた高K血症の症例である。

小笹流 私はこう読む — 9章

　第9章では電解質，中でも特に血清K（カリウム）値の異常と心電図所見について，熱く語られています．とくに，テント状T波については，血清K値が正常でも類似の所見が認められることもあり，K値と相関も低いことが，症例提示とともに明快に解説されており，モヤモヤしていたものがすっきりしました．心電図を見る機会の多い循環器科医の私も，正常K値の症例でもテント状T波（杉山先生は"テント級T波"と粋な表現をされています）が見られることに気づいてはいましたが，系統的に調べたことはなくあいまいでした．また，低K血症とU波およびQT延長との関係に関しては，杉山先生の秀逸な図説により，ぐっと理解が深まりました．学生時代，試験のために丸暗記した，「U波」「QT延長」は，実は「T-U波」だったのですね．心不全患者さんに用いられることの多い利尿薬の使用に伴い頻発する薬剤性有害事象として低K血症は重要ですが，利尿薬多量使用に伴う低K血症からtorsade de pointes，そして心室細動まで生じた症例は，手に汗握るようなストーリー展開で楽しく勉強できました．また，心電図は，どのような状況においても常に同じ手順でみること（R-R間隔，心拍数，洞性P波，……）も，これは"杉山流"の心電図判読の根幹をなす鉄則ですが，本章でもそれが強調されていました．習慣づけたいところですね．

10
変わり種の wide QRS tachycardia
R-R 不整なワイド頻拍で考えること

ただならぬ雰囲気

3日ほど雨が降り続いて，久しぶりにカラッとした秋晴れの日の出来事です。

私は院内の他科コンサルトや救急外来患者の対応をしていました。"病棟番"とか"救急番"，そんな名前のヤツです。

早お昼で食べたお弁当がおいしかったのか，ちょっとニヤけた顔で仕事をしていると，

『じゅ，循環器の救急当番の先生はいますかぁ……ハァハァ。患者さんを一人お願いしたいんです！』

血相を変えた二人の先生が突然目の前に現れました。

御両人の息の上がった様子から，ただならぬ雰囲気を感じた私は言いました。

『ボク，当番ですが。どうしました？緊急でも来るんですか？』

『いえ。もう来てます。この方です。今さっき初診で来院されたんです』

車イスを押している若い方，おそらく研修医と思われる先生の手には，あのオレンジ色の用紙がひらひらと……そう，心電図を片手に循環器に相談に来られたんです。

その時の実際の心電図を提示しましょうか（図 10-1）。

……どうです？

細かいことをぜーんぶ横においておいても，この心電図（図 10-1）って，一見してヤバそうじゃないですか？

こうした状況で，われわれが問われる点は2つ，

　①この心電図の診断は何？

　②具体的な対処法（治療）は？

だと思います。しかも，何の心の準備もないままに，いきなりの状況です。

⑩ 変わり種の wide QRS tachycardia

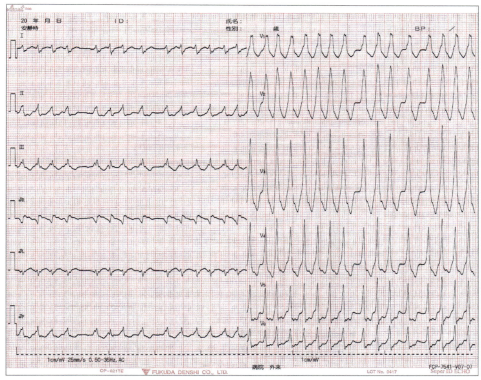

図 10-1 来院時心電図
59 歳，男性。少し前からの呼吸苦がどうにもならず救急受診。

もしも，ノーヒントで上の①と②の質問とに即答できたアナタ。素晴らしい。この章はすっ飛ばしちゃって結構です（最終章ですが）。

……でもね，大半の人はそうでないのでは？

この症例は，皆さんに今から講義しようとしている私自身も実はだいぶ悩んだんです。考え方のプロセスも含めて，ご一緒してもらったら嬉しいです。では，どうぞ。

これって wide QRS tachycardia？

早速，始めましょう。心電図（図 10-1）をもう一度じっくり眺めて下さい。

345

まず目に飛び込んでくるのは，かなりイビツな格好の QRS 波形ですね．波形ごとに若干変化があるようですが，基本的にはほぼ同一のカタチみたいですね．

QRS 幅がワイド（wide）なのは明らかで，しかも R-R 間隔もバラバラです．

次に心拍数はどうですか？

個々人やり方があるかとは思いますが，このように R-R 間隔が不整の場合，私が推奨するメソッドは，検脈をまねた方法でした．

なーに，別に難しいことじゃないんです．

この A4 サイズの様式では，<u>左半分（肢誘導）と右半分（胸部誘導）とが各々 5 秒間ずつ記録されている</u>でしょ．これをうまく利用するんでしたね．

いまザザザーッと数えてみれば，左に 14 個，右に 16 個の QRS 波がありますよね．これが 10 秒間と考えれば，1 分（60 秒）間に換算したら，心拍数は 180/分と求まるでしょう．私は勝手に"**検脈法**"と名付けていますが，ぜひ皆さんも利用してみて下さい（→第 1 章参照）．

ここまでの段階で，① R-R 間隔は不整，②幅広（wide）QRS 波，③超頻脈なので，ひとまずできる暫定診断は **irregular wide QRS tachycardia** となりますね．

"熱血講義"的に長々と語った「wide QRS tachycardia」の章を思い出して下さい（→第 5 章参照）．でも，その時の波形と全然違いますよね，コレって．

そう．その違いは **R-R 間隔が不整**だってことなんです．

頻度的な観点から言うと，wide QRS tachycardia では，R-R 間隔が整であることが大半ですので，今回のような不整タイプは稀と言えば稀です．

R-R 間隔が不整な wide QRS tachycardia が少ないながら存在する

でも，やはり"ナルハヤ"（なるべくはやく）的な対応が必要になるという点で，臨床では大事なポイントも含んでいます．

そこで，「irregular wide QRS tachycardia」，これを今回のメイン・テーマとして扱いたいと思います．

患者のバックグラウンド——"Vサイン！ABCDE法"

先ほどの心電図，いやー，ド派手でした。その解釈はね……と，心電図の読み方だけレクチャーするのはカンタンです。

でも，われわれの目標は「心電図が正確に読める」ではなくて，「患者さんを正しくマネージメントすること」です。もとい！心電図だけを見るのではなく，患者さん全体を診なくてはなりません。

患者さん像のクイックチェックとして，本書ではくり返し紹介してきた"Vサイン！ABCDE法"。コレでつかんでみましょう（→第0章参照）。も，もう慣れましたか？

実は，私のところに来る前に，救急の先生が"情報収集"をしてくれていました。

かなり切迫した状況でしたので，その情報とバイタルサイン，そして簡易診察くらいしかできませんでした。以下，その内容です。

症例情報

【症例】59歳，男性。

【主訴】息がどうしようもなく苦しい

【現病歴】高血圧にて近医加療中。毎年の職場健診でも，心疾患の指摘なし。今まで心臓に関して異常を言われたことはなし。
　2週間前から呼吸苦を自覚。咳症状もあり，近医で感冒薬を処方された。呼吸苦は当初，就寝時に仰臥位で感じたが，徐々に昼の仕事中にも感じるようになった。ここ数日は階段昇降や重い物を持つと特に辛く，我慢できず救急外来を受診。

【理学所見】脈拍数70/分・不整，血圧90/60 mmHg，SpO_2 97％。下腿浮腫：両側あり（軽度）。

ここからわかる範囲で"Vサイン！ABCDE法"をチェックしてみました。

> （Point!）**Vサイン！** ……… **血圧低値（収縮期 90 mmHg）**
> **A** …………… **59 歳，男性**
> **B** …………… **高血圧**
> **C** …………… **呼吸苦**
> **D** …………… **ディオバン 80 mg 分1**
> **E** …………… **心電図（図 10-1）：来院時**
> **比較心電図：なし（初診）**

まずはバイタル。意識は保たれていましたが，外目の表情などからも苦しそうで血圧もかなり低め。これは"急がなきゃ"サインを感じ取るべきです。

ところで，「脈拍数 70/分・不整」が気になった方，います？

『は？別に 70/分なんて正常範囲だし，不整なのはフセイミャクだったら当然でしょ。何言ってるんだ，コイツは』

そう思われた方，すいません〔なぜか謝る（笑）〕。でも，はじめに提示した心電図（図 10-1）の心拍数っていくつでした？

"オススメ商品"として紹介した検脈法では，心拍数は 180/分になったんじゃなかったでしたっけ？

勘の良い人は気づいたでしょう。「心拍数≠脈拍数」となる病態です。つまり，心臓はパカパカ打ってても，あまりの頻拍なため一部"空打ち"となって，手首では脈として触れないという，あの内容です。この患者さんでも，実際にこの病態が生じています。

本題ではないので本来スルーしてもいいですが，一言コメントしました（笑）。

B，C，D は良しとして，問題の E です。

救急受診時の心電図は既に示しました（図 10-1）。比較用の"コントロール心電図"を確認するのも大事な作業でしたね。でも，この方の場合は「なし」です。残念ながら。

カワリダネ特有の鑑別診断

心電図で「wide QRS tachycardia」を見た時の考え方，覚えてますか？

普通は「心室頻拍」，いわゆるブイティー（VT）をまず第一に疑うのが鉄則でした（→第5章参照）。ただ，これは R-R 間隔が整な場合のハナシ。臨床で遭遇する wide QRS tachycardia のほとんどは，この場合です。

でも，目下われわれの話題は R-R 間隔が不整の場合。この場合は，むしろ「上室性」の頻拍であることが多いんです。ジョウシツセイが難しく聞こえるなら，「心房性」と言い換えても OK としましょう。

R-R 間隔が不整な wide QRS tachycardia は上室性のことが多い

上室(性)頻拍の場合，正常ですと電気興奮は房室結節を通って右脚・左脚から各々の心室に一瞬のうちに伝わっていきます。こうして左右ほぼ同時に生じる心室興奮は，幅の狭い(narrow)QRS 波として反映されるわけですね。

では，どういう時に QRS 幅はワイド(wide)になるのでしょう？……(A)
しかも，そもそも R-R 間隔が不整になる上室頻拍は？……(B)

こう自問することで，思い浮かべる病態の候補が見えてきます。
これが本章の"キモ"なので，大きな図として示すことにしました（図 10-2）。

irregular wide QRS tachycardia を見たら
1）心房細動・粗動：心室内変行伝導
2）心房細動・粗動：副伝導路（WPW 症候群）
3）心室性不整脈（多形性心室頻拍，心室細動）
4）その他（あまりない）

図 10-2 irregular wide QRS tachycardia 鑑別診断
R-R 間隔が不整となる心房性不整脈と wide QRS となる原因は何かと考えれば，自然と候補を列挙できるはず。

なるほど。(**A**)と(**B**)2つの質問に答えることが"正解"への近道ですか。

皆さんには(**B**)のほうが答えやすいのではないでしょうか。

一見して明らかですが，今回のケースでは，頻拍心電図(**図 10-1**)の R-R 間隔はテンデンバラバラです。まったく収拾のつかない感じです。

そんな上室性，もとい心房(性)不整脈といったら……そう，**心房細動**，エイエフ(AF)でしょう(→第 1 章参照)。素直に考えればいいのです。

もう一つ，「細動」の"弟分"である「粗動」でも良いです。**心房粗動**の頻度は心房細動よりずっと少ないですが(1/10 くらい？[*1])。

ちなみのちなみに。**心房粗動も R-R 間隔は基本が不整**でした。教科書に載ってる房室伝導比がずっと一定の状況のほうが稀なのです。ときどき，心房粗動は常に整と誤解している人がいるので注意して下さいネ(→第 3 章参照)。

ただし，単純な心房細動や心房粗動では，R-R 間隔が不整で，頻拍にはなりますが，一般的に QRS 幅はワイドにはなりません。

……そうです，+αが必要なのです！

この"+α状況"がおおまかに 2 つあり，**変行伝導**と**副伝導路**です。各々**図 10-2**の 1)と 2)とに該当します。

ヘンコーデンドウ？フクデンドウロ？

両方とも聞き慣れないな。なんだか，とっても難しそうな言葉ですよね。
でも大丈夫，ひとつずつちゃんと解説しますからね，私が。

でも，その"メイン・ディッシュ"の前に，残りモノを最初に片付けてしまいましょう。**図 10-2**の 3)と 4)のことです。

3)の「心室(性)不整脈」が少ないことは既に述べました。

心電図だけ見たら，そりゃ，振幅のはっきりした粗目の「心室細動」も irregular wide QRS tachycardia かもしれません。でも，シンシツサイドウって，心臓止まってますよね。シーピーエー(CPA)かどうかは，一目瞭然でしょ！

迷うとしたら「多形性心室頻拍」ですが，たしかに R-R 間隔は不整かもしれません。でも，"多形性"ですから，QRS 波形がいろいろ変化するんです。最初に提示

[*1]　私が過去に関与した約 4,000 例の心房細動レジストリーの心電図では「細動：粗動≒10：1」でした。

した心電図（図10-1）は，心拍ごとに多少の"振れ幅"はあっても，基本的にはほぼ同一形とみなせるので，この線も消えます。

4)は「その他」です。

細かいバリエーションを言い出せば，原理的には何個か思いつきます。

でも，そんな特殊な状況を覚えておくなんて無駄中のムダ。やめましょう。

私は鑑別診断を考える時，何も考えずに常に最後を「その他」にしています。ある意味，"想定外"も予想していたんだと言わんばかりにね。後から振り返って，「フムフムそうだったのか」と納得できればいいのです。"カンペキ主義"は息がつまります。

ですから，今回の場合，R-R不整なwide QRS tachycardiaは，事実上1)と2)の2択と考えました。頻拍機序は心房細動ないし粗動で，その上で"+αメカニズム"を次に解説することにします。

（心室内）変行伝導という概念

①もともと脚ブロックありき

先ほど「変行伝導」と言いましたが，正しくは**心室内変行伝導**です。

『ヘ，ヘンコーデンドウ？し，シンシツナイ？ハテナ（？）すぎて，も，もぉオレだめだ……』

という方，結構多いんじゃないかと推察します。今でこそ生意気に高説たれておりますが，かくいう私も，ほんのちょっと前まで似たようなカンジでした（笑）。

いつもの電気の伝わり方とは変わった行き方ということなんでしょうが……。変な言い方ー。あー，頭が痛くなってくるなぁ。でもね，あんま難しいこと考えずに。思い切って，**脚ブロック**と言い換えてもらって大丈夫です。

 変行伝導≒脚ブロックと考えることで気がラク（楽）になる！

変行伝導ってのは，ニアリーイコール「脚ブロック」と考えていいんです。

脚ブロックなら，よく耳にするし，なんとかついていける……のでは？

ほら，「右脚」と「左脚」の2パターンあって，QRS波がワイドになる代表的な病態でしたでしょ，キャクブロックって。

脚ブロックの心電図診断はと言うと，おおむね V_1 と V_6 誘導のカタチから視覚的にできたのでした。一応，復習しておきましょう（図10-3）。

右脚ブロックなら，V_1 誘導の M 字型，ないし V_6 誘導のスラーと呼ばれる目だつ S 波（方向性の近い I・$_aV_L$・V_5 誘導でも見られます）で診断できます。

一方，**左脚ブロック**の場合には"火山型"というか，"サーベル（剣）型"（ともに私にはそう見えちゃう……）に似たインプレッシブな V_6 誘導の波形に反応したいところです（図10-3）。

頻度的には，巷では右脚ブロックのほうが2〜3％の人に，そして左脚ブロックはその1/10くらいの割合で見られるようです。実際よく見かけるのも，右脚ブロックが圧倒的に多いですよね。

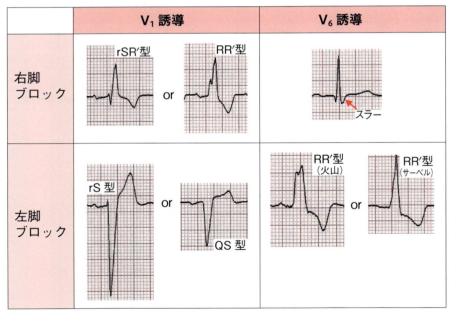

図 10-3　脚ブロックの心電図診断
幅広いQRS波（3目盛り以上）を見たら，まずは脚ブロックを想定。V_1 と V_6 誘導に着目して，特徴的なQRS波形を"目で拾って"診断する。

変わり種の wide QRS tachycardia ⑩

復習はこれくらい。

それでね，平常時から脚ブロックのある人が，心房細動とか粗動で頻脈になったら？

そりゃ，R–R 間隔が不整な wide QRS tachycardia になるはずでしょ。

ですから，**過去の心電図**というのが，やはり大きな情報源。

なので，irregular wide QRS tachycardia に出会った時，状況が許せば，ぜひともゲットしたいところ。

もちろん，私は――そして皆さんも，なら嬉しいのですが――"V サイン！ABCDE 法"を実践してますので，わざわざ言われなくても準備してますよね！そう，2 枚目の「E」ですね。

これに関しては，例を挙げるまでもないですが，一応。

次頁の心電図（**図 10-4**）はどうですか？

症例は 64 歳の男性。突然，胸がドキドキしだしたとのことで，救急受診されました。この心電図も wide QRS tachycardia（心拍数 126/分：検脈法）で，しかも R–R 間隔が不整ですよね。

血圧などのバイタルサインは保たれていたので，電子カルテをちょこっと操作してみると……あ，ありました，約 1 年前の心電図が！それも出します（**図 10-5**）。

こちらはだいぶおとなしくて，1 拍だけ心房期外収縮を認めますが（肢誘導 3 拍目），基本は 60/分程度の洞調律です。QRS 波形はワイドで，V_6 誘導の"火山型"を見ちゃったら，「完全左脚ブロック」の診断は容易でしょう。

これを踏まえて，動悸時の心電図（**図 10-4**）はどうですか？

QRS 電気軸にわずかな変化はありますが，この wide QRS 波形はズバリ"以前から"（既存）なんでしょう。V_1 誘導にグニャグニャの f 波（細動波）が指摘できたら，診断は**心房細動**ですね。つまり，単なる「発作性心房細動」なわけです，おそらく動悸の原因はね。心室頻拍ではありません。

このように，以前から脚ブロックがあって，頻拍時にも同じ QRS 波形なら，いくら wide QRS でも，わざわざ「心室性では？」と考える人は少ないでしょう。

うーん，少なくとも私の常識では"なし"ですね。

最初の症例（**図 10-1**）では，残念ながら比較する過去の記録がないため，既存の

353

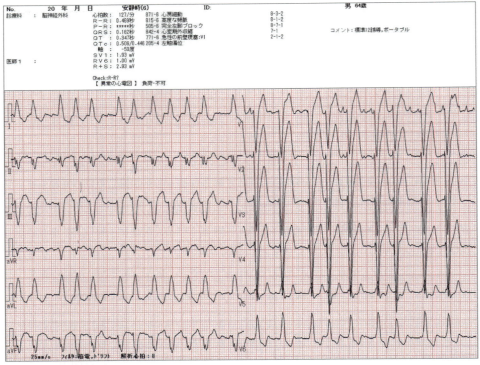

図 10-4 心電図どうですか？

64歳,男性。動悸発作で来院。irregular wide QRS tachycardia。左脚ブロック型。当然,過去の心電図がほしいところ。以前から同一の QRS 波形なら,自信を持って「発作性心房細動」と診断できる。V_1 誘導にも f 波(細動波)が見える。

脚ブロックがあるのかないのかはわかりませんでした。

②ふだんは正常 QRS 波でもワイドに

もし,「変行伝導」の話題で取り上げるのが既存の脚ブロックだけなら,たいそうな話じゃないですよね？アタリマエです。

でも,ふだんは正常 QRS 波でも,頻脈性心房細動・粗動の発作になった時だけ脚ブロックとなる人がいるんですよね。ヤッカイ(厄介)な話ですよね。

世の中でヘンコーデンドウ(変行伝導)という言葉が使われる時,多くの循環器医はこのような一過性の脚ブロック・パターンを念頭におきます。

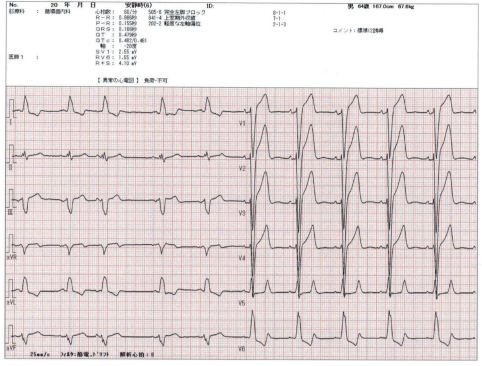

図 10-5　コントロール心電図（約 1 年前）

図 10-4 と同一男性の過去心電図。洞調律で心房期外収縮を認める（肢誘導 3 拍目）。QRS 波形から「完全左脚ブロック」と診断できる。つまり，これが既存のものであることがわかる。

　ですから，過去の心電図で QRS 幅が狭くても，頻脈性の心房細動（ないし粗動）の発作が出た時だけの"限定バージョン"の脚ブロックになるという，いわゆる(心室内)変行伝導の可能性は否定できないことになるんです。

> **ふだん narrow QRS でも，上室頻拍の時だけ脚ブロックを呈するのが（心室内）変行伝導の典型例**
>
> **普通は右脚ブロック型を呈する**

『なんだか，急に難しそうな話題になったなぁ……ハァ（ため息）』

そう思ったそこのアナタ。ここが頑張りドコロってもんです。

心房細動や心房粗動が起きている時，心房筋は実に1分間に300～400回近いペースで収縮しています。もはや，「収縮」というよりは「痙攣」という言葉が適切かもしれません。それこそ"嵐"のような電気興奮が吹き荒れた状態です。

この電気興奮の"嵐"は，当然ながら，そのままの勢いで心室に抜けていこうとします。そんなことが実際に起ころうものなら，文字通り「心室細動」や「心室粗動」となり，事実上の心停止となってしまいます（実際には起こりません）。

こうした危険な状態とならないのはなぜでしょう？

それは，心房と心室の間の"クッション"になってくれる"関所"が存在するから。そう，皆さんご存知，それは**房室結節**です。

房室結節は，心房側から降り注ぐおびただしい勢いの"嵐"の一部を飲み込んで，心室の"雨足"を弱めてくれます。いわゆる緩衝作用ですかね。

ただ，患者さんによっては，予想以上に"気前の良い"房室結節を所有している人がいます。「嵐さん，どうぞお通りなすって」のようにね。

そういう人では，心房細動・粗動の時，心室側に予想以上の"大雨"が降ってしまいます。その影響で心室へつながる道路が時に"通行止め"になってしまうことがあるわけです。

これが私なりの変行伝導モデルです。どうです？ここまでうまく比喩で続けましたでしょ（笑）。

ここでいう道というのは，右室につながる「右脚」と，左室につながる「左脚」という2本のルートです。もっぱら"風雨"の影響を受けやすいのは"右ルート"，すなわち**右脚**です。

道路でも，いつも決まって渋滞するスポットとかあるじゃないですか。

関東なら，八王子～相模湖の小仏トンネル（中央自動車道）とか，関西でしたら，えー，宝塚トンネル，もっと身近なところでは御堂筋とか！あるいは，『大雨が降ると，すぐに○○線は止まるんだよねぇ』，そんな会話に出てくる電車を思い浮かべても良いと思います。

だいぶ脱線しかけたので（笑），話を元に戻します。

何が言いたいのかって？最初の心電図（**図10-1**）って，ワイドなQRS波形は**右**

変わり種の wide QRS tachycardia ⑩

脚ブロック型ですよね(V₁ 誘導が RR' 型です)。

ですから，このケースはズバリ，**心室内変行伝導を伴う心房細動**の可能性があるってこと。ハァ～，気持ちよかった。

ちなみに，変行伝導はもっぱら**右脚ブロック**型となるという点が大事。ですから，一つ前に提示した動悸の男性の心電図(図 10-4)では，最初から変行伝導という名の"変化球"は考えません。もちろん，以前の心電図の様子も気になりますが，左脚ブロック型という時点で，普通は「変行伝導」を候補から外して OK です。それくらい「変行伝導≒右脚ブロック型」というはテッパンなのです。

（ただただ，時折，ほんの稀にですが左脚ブロック型の変行伝導を呈する症例があるのも事実のため 100％とは言い切れません……。）

『どうして右脚のほうが切れやすいの？』

と気になる方もいるかもしれません。もちろん，フオウキ(不応期)だとか，右脚のほうが左脚よりも細くて長いから……など小難しい説明もできなくはないですけど，やめときませんか？

説明するほうもエネルギーと紙面が要りますし(笑)，巷の健診で左脚ブロックよりも右脚ブロックのほうが圧倒的に多いという事実から類推する形でご勘弁を。そうです，「左脚よりも右脚のほうが何かと切れやすい」のです。これだけ知っといて！

*   *   *

なぜいま WPW 症候群？

今回取り上げた症例が，もともと完全右脚ブロックを有するか，一過性の右脚ブロック型変行伝導を伴った心房細動の可能性があることはわかっていただけましたか？

もともと「心室性不整脈」の線が薄いのであれば，いずれにせよ基本は「頻脈性心房細動」としての対処をすればいいはずです。普通最初にレート・コントロール，すなわち房室伝導を抑制するワソランなどが当座の治療手段になりそうです。これなら別に難しくないんです，特にね。

357

でもね，現場の私がうーんと悩んでいたのは，実際には"もう一つ"の可能性かもと頭をよぎったから。そうです，さっきちょっとだけ先取りしたフクデンドウロ（副伝導路）のほうです。

ところで「副伝導路」と言ったら何でしたっけ？
正確には**房室副伝導路**ですし，ほかに**ケント束**という表現もあります。
思い出して下さい。

これって**WPW症候群**のところで出てくる用語ですよね？
3人の偉大なセンセイ（Wolff-Parkinson-White）の名を冠したんですよね。

『あれっ？ダブルピーダブリュー（WPW）って，ピーエスブイティ[*2]じゃなかった？たしか，アールアール（R-R間隔）も整だったような……？』

そう思った方，もっともですよ。そう。ソコを解説します。軽くおさらいから始めましょう。

WPW症候群の最も特徴的な心電図所見は何かと聞かれたら，それは**デルタ波**でしょう。**図10-6B**の矢印↘部分ですね。QRS波を"山"にたとえたら，その"ふもと"（麓）の部分がデルタ波です。

図10-6Aが，WPW症候群の心臓内のイメージです。

少し前に述べたように，正常では心房と心室との間で電気が通れる唯一の"関所"が房室結節でした。でも，WPW症候群の患者さんでは，ほかにも心室への"秘密の抜け道"があって，これこそが**副伝導路**なのです。

房室結節は"クッション"でしたから，洞結節からの電気刺激（シグナル①）を受け止めて心室側へとゆっくりと通過させている間に，副伝導路を経由したシグナル②が一足先に心室側へ漏れ出します。この"抜けがけ"的な刺激が，付近の心室筋を先に興奮・収縮させてしまいます（**図10-6A**の▬▬部分）。

こうして収縮する心筋は，ボリュームとしては心室のごく一部のため，QRS波の"本丸"よりはだいぶ小じんまりはしていますが，"先走り"的な成分として割合目だった格好となります。これが**デルタ波**の正体で，心電図の上では，**V₅，V₆誘導**あたりで見やすいことが多いとされます。

---

*2　PSVT：発作性上室頻拍

変わり種の wide QRS tachycardia ⑩

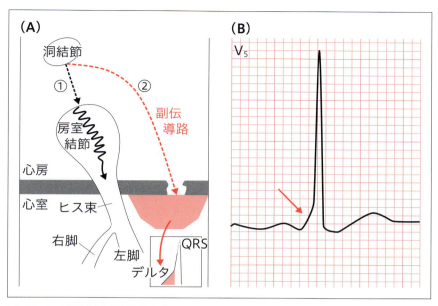

図 10-6 WPW 症候群おさらい
A：WPW 症候群の心内の様子（イメージ図）。副伝導路から漏れ出した心室早期興奮がデルタ波を形成する。
B：デルタ波（図中↘）。V₅，V₆ 誘導あたりで最も確認しやすい。

 副伝導路を介した早期心室興奮が心電図上でデルタ波を形成する

これが，WPW 症候群が別名「早期興奮症候群」とも呼ばれる由縁です。

心房細動・粗動が危険となる理由

WPW 症候群が臨床的に問題となる時，その大半は**発作性上室頻拍（PSVT）**でしょう。教科書にもそう書いてあります。

この頻拍には「房室リエントリー（回帰）性頻拍」という個別の名前までついていますが，突然生じる動悸発作の原因になることはあっても，普通は命に関わったりはしません。

一般に"死ぬ病気"じゃないと思われている WPW 症候群ですが，ごく稀に命に関わる危険な状況を生じることがあり，それが心房細動ないし心房粗動が一過性に起こった時なんです。

 WPW症候群で生じる発作性心房細動（粗動）は失神・突然死の原因となる！

わが国では，この危険な病態が偽性心室頻拍，つまり"VT モドキ"のようなネーミングで呼ばれることがあります。実際に起こっている頻拍の主座は心房にあるのですが，失神や突然死など，アブナイ心室性不整脈と同じような状況となります。しかも，実際の見た目（心電図）が今回の主題である「irregular wide QRS tachycardia」となって心室頻拍（VT）と紛らわしいため，こう呼ばれるのだと思います（欧米で"pseudo-VT"と言っても通じないようですが……）。

発作性心房細動・粗動は一般的に致死的でない不整脈なはずなのに……いったい，どういうことなのでしょう？

その理由を次のイラスト図で説明してみましょう（図 10-7）。

左右の図は，ともに心房細動が起きた状況と考えて下さい。たくさんの丸っこい矢印が，私の頭の中での高頻度興奮のイメージです。まぁ，こんなもんでしょ？

図 10-7A は副伝導路のない人，図 10-7B は WPW 症候群の人です。心房で起きていることは，ズバリ「心房細動」そのもの。様子は両者で何も違いません。

違いは何かと言えば……そう，"抜け道"となる副伝導路の有無です。

心房細動が起こった際，異常な痙攣刺激が心室にそのまま伝わってこないよう，房室結節が"クッション"となって適当に間引いて伝えてくれることは変行伝導のところで説明しました（図 10-7A）。

この緩衝作用のため，頻脈傾向にはなっても，命までとられることはありません（いつもより頻脈にはなりますが）。とっさの出来事（心房細動）にも臨機応変に対処できる房室結節に対し，副伝導路のほうはそうではないというのがミソ。

良く言えば"気前がよい"のですが，何も考えない副伝導路の"能天気"な振る舞いが問題なんです。"来る者拒まず"とばかりにやって来る刺激を何でもかんでも通してしまうんです。もしも，心房側から降り注ぐ 300〜400/分の電気興奮を素

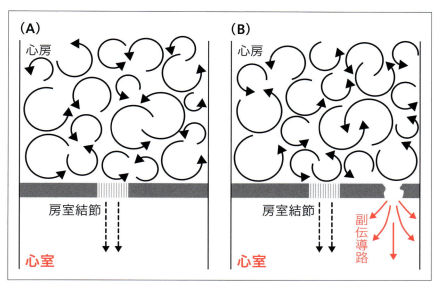

図 10-7　WPW 症候群だと心房細動・粗動でも危険！
A：通常の心房細動。B：WPW 症候群に生じた心房細動。副伝導路を介して，とめどない高頻度の細動興奮が心室側に波及する（偽性心室頻拍）。

通ししてしまったら？

　……「細動」の勢いがそのまま心室へと伝わって，ものすごい頻拍になってしまうでしょう（図 10-7B）。これは非常に危険ですよね!?

　そうなると，もとは心房細動でも，実際に起きているのは心室頻拍や心室細動とほとんど変わらないですね。たしかに，「偽性心室頻拍」というネーミングにもうなずけますねぇ。

　これが WPW 症候群で心房細動が起きたら危険な理由です。

　心房のみならず心室も「細動」の危機に瀕する病態がわかったところで，心電図がどうなるかが次の課題です。もちろん「irregular wide QRS tachycardia」になるんですけどね。鑑別に挙げているわけですから。

　心房細動になった時，WPW 症候群の患者さんでは"節度ある"房室結節側の興奮はなりを潜め，副伝導路を経由した心室興奮が大半を占めます。副伝導路を介して心室側に入った QRS 波に"ラベル"のようについているものは何でした？

そう，「デルタ波」ですよね。

ですから，ワイド，ワイドといっても，この場合はデルタ波つきの QRS 波なので wide QRS に見えるわけです。

その目で最初の心電図(図 10-1)をみてくれませんか？

そう言われると，最初の心電図(図 10-1)の左側胸部の V₄〜V₆ 誘導あたりで，デルタ波があるような気がしませんか？ね？

これが私が心室内変行伝導との間で頭を悩ませた理由です。

治療どうしますか？

さぁ，少し長くなりましたが，ようやく鑑別も出そろいました。

心電図(図 10-1)は「irregular wide QRS tachycardia」です。原因としては，心室性よりも心房性の不整脈で，特に心房細動が疑われました。QRS 波形がワイドになる"＋α"の要因として，おおむね「変行伝導 vs. WPW 症候群」の 2 者択一，そんな雰囲気でしょうか。

参照できる過去の心電図があればいいのですが，まったくの初診でそれがないのが状況を難しくしています。

基本病態は心房細動であっても，変行伝導と副伝導路(WPW 症候群)とでは対処法も異なってきます。前者の場合，既に述べた心拍数コントロールです。ワソランなどのカルシウム拮抗薬やジギタリス製剤などを静注薬で使います。

一方の WPW 症候群に合併した発作性心房細動の場合，心室頻拍と大きく変わらないようなカンジで，不安定徴候があったら迷わず"電気ショック"〔カルディオバージョン(cardioversion)〕が必要です。

そして，もう一つ。かろうじて血行動態が保持されていた時も，ワソランなどの心拍数コントロール薬は禁忌だという点に留意すべきです。詳細は省きますが，房室結節が抑えられて，相対的に副伝導路経由の伝導がより活発となり，頻拍傾向が助長されると言われています。

副伝導路を有する患者の心房細動への対処

1) **不安定サイン**[*3] **があったら迷わずカルディオバージョン（電気的除細動）**
2) **ワソランやジゴシンなどの房室伝導抑制薬は禁忌**
3) **抗不整脈薬の静注薬がファーストチョイス**

抗不整脈薬とは，いわゆる Vaughan-Williams 分類でのⅠ群に属する薬剤で，サンリズムやタンボコールなどが頻用薬です．ワソランなどと違って，なかなか循環器専門医でないと手が出しにくいというのが正直なところではないでしょうか．

悩みに悩んで出した結論と転帰

症例の顛末を述べて終わります．

患者さんは，とても苦しそうにしていましたが，意識は一応清明，血圧もギリギリのレベルで保持されていたため，もう一度心電図の電極だけつけてナースに頼んで傍らに電気的除細動器は持ってきてもらいました．

『ワソランでいいのか？抗不整脈薬か？』

という自問が，何度も私の脳内をグルグル回っていたのでした．今までの情報だけでは，正直"決定打"はないように思います．しかし，そんな時，つけっ放しにしていた心電図で一瞬の光明がさしました．それを示します（図 10-8）．

最初の心電図（図 10-1）と基本は何も変わらないのですが，胸部誘導，それも左から 10 拍目にチラッと見えた **正常 QRS 波** を見逃しませんでした．すこーしだけ R-R 間隔があいたすき間に見えた，このナロー（narrow）な波形！これはおそらく房室結節を経由しているかな，と．その日，"神様"は私の味方でした．

『やっぱケント（副伝導路）じゃなくて，アベラント（変行伝導）かなぁ』

と一人でつぶやいた後，普通考えなくてもいいような特殊な副伝導路なんかが頭から離れず，最後まで結論は出せませんでした．ただ，治療を放棄するわけにはいきません．私は，準備してもらっていた 2 本のシリンジのうち，どちらの病態

[*3] 意識レベル低下やショック（血圧低下），不穏など

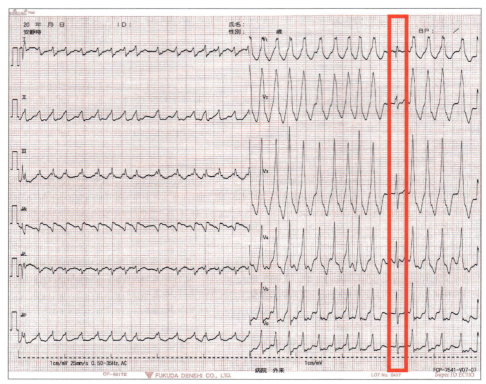

図 10-8　心電図は長くとるほど幸運が！
図 10-1 と同一症例, 別の一コマ。かろうじて 1 拍(胸部誘導 10 拍目：赤枠)だけ, QRS 幅正常(narrow)な QRS 波が確認できる。これをどう考えるか？

　でも使って悪くはなさそうなサンリズムのほうを震える手で 1/4 筒(12.5 mg)静注しました。するとどうでしょう……心房細動は停止しませんでしたが, ほどなくスパンと QRS 幅が正常化しました。

　スーッと胸のつかえがとれたのを感じ, これを確認した直後, 恐れずにワソラン半筒(2.5 mg)を一気に静注する私がいました。少したって残りのワソラン半筒も追加して安定してきた時の 12 誘導心電図が次のものです(図 10-9)。

　……どうでしょう？

　最初の心電図がウソのようでしょう。さ, サギじゃないですよ……。まぎれもな

変わり種の wide QRS tachycardia ⑩

く，図 10-1 と図 10-9 は，同一人物の心電図ですよ！

　患者さんは心不全も合併していて，やはり頻脈（拍）誘発性心筋症のためか，左室駆出率（EF）も 20〜30％と著明な低左心機能でした．心房細動の心拍数コントロールと利尿薬の調整で 1〜2 か月で心不全も著明に改善し，心電図上もデルタ波は一度も出現することなく QRS 幅は正常（narrow）を維持しました．

　結果的には，最初の心電図（図 10-1）は「**変行伝導を伴う発作性心房細動**」が正解だったんですかねぇ．ちょっと釈然としない点もなきにしもあらずですが．皆さんはどう考えますか？

　あわてて除細動器ドンはおろか，「抗血栓療法：未，経食道心エコー：未」の状

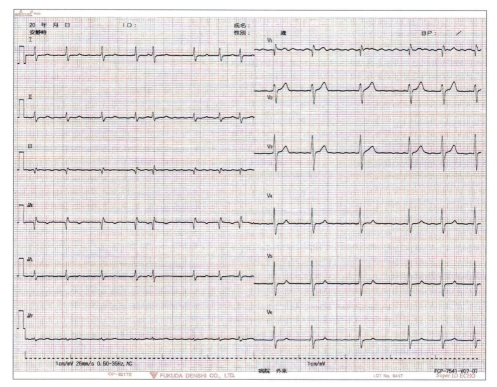

図 10-9　最終心電図
サンリズム 12.5 mg，ワソラン 5 mg を続けて静注後．心拍数 80/分程度の心房細動に安定，自覚症状も著明に改善した．QRS 幅も正常化している．

況で発症時期のはっきりしない心房細動にⅠ群抗不整脈薬ファーストでよかったのか，矢継ぎ早にワソランを打って副伝導路の伝導が再開したらどうするのか，ワソランが先ではないか等々……正直反省すべき点もあろうかと思います。

おわりに

以上，かなり切迫した状況で迅速な判断が必要な irregular wide QRS tachycardia の考え方，マネージメントにつき扱いました。

大規模な総合病院にいても，こうした症例を担当するのはせいぜい年に1〜2例でしょうか（不整脈が専門といっても，私くらいのキャリアですと，今まで十数例と経験もさほど多くはありません）。

とはいえ，救急外来をしていたら，いつどんな患者さんがやって来るかわかりません。皆さんが当事者になった時，参考になればと思って恥を忍んで提示した症例でした。

了

10 変わり種の wide QRS tachycardia

📝 10 章の確認テスト

Q1 wide QRS tachycardia の大半は R-R 間隔は整で，まず第一に心室頻拍 (VT) を想定するのでした。では，R-R 間隔が不整な wide QRS tachycardia で最も多いものは何だったでしょうか？

Q2 ふだんは正常 (narrow) の QRS 幅が頻脈時などにワイド (wide) になる現象を何と言いましたか？右脚か左脚，どっちの脚ブロック波形になることが多いでしょう？

Q3 R-R 間隔が不整な wide QRS tachycardia を見て，脚ブロックを伴った心房細動と診断するためのポイントをまとめました。空欄を埋めて下さい。

① (ア) の心電図と同様の QRS 波形か？——脚ブロックが以前からなことの確認。

② (イ) 波があるか？——心房細動の動かぬ証拠。特に (ウ) 誘導で見やすい。

③ ふだんは QRS 幅が正常でも，(エ) (①左脚 ②右脚) ブロック型ならば，頻脈で心室内伝導障害が起きているのかもなと想定しても良い。

Q4 WPW (Wolff-Parkinson-White) 症候群の特徴に関して，空欄を埋めて下さい。
通常の房室結節以外に，心房と心室とをつなぐ (ア) が存在し，心室筋の早期興奮が起こる。その結果，心電図には (イ) 波が出現する。この波形は，(ウ) 誘導あたりで確認しやすい。

Q5 WPW 症候群の患者さんに好発する，不定期の動悸発作の原因となる不整脈といったら，一般的に何でしょうか？

Q6 WPW 症候群に生じた発作性心房細動 (ないし粗動) では，血行動態が不安定になりえます。その場合，どんな治療法がベストでしょう？

Q7 WPW 症候群に生じた発作性心房細動 (ないし粗動) に薬物投与を行う場合，以下の中ではどれを選ぶのが適切ですか？2 つ選んで下さい。
① ワソラン静注 (一般名：ベラパミル)
② タンボコール静注 (一般名：フレカイニド)
③ ジゴシン注 (一般名：ジゴキシン)
④ サンリズム注射液 (一般名：ピルシカイニド)
⑤ アデホス-L コーワ注〔一般名：アデノシン三リン酸 (ATP) 二ナトリウム水和物〕

Q8 23歳,男性。小学1年生時にWPW症候群と診断され,小児科に通院していた。高校入学後,運動時を中心に動悸発作があり,「発作性上室頻拍」の診断でワソラン頓服が処方されていた。職場の飲み会から帰宅,深夜2時頃より"いつもと違う動悸"の自覚があった。翌朝,起床時にワソランを服用したが症状は治まらず,電車通勤途中には気を失いそうになった。降車後,駅員による救急要請で来院。脈拍172/分,血圧107/81 mmHg。来院時の心電図(図Q10-1)を示す。心電図診断として,正しいのはどれでしょう？

①発作性上室頻拍(房室回帰性頻拍)
②洞(性)頻脈
③多形性心室頻拍
④心室細動
⑤心房細動(偽性心室頻拍)

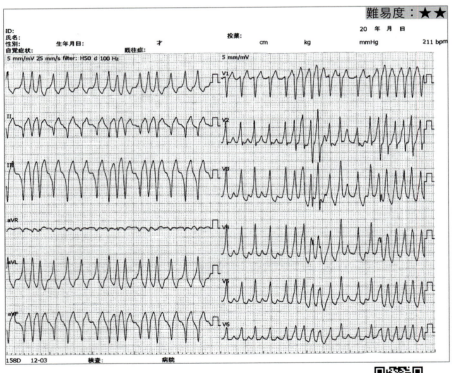

図Q10-1 Q8(23歳,男性)の心電図

Q9 50歳，男性。初診。特別な既往なく，自営業で健康診断も受けていなかった。3〜4か月前より倦怠感を自覚し，不定期にめまいを認めるようになり，近医を受診した。「心房細動」の診断でジゴシン 0.25 mg/日が開始された。治療開始後も症状改善なく，体重増加や下腿浮腫の出現・増悪を認めていた。夜間に呼吸苦が増強し，下記の訴えで救急要請。

『胸と息が苦しくて，とても寝ていられない。おとといくらいから，ほとんど寝れていません』

意識清明，体温 36.6℃，脈拍 167/分・不整，血圧 92/45 mmHg，酸素飽和度 97%（酸素：鼻カニュレ 2 L/分）。来院時の心電図（図 Q10-2）および胸部 X 線写真（図 Q10-3）を示す。

【質問1】次の空欄を埋めて下さい。

来院時バイタルサインは著明な頻脈を呈し，血圧も低値である。病歴および胸部 X 線での心拡大（心胸郭比 61%）などから示唆される病態は（　ア　）であり，夜間の症状は（　イ　）と思われる。心電図（図 Q10-2）は R-R 間隔が（ウ）（①整［レギュラー］②不整［イレギュラー］）の wide QRS tachycardia であり，第一には頻脈性（　エ　）を疑うべきであり，（　ア　）の原因となりうる。QRS 幅が開大する要因としては，まずは既存の（　オ　）や心室内（　カ　）を考えたいが，（キ）（①右脚　②左脚）ブロック波形であり，後者は考えにくい。さらに，側壁誘導を中心にデルタ波様の所見を認めており，頻度は少ないが，（　ク　）症候群に合併した（　エ　）も忘れずに鑑別に入れるべきである。

【質問2】本症例でまず行うべき治療として適切でないものはどれでしょうか？次の中から 2 つ選んで下さい。

①サンリズム静注（一般名：ピルジカイニド）
②ワソラン静注（一般名：ベラパミル）
③カルディオバージョン
④ラシックス静注（一般名：フロセミド）
⑤ジゴシン点滴静注（一般名：ジゴキシン）

【質問3】本症例に有効と思われる非薬物的治療として，以下のうち 2 つを選んで下さい。

①ペースメーカー植込み術
②植込み型除細動器（ICD）移植術
③カテーテルアブレーション—房室副伝導路（ケント束）離断術
④カテーテルアブレーション—肺静脈隔離術
⑤カテーテルアブレーション—房室ブロック作成術

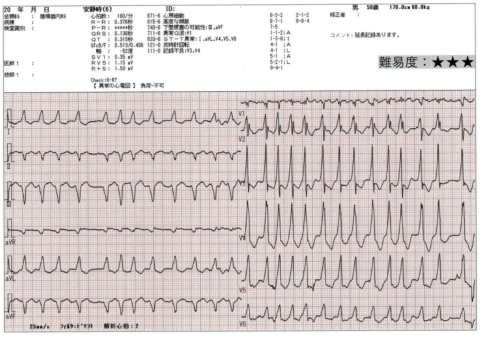

図 Q10-2　**Q9**(50歳，男性)の心電図

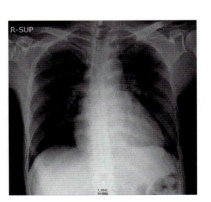

図 Q10-3　**Q9**(50歳，男性)の胸部X線

⑩ 変わり種の wide QRS tachycardia

Q10 67歳，男性。高血圧，脳梗塞既往のため，構音障害，右半身不全麻痺の後遺症あり。以前から健診で心電図異常を指摘されていたが，自覚症状なく，経過観察とされていた。強い胸部圧迫感，動悸を訴え受診。意識清明，血圧 128/57 mmHg，脈拍 152/分。受診時（図 Q10-4）および以前の心電図（図 Q10-5）を示す。

【質問1】健診で指摘されていた心電図異常とはズバリ何でしょう？心電図（図 Q10-5）を見て答えて下さい。

【質問2】心電図（図 Q10-4）は，いわゆる「wide QRS tachycardia」です。定石としては，どう読むべきでしょう？最も可能性の高い不整脈名を1つ答えて下さい。

【質問3】2枚の心電図を見比べて，臨床経過などもあわせると，心電図（図 Q10-4）の診断はどうなりますか？また，もしもアナタが担当医なら，治療法はどうしますか？

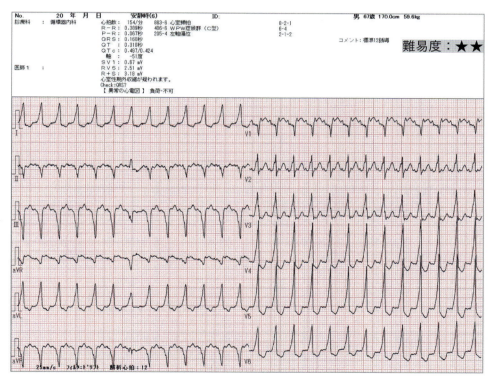

図 Q10-4 Q10（67歳，男性）の心電図 —— 受診時

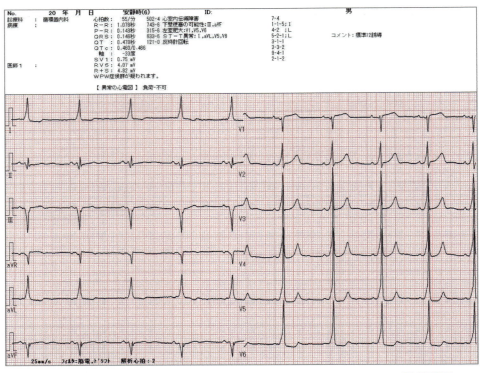

図 Q10-5　**Q10**(67歳，男性)の心電図 — 過去

変わり種の wide QRS tachycardia ⑩

解答例とコメント

A1 心室内変行伝導(脚ブロック)を伴った(頻脈性)心房細動
- ▶ 鑑別診断が顕性 WPW 症候群に生じた心房細動。デルタ波の影響で QRS 幅がワイドに見える。

A2 心室内変行伝導,右脚ブロック型
- ▶ とにかく,ふとしたことで切れるのが右脚の特徴。稀に左脚ブロック型の心室内変行伝導を示す人もいる。

A3 ア:過去(以前)　　イ:f(細動)　　ウ:V_1　　エ:②

A4 ア:(房室)副伝導路　　イ:デルタ($\triangle$)　　ウ:V_5 または V_6

A5 発作性上室頻拍(PSVT)
- ▶ より正確には「房室回帰(リエントリー)性頻拍」と呼ばれるが,循環器・不整脈専門医でもなければ,この名称まで問われることはまずない。

A6 (直流)カルディオバージョン
- ▶ 巷では"ディーシー(DC)"と称される電気ショック治療。QRS 波に同期させる場合は「電気的除細動」ではなく,「カルディオバージョン(cardioversion)」と呼ぶほうが適切。

A7 ②,④
- ▶ Vaughan-Williams 分類のⅠ群抗不整脈薬を用いるのが正解。緊急性の高い場面が多いため,経口薬ではなく静注薬が用いられることが多い。
- ▶ 房室伝導を抑制する薬剤①,③,⑤は,副伝導路経由の伝導を相対的に亢進させてしまう。さらなる血行動態の悪化をきたす可能性があるため,一般的に「禁忌」とされる。実臨床でも注意したい点である。

A8 ⑤
- ▶ R-R 間隔は不整で,WPW 症候群の既往からも診断は一瞬で可能。
- ▶ 検脈法で計算した心拍数は 216/分である。脈拍数 172/分との差にも注目。
- ▶ 後日カテーテルアブレーションにより副伝導路(右後壁付着)の離断に成功した。

A9 【質問 1】ア:うっ血性心不全　　イ:発作性夜間呼吸困難,起坐呼吸など　　ウ:②　　エ:心房細動　　オ:脚ブロック　　カ:変行伝導　　キ:②　　ク:WPW (Wolff-Parkinson-White)
- ▶ 本症例は比較すべき過去の心電図はなかった。
- ▶ 左脚ブロック型(V_1,V_6 誘導)で,V_4〜V_6 誘導などで顕著に見られるデルタ波も加味して,いわゆる"pseudo VT"と呼ばれる病態を積極的に考慮すべきである。めまいや心不全(頻脈誘発性心筋症)の背景病態としても矛盾しない。

373

【質問 2】②，⑤

▶ ともに副伝導路を有する心房細動（WPW 症候群）では「禁忌」とされる薬剤である（**Q7** リバイバル）。皮肉なことに，前医で「心房細動→ジギタリス製剤」の単純な連想で処方されたジゴシンが病状をむしろ悪化させている可能性に注意すべし。心不全もあり，実際には①もやや躊躇されるが，絶対ダメというけではない。

▶ 実際には①は無効であり，③で頻拍は停止した。頻拍停止後，洞調律下にデルタ波が顕在化し，顕性 WPW 症候群と確定診断できた。

【質問 3】③，④

▶ ③は WPW 症候群，④心房細動に対するカテーテルアブレーションの基本術式。

▶ ③を先行させるのが一般的だが，本症例では③，④を同時に施行した。

A10 【質問 1】WPW 症候群

▶ V_1 誘導などを見るとだまされるかもだが，それ以外の胸部誘導 V_2～V_6 誘導ではデルタ波が明瞭に認められる。健診で何度も「WPW 症候群」と指摘され，思わせぶりな動悸症状などもあったが，自己判断で受診しなかった。『なんとなく怖かった』とは本人の弁。

【質問 2】心室頻拍（VT）

▶ regular wide QRS tachycardia の 8～9 割は「心室頻拍」であった（→第 5 章参照）。胸部誘導の QRS 幅は 3 メモリ（120 ms）とさほど広くはないが，左脚ブロック型なので，心室内変行伝導などの「上室性」の可能性は低いように思えてしまう。この心電図 1 枚だけだと，QRS 波形からは「心室頻拍」の確信がより強まってしまっても仕方ない面もある。次問で扱う P（心房）波に注目できればダマされないが。

【質問 3】WPW 症候群に生じた 2：1 心房粗動，Ⅰ群抗不整脈薬の静注

▶ 胸部症状の訴えは強かったが，幸い血圧が保たれており（独歩で受診），少しだけ考える時間的猶予があった。

▶ QRS 波形が平常時とまったく同一で，血行動態の安定や心疾患の既往がないこともふまえ，「上室性」と考えた。R-R 間隔は整で，Ⅱ誘導に何とも言えない周期的なギザギザもあり，V_1 誘導に注目できれば勝利は近い（→第 1 章参照）。ST 部分のトンガリに気づけば，最終的には「WPW 症候群に生じた（房室副伝導路を有する）心房粗動（房室伝導比 2：1）」と診断できる。

▶ 本症例は血行動態が保たれていたため，タンボコール 50 mg の静注を先行させ，これにより頻拍は停止した。無効の場合も想定し，ベッドサイドに直流除細動器を準備して"DC スタンバイ"の状態で抗不整脈薬を投与した。

変わり種の wide QRS tachycardia

小笹流 私はこう読む — 10 章

　第 10 章では，第 5 章に続いて，wide QRS tachycardia がテーマですが，今度は R-R 間隔が不整（irregular）の場合です．R-R 間隔が整（regular）なら普通 VT（心室頻拍）で決まり，というのが 5 章のエッセンスでしたが，不整なら逆に上室性（SVT）のほうが多いのだというメッセージは，私には新鮮でした．もともと脚ブロックがあることを知っている症例に頻脈性心房細動を生じた場合の診断は比較的簡単かと思いますが，そうでない場合に変行伝導を伴う心房細動（AF）と，いわゆる pseudo VT（偽性心室頻拍：WPW 症候群に合併した AF）をどう鑑別するかは，なかなか難しいでしょう．しかも，pseudo VT に対しては房室伝導抑制薬は禁忌です．一方で，発症時期が不明の AF に除細動（薬物的でも非薬物的でも）を行うと，心房内血栓の飛散による塞栓症のリスクもあります．血行動態の破綻した pseudo VT なら除細動しか治療法はないにしても，単なる変行伝導を伴う AF なら房室伝導抑制薬がベストです．しかし，残念ながら pseudo VT については頻度も少なく，なかなか経験を積むこともできません．そこを本章がビシッと補ってくれています．

　さて，本章に登場する症例は，たしかにデルタ波らしき波形を V_4～V_6 誘導で認めます．長い時間心電図の電極をつけていると，R-R 間隔があいた部分に一拍だけ narrow QRS の心拍を認めました．右脚に降り注ぐ高頻度興奮の勢いが少し和らいだため，"通行止め" が一時的に解除されたとの理解で良いのでしょうか．"達人" はこの一拍を見逃さず，瞬時にサンリズム投与の判断をしたようです．ここはもう少し杉山先生の解説がほしいところですが，サンリズムにより AF のランダム興奮サイクルが若干低下したことで変行伝導が改善したのでしょうか．サンリズムを 1/4 筒のみ少量投与するというのもポイントなのかもしれませんね．

　杉山先生自身も現場ではいまいち確信は持てなかった様子が書かれていますが，irregular wide QRS tachycardia で，本症例のように pseudo VT が疑われる場合には，不整脈専門医であってもなかなか心電図診断は難しいようですね．最終的に杉山先生ご専門の電気生理検査で確定診断となるのでしょう．それも含めて知ったうえで，初期対応を誤らない臨床力を学べたように思います．

索引

数字・欧文

ギリシャ

β遮断薬　33

数字

0.5-downルール，カリウム　297
1-upルール，カリウム　296
123分類，房室ブロック　183
1度房室ブロック　307
2：1房室ブロック　192
2度房室ブロック　183, 191, 193, 194, 206
―― の定義　192
3つのR，心房細動診断の　15
5 killer chest pain　253
300の法則　94

A・B

ACE阻害薬　299
ACS　253〜256
AF（atrial fibrillation）　82
AFL（atrial flutter）　88
ARB（アンジオテンシンⅡ受容体拮抗薬）　299
ASAP法，narrow QRS tachycardia　81
ASA₂P法　88
AT（atrial tachycardia）　88, 128
AT/AFL　88
AV block　183

BPA　221

C

cardioversion　362

Ca拮抗薬　33
coarse AF　34
concordant pattern　152

D

Dダイマー　219, 254
double tachycardia　156

E・F

EPS　197

F-F間隔　95
fine AF　35
F波　92
f波（細動波）　23, 24, 83

I・J

irregular wide QRS tachycardia　346, 366

J点　259
Josephsonサイン　163

M・N

Marriottサイン　162

narrow QRS tachycardia　79
n：n-1，房室伝導比　203
NSTE-ACS（非ST上昇型急性冠症候群）　257
NSTEMI（非ST上昇型心筋梗塞）　256

P

P波　185
　── の極性（向き）　21
　── の減高　294
　── の消失　294
　── の平坦化　307
PR（Q）延長　307
PR（Q）間隔　191, 196〜198, 200
PR（Q）部分　191
PSVT　77, 107, 108, 359
pulseless VT　168

Q

QRS波　186, 190
　── の向き　152
QRS幅　151
qR型　162
QS型　163
QTc時間　322
QT延長　294, 320, 321, 328, 333
QT間隔　322
QT短縮　294

R

R-R間隔　15, 95, 194, 205, 346
Rate（心拍数）　17
regular narrow QRS tachycardia　84
Revised Genevaスコア　236

S

$S_I Q_{III} T_{III}$（$S_1 Q_3 T_3$）　229, 230, 234, 243
S1S2S3パターン　228, 231
ST上昇　255, 259
ST上昇型心筋梗塞　255
ST低下　227, 255, 259, 320, 332
ST部分　257
STEMI（ST上昇型心筋梗塞）　255
STEMIシークエンス　224
SVT（supraventricular tachycardia）　145

T

T波　190
　── の尖鋭化　294, 302
　── の増高　294
T-Pライン　258
T-QRSライン　188, 189, 258
T-QRSライン法　187
T-U波　330
torsade de pointes（TdP）　320, 328
TRPG　222

U

U波　319, 330
　── の増高　294, 319
UAP　255, 256

V

V_1誘導　24, 83, 155, 186
V_7〜V_9誘導　268
VF　320, 327
VT（ventricular tachycardia）　144, 320
VTメーター　147
Vサイン！ABCDE法
　　　　　　　3, 80, 147, 164, 273, 305, 337, 347

W

Wellsスコア　235
wide QRS tachycardia
　　　　　　　142, 144, 168, 346, 349
　──, irregular　346
WPW症候群　107, 358

索引

和文

あ

アデホス　107
アブレーション治療　5
アルドステロン拮抗薬　299
アンジオテンシンⅡ受容体拮抗薬　299

い

移行帯　63, 224
意識レベル　147
異常自動能　104
異所性心房調律　54
以前の心電図　7, 149
イチ・エル・ゴ・ロク（Ⅰ・$_a$V$_L$・V$_5$・V$_6$）　261
イチニエフの法則　21, 84, 121, 125
色間違い，胸部誘導の　64
陰性Ｔ波　**223**, 227, 255, **320**

う

ウェルズスコア　235
ウェンケバッハ型　194〜196, 204
右冠動脈　265
右脚　356
右脚ブロック　226, 352
右脚ブロック型　159, 160, 356
右胸心の胸部Ｘ線　56
右胸心の心電図　58
右軸偏位　223, 238, 239
右室（圧）負荷　224
右室梗塞　223
右前胸部誘導　223
右房拡大　225
右房負荷　225

お

嘔吐　324, 334
横紋筋融解症　297, 332, 334
落ちた前後派，PR（Q）間隔　199
オリジナルサイズ心電図　134

か

開心術　105
隠れＰ波　187, 189, 190
過去の心電図　7, 149
下肢深部静脈血栓症　232
カテーテルアブレーション　105
下壁　264
下壁梗塞　265
下壁誘導　26
カリウム異常　296
カルシウム拮抗薬　33
カルディオバージョン　362
冠危険因子　6
開心術　90
完全房室ブロック　29, 183, 189
冠動脈インターベンション　5
冠動脈造影　257

き

期外収縮　12, 323
気胸　253
器質的心疾患　148
偽性心室頻拍　360, 361
脚ブロック　351
逆行性通常型心房粗動　94
救急カート　166
急性冠症候群　253〜256
急性心筋梗塞　253, 254
急性腎不全　307
急性大動脈解離　253
急性肺塞栓症　232
狭心症　5
胸痛　252, 280
胸部誘導　49, 151, 170
今日読むタイミングか？　151
鋸歯状波　92
キング・オブ・アリスミア　83
筋力低下　297, 334

け

系統的判読　280
血圧　147
下痢　324, 330
ケント束　358
検脈法　**18**, 164, 346

こ

高位側壁　266
高カリウム血症　294
高カルシウム血症　294
抗凝固療法　241
高度房室ブロック　184, 203
広範囲前壁梗塞　264
抗不整脈薬　7, 324
後壁　267, 276, 282
後壁梗塞　269, 271, 272, 284
ごっつぁんP波（ゴツァP）　189
コントロール心電図　348

さ

細動波　23, 24, 83
左（冠動脈）回旋枝　266
左冠動脈前下行枝　264
左脚ブロック　352
左脚ブロック型　159, 163, 357
左室後壁　268
左房調律　54
三尖弁逆流圧較差　222

し

自覚症状　6, 148
ジギタリス　33
ジギタリス製剤　324
修正ジュネーブスコア　236
肢誘導　49
── の位置関係　53
周辺情報　2
粥腫　255
主訴　6, 148
消化器症状　313
上室（性）頻拍　145
除細動器　166, 169
ジョセフソンサイン　163
徐脈　303, 310
徐脈性心房細動　21
徐脈性不整脈　183, 194
心筋梗塞　5, 255
── の部位診断　262
心筋傷害マーカー　254
心室応答　20
心室細動　320, 327

心室性不整脈　320
心室中隔　262
心室内変行伝導　351, 355, 357
心室頻拍　144, 320
心室補充調律　32
新出所見　8
心臓手術　90
心臓電気生理学的検査　197
心停止　297
心電図　1, 12, 143, 149
──, 右胸心の　58
──, 肺塞栓症の　218
── の達人　1
心拍数　15, 17
心拍数管理　33
心房細動　**12**, 81, 156, 323, 350
── アブレーション　90
── の診断チェック項目　15
── のレギュラー化　16, 29
心房心拍数　103
心房静止　34
心房粗動　**81**, 88, 91, 99, 323, 350
心房調律, 異所性　54
心房頻拍・粗動　**81**, 88, 101, 109, 128

す・せ

素直に前から派, PR（Q）間隔　199

性別　5
絶対性不整脈　15
先天性QT延長症候群　325
前壁梗塞　263
前壁中隔　262
前壁中隔梗塞　262

そ

造影CT検査　219, 254
側壁　266
側壁梗塞　266

た

対側性ST低下　270
対側性ST変化　265
高いR波　228, 272
高さ間違い, 胸部誘導の　63

ち・つ

致死性不整脈　304
調律　15, 21

通常型心房粗動　91

て

低カリウム血症　294, 298, 319
低カルシウム血症　294
デルタ波　107, 358, 362
電解質　8
　——, QT延長　333
電解質異常　294, 337
電気的除細動（器）　166, 168, 169
電極　49
　—— のつけ間違い　47, 66
伝導障害　303
テント級T波　315, 316
テント状T波　301, 303, 313

と

洞性P波　23, 84, 193
　——, 複数の　192
洞（性）徐脈　303, 307
洞（性）頻脈　84, 86, 228
洞調律　21, 84, 125
洞停止　312
等電位線　104
洞不全症候群　303
時計回転　224, 227
トルサード・ド・ポワント　320, 328

に・ね

ニ・サン・エフ（Ⅱ・Ⅲ・aVF）　261

年齢　5, 148

は

ハーフサイズ心電図　126, 131, 132, 134
背景疾患　5
肺性P　225
肺塞栓（症）　**218**, 240, 253
背側誘導（V₇ 〜 V₉）　268
バイタルサイン　4, 143, 147

波形異常　295
バルーン肺動脈形成術　222
反時計回転　278

ひ

非ST上昇型急性冠症候群　257
非ST上昇型心筋梗塞　256
ヒス束　197
左手⇔右手ミス　51
非通常型心房粗動　94
頻脈性心房細動　21
頻脈性不整脈　323
頻脈（拍）　17, 143

ふ

ファイン心房細動　34
不安定狭心症　255, 256
副伝導路　350, 358, 360
不整（イレギュラー）, R-R間隔　15
不整脈　12, 185, 323, 337
不整脈の王様　83
プラーク　255

へ

ペースメーカー植込み　194
変行伝導　160, **351**

ほ

放散痛　280
房室解離　**153**, 156, 170
房室結節　20, **183**, 195, 349, 356, 358
房室接合部　31
房室伝導比　95, 184, **203**, 206
房室伝導抑制薬　33, 363
房室副伝導路　358
房室ブロック　**181**, 190, 304
房室リエントリー（回帰）性頻拍　359
補充調律　32, 312
発作性上室頻拍　77, 107, 359

ま

麻痺　297, 334
マリオットサイン　162

み・も

右手⇔左手ミス　51
脈なし心室頻拍　168

モビッツⅡ型　194〜196

や

薬剤　6, 148
　——, QT延長　333

ゆ

融合収縮　156, 170
誘導の選択, P波探し　189

よ

陽性T波　272, 278
予測最大心拍数　86

り

リエントリー　104
利尿薬　334
臨床背景　148

れ

レート　17
レート・コントロール治療　33
レギュラー化した心房細動　29
連続性, R波やT波の　66

❗本書に登場する杉山流かけことば

◉心電図を見ながら患者さんを診るために

Ｖサイン！ABCDE 法 （→ p.3）

Ｖサイン！… バイタルサイン
A ……………… 年齢（性別も一緒に）
B …………… 臨床背景（既往や基礎疾患など）
C …………… 自覚症状／冠危険因子
D …………… 服用薬剤
E …………… 心電図 ①目の前の ②過去の
　　　　　　　　　不整脈なら電解質もチェック

- -

◉正常心電図の基本調律「洞調律」の定義

イチニエフの法則 （→ p.21）

Ⅰ・Ⅱ・aVF・V4〜V6 誘導で陽性，aVR 誘導で陰性 P 波なら「洞調律」
「イチニエフ・ブイシゴロで上向き，アールで下向き」